Terapia Nutricional no Paciente Grave

Terapia Nutricional no Paciente Grave

CID MARCOS DAVID
Professor Adjunto da Faculdade de Medicina da Universidade Federal do Rio de Janeiro
Coordenador da Pós-Graduação em Terapia Intensiva
Presidente da Associação de Medicina Intensiva Brasileira

EDWIN KORTEBA
Coordenador da Equipe Multidisciplinar de Terapia Nutricional do Hospital São Camilo
Departamento de Terapia Nutricional da Associação de Medicina Intensiva Brasileira

JÚLIO CÉSAR MARTINS FONTE
Coordenador do Grupo de Nutrição do CTI - Hospital Israelita Albert Eisntein, SP
Departamento de Terapia Nutricional da Associação de Medicina Intensiva Brasileira

PAULO RIBEIRO
Coordenador do Serviço de Terapia Nutricional do Hospital Sírio e Libanês, SP
Departamento de Terapia Nutricional da Associação de Medicina Intensiva Brasileira

ROSA GOLDSTEIN ALHEIRA ROCHA
Assistente da Disciplina de Anestesiologia, Dor e Terapia Intensiva da UNIFESP
Membro da Diretoria e Presidente da Comissão de Título da Associação de Medicina Intensiva Brasileira

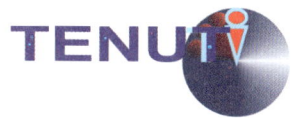

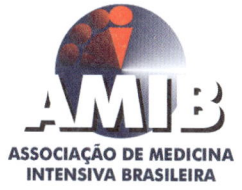

ASSOCIAÇÃO DE MEDICINA
INTENSIVA BRASILEIRA

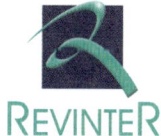

REVINTER

Terapia Nutricional no Paciente Grave

Copyright © 2001 by Livraria e Editora RevinteR Ltda.

Todos os direitos reservados.
É expressamente proibida a reprodução
deste livro, no seu todo ou em parte,
por quaisquer meios, sem o consentimento
por escrito da Editora.

ISBN 85-7309-534-2

A precisão das indicações, as reações adversas e as relações de dosagem para as drogas citadas neste livro podem sofrer alterações.
Solicitamos ao leitor que reveja a farmacologia dos medicamentos mencionados.
Envidamos todos os esforços para nos mantermos fiéis ao material recebido.
Caso, inadvertidamente, tenha havido alguma omissão, faremos os ajustes necessários, de bom grado, na primeira oportunidade.

Livraria e Editora REVINTER Ltda.
Rua do Matoso, 170 — Tijuca
20270-130 — Rio de Janeiro, RJ
Tel.: (21) 563-9700
Fax: (21) 563-9701
E-mail: livraria@revinter.com.br
http://www.revinter.com.br

Editores

ARNALDO PRATA BARBOSA MD PhD
Médico-Pediatra
Especialista em Medicina Intensiva
Professor Adjunto do Departamento de Pediatria da Universidade Federal do Rio de Janeiro

ARTUR FIGUEIREDO DELGADO
Médico
Mestre em Pediatria — FMUSP
Especialista em Terapia Nutricional e Nutrição Clínica — SBNPE
Chefe da Equipe Multiprofissional de Terapia Nutricional do P.S. Infantil Sabará

CID MARCOS N. DAVID MD PhD
Médico
Especialista em Medicina Intensiva
Professor Adjunto do Departamento de Clínica Médica da Universidade Federal do Rio de Janeiro
Coordenador da Pós-Graduação em Terapia Intensiva da FM–UFRJ
Presidente da Associação de Medicina Intensiva Brasileira (AMIB)
Diretor Técnico da Hospital Lar Interlink Home Care

DANIELA DE O. RIBEIRO
Farmacêutica
Habilitação em Farmácia Industrial — UFRJ
Responsável Técnica pela Nutriente

EDWIN KORTEBA
Médico
Especialista em Medicina Intensiva — AMIB e Especialista em Nutrição Parenteral e Enteral — SBNPE
Coordenador da Equipe Multiprofissional de Terapia Nutricional e Diretor da UTI–Adulto do Hospital São Camilo
Assistente da UTI do Serviço de Cirurgia de Emergência — HC/FMUSP

ELIZABETE DE SOUZA
Nutricionista
Especialista em Terapia Nutricional — SBNPE
MBA em Saúde — IBEMEC
Diretora da Bio Consult

JÚLIO CÉSAR MARTINS MONTE
Médico
Especialista em Medicina Intensiva — AMIB
Nefrologista e Coordenador do Grupo de Nutrição do CTI–A do Hospital Israelita Albert Einstein, São Paulo

MÁRCIA PAREDES SPIEGEL
Nutricionista
Master em Marketing pelo Instituto de Administração e Gerência (IAG) PUC/RJ
Especialista em Nutrição Clínica pela Sociedade Européia de Nutrição Parenteral e Enteral (ESPEN)
Especialista em Terapia Nutricional pela Sociedade Brasileira de Nutrição Parenteral e Enteral (SBNPE)
Diretora da Bio Consult

MÁRIO TELLES JÚNIOR
Médico-Pediatra
Médico-Especialista em Medicina Intensiva Pediátrica
Chefe do Serviço de Neonatologia do Hospital Santa Catarina, São Paulo

PAULO CÉSAR RIBEIRO
Médico-Intensivista do Hospital Sírio e Libanês, São Paulo
Responsável pelo Serviço de Terapia Nutricional do Hospital Sírio e Libanês
Especialista em Medicina Intensiva — AMIB
Especialista em Terapia Nutricional — SBNPE

RAQUEL FONSECA NEVES
Farmacêutica
Mestra em Farmácia Hospitalar do Departamento de Terapia Nutricional — AMIB
Especialista em Nutrição Enteral e Parenteral — SBNPE
Diretora Técnica da Nutriente

ROSA GOLDSTEIN ALHEIRA ROCHA
Médica
Especialista em Medicina Intensiva — AMIB
Membro da Diretoria da AMIB
Presidente da Comissão de Título da AMIB
Intensivista da UTI–Adulto do Hospital Samaritano, São Paulo
Assistente da Disciplina de Anestesiologia, Dor e Terapia Intensiva da UNIFESP

SANDRA C. RIBEIRO TELES
Enfermeira
Chefe do Serviço de Enfermagem da Unidade Semi-Intensiva do Hospital Universiário da Universidade de São Paulo

SERGIO HENRIQUE LOSS
Médico
Presidente do Departamento de Terapia Nutricional da AMIB
Especialista em Medicina Intensiva — AMIB
Especialista em Terapia Nutricional — SBNPE
Intensivista do Hospital de Clínicas de Porto Alegre e do Grupo Hospitalar Conceição, Porto Alegre

Colaboradores

MARIA LUIZA GOMES MONTEIRO
Enfermeira do CTI do Hospital Universitário
Clementino Fraga Filho da
Universidade Federal do Rio de Janeiro

FERNANDA CERAGIO MD PhD
Médica-Pediatra
Médica do NUNADI

ROSELI S. SARNI MD PhD
Médica-Pediatra
Especialista em Terapia Nutricional — SBNPE
Médica do NUNADI

JANE OBA MD PhD
Médica-Pediatra
Especialista em Terapia Nutricional — SBNPE
Equipe Multiprofissional de Terapia Nutricional do
Instituto do Coração — INCOR

RUBENS FEFERBAUM MD PhD
Médico-Pediatra
Especialista em Medicina Intensiva — AMIB

RONALDO VIANA MD PhD
Médico
Especialista em Terapia Nutricional — SBNPE
Consultor da Hospital Lar Interlink Home Care

Agradecimentos

A Associação de Medicina Intensiva Brasileira agradece
a Paula Minhone, a Rosalice Valadão Nunes e à Editora RevinteR
a colaboração para a realização do TENUTI

Prefácio

A Associação de Medicina Intensiva Brasileira (AMIB) desenvolve um programa de educação continuada em Terapia Intensiva através de vários cursos. Alguns destes cursos são básicos como o Suporte Básico de Vida–BLS e o Fundamentos em Terapia Intensiva — FCCS, que visam aos médicos não-intensivistas e intensivistas e de outras profissões que atuam na Terapia Intensiva, como os fisioterapeutas e enfermeiros.

A AMIB criou o Curso de Terapia Nutricional no Paciente Grave — TENUTI —, pela necessidade de desenvolver áreas específicas da Terapia Intensiva, através de cursos mais especializados, como na questão nutricional. Este curso foi idealizado para qualificar e atender às necessidades da equipe multiprofissional da Terapia Intensiva, através de uma melhor interação de conhecimentos nesta área tão importante para o paciente grave.

O curso TENUTI é dirigido aos profissionais médicos-intensivistas de adulto e pediatria/neonatologia, aos nutricionistas, aos enfermeiros e aos farmacêuticos e, certamente, fortalecerá o conhecimento da terapia nutricional no paciente grave das nossas UTIs e permitirá o cumprimento das regulamentações governamentais.

A elaboração do TENUTI deveu-se a um abnegado grupo de profissionais que se reuniram quinzenalmente, discutiram e muito trabalharam durante dois anos para que os objetivos educacionais fossem alcançados. Este curso, do tipo imersão, consta de uma parte teórica e outra prática. A obra *Terapia Nutricional do Paciente Grave* é o livro-texto do currículo do TENUTI. A atualização do curso será contínua e sob a supervisão de um comitê multiprofissional que constitui o Grupo Coordenador do TENUTI.

Todos os profissionais da Equipe Multidisciplinar que realizarem este curso saberão indicar, prescrever, monitorizar e corrigir as alterações observadas no paciente grave. Além da qualificação, como para todos os cursos da AMIB, o TENUTI será considerado, na eventual avaliação, para concursos da especialidade Medicina Intensiva pela AMIB e, sem dúvida, em outros concursos de seleção de profissionais que atuam com pacientes graves.

A Associação de Medicina Intensiva Brasileira contou com a colaboração das empresas Abbott Laboratórios do Brasil, B. Braun, Frisenius Kabi, Nestlé do Brasil e Support Produtos Nutricionais que, juntamente conosco, acreditaram neste importante projeto educacional.

A AMIB agradece a todos.

Cid Marcos David
Presidente da AMIB
Coordenador do Projeto TENUTI

Sumário

1 RISCO NUTRICIONAL NO PACIENTE GRAVE — 1

Objetivos   1
Introdução   1
Implicações clínicas   1
Fatores envolvidos no risco nutricional   1
Influência hormonal sobre o metabolismo   2
Causas de desnutrição   2
Triagem do risco nutricional   3
Pontos-chaves   6

2 ALTERAÇÕES METABÓLICAS NO JEJUM E NO ESTRESSE — 7

Objetivos   7
Introdução   7
Resposta adaptativa ao jejum   7
Alterações metabólicas no jejum com estresse   8
Jejum no estresse e mediadores inflamatórios   9
Metabolismo da glicose   10
Metabolismo das proteínas   10
Metabolismo das gorduras   11
   Aspectos pediátricos   12
Pontos-chaves   13

3 FISIOLOGIA DOS NUTRIENTES — 15

Objetivos   15
Introdução   15
Proteínas   15
Necessidades normais   17
Lipídeos   18
Triglicerídeos de cadeia média (TCM)   19
Ácidos graxos poliinsaturados (PUFA)   20
Carboidratos   24
Necessidades normais   25
Fibras   26
Vitaminas e minerais   27
Água   33
Pontos-chaves   34

4 MECANISMOS DA HIPÓXIA TISSULAR E RADICAIS LIVRES DE OXIGÊNIO — 37

Objetivos   37
Hipóxia celular   37
Transporte e consumo de oxigênio   38
Metabolismo celular — a produção de energia   38
Radicais livres de oxigênio   42
Antioxidantes e implicações terapêuticas   44
Pontos-chaves   45

5 AVALIAÇÃO DO ESTADO NUTRICIONAL — 47

Objetivos   47
Introdução   47
Avaliação nutricional   47
Parâmetros clínicos   48
Parâmetros laboratoriais   49
Proteínas viscerais   49
Testes imunológicos   50
   Aspectos pediátricos   51
Avaliação dos requerimentos energéticos   51
Métodos para cálculo do gasto energético   51
Pontos-chaves   53

6 AVALIAÇÃO NUTRICIONAL NA CRIANÇA — 55

Objetivos   55
Introdução   55
Avaliação clínica e antropométrica   56

Avaliação laboratorial   58

Importância da avaliação metabólica/nutricional seqüencial   60

Função gastrintestinal no RN   60

Terapêutica metabólica/nutricional   61

Pontos-chaves   65

7 NUTRIÇÃO E IMUNIDADE   67

Objetivos   67

Introdução   67

Imunomodulação e o intestino   67

Nutrientes específicos e suas ações imunológicas   68

   Aspectos pediátricos   69

Pontos-chaves   70

8 NUTRIÇÃO ENTERAL   75

Objetivos   75

Introdução   75

Custo   75

Segurança   75

Manutenção da morfologia e da função do trato gastrintestinal   76

Prevenção da translocação bacteriana   76

Evolução   76

Indicações e contra-indicações para nutrição enteral   77

Principais indicações   79

Escolha e classificação das dietas   79

Critérios básicos devem ser usados para a seleção da fórmula enteral   81

Acesso enteral   81

Técnicas para acesso enteral   82

Métodos de administração de alimentação por sonda   85

Monitorização geral de enfermagem   86

Medicamentos e nutrição enteral   87

Aspectos clínicos   88

Complicações da nutrição enteral   89

Pontos-chaves   96

9 NUTRIÇÃO ENTERAL EM PEDIATRIA   103

Objetivos   103

Introdução   103

Tipos de fórmulas   103

Considerações finais   106

Pontos-chaves   113

10 NUTRIÇÃO PARENTERAL   117

Objetivos   117

Introdução   117

Tipos   117

Indicações de terapia nutricional parenteral   117

Indicações específicas   118

Contra-indicações de terapia nutricional   118

Cateter venoso central   118

Tipos de cateteres   119

Sítio de inserção   119

Cuidados de enfermagem   119

Material e método de introdução do cateter venoso central   120

Componentes das soluções de nutrição parenteral   121

Monitorização   123

Complicações da nutrição parenteral   123

Pontos-chaves   125

11 NUTRIÇÃO PARENTERAL EM PEDIATRIA   129

Objetivos   129

Introdução   129

Pontos-chaves   134

12 TERAPIA NUTRICIONAL PARENTERAL NO RECÉM-NASCIDO   135

Objetivos   135

Introdução   135

Indicação e vias de administração   135

Necessidades energéticas   136

Necessidades de aminoácidos   136

Hidratos de carbono   136

Lipídeos   136

Água, eletrólitos e minerais   137

Micronutrientes   138

Vitaminas   139

Composição das soluções de nutrição parenteral   139

Monitorização laboratorial da NP   140

Complicações da NP   140

Pontos-chaves   141

13 NUTRIÇÃO PARENTERAL: ASPECTOS FARMACÊUTICOS — 143

- Objetivos   143
- Introdução   143
- Prescrição da nutrição parenteral   143
- Controle   143
- Acondicionamento   144
- Rotulagem   144
- Formulações   144
- Dados para a realização das formulações   145
- Pontos-chaves   145

14 SITUAÇÕES ESPECIAIS — 147

- Objetivos   147
- Sepse   147
  - Aspectos pediátricos   149
- Trauma   149
- Trauma cranioencefálico (TCE)   151
  - Aspectos pediátricos   152
- Queimados   152
  - Aspectos pediátricos   156
- Insuficiência respiratória   156
  - Aspectos pediátricos   162
- Insuficiência hepática   163
  - Aspectos pediátricos   166
- Insuficiência renal   168
  - Aspectos pediátricos   171
- Insuficiência cardíaca   172
  - Aspectos pediátricos   174
- Fístulas gastrintestinais   177
  - Aspectos pediátricos   178
- Obesidade   178
  - Aspectos pediátricos   182
- Diabetes melito   183
  - Aspectos pediátricos   184
- Geriatria   184
- Pancreatite grave   187
  - Aspectos pediátricos   188
- Pontos-chaves   189

15 INTERAÇÕES DROGA–NUTRIENTE — 199

- Objetivos   199
- Introdução   199
- Tipos de interação droga–nutriente   199
- Fases da interação   199
- Interações droga–nutrição enteral, via sonda   201
- Drogas comuns em UTI's   202
- Prevenção de interações   202
- Interações droga–nutriente, via parenteral   211
- Pontos-chaves   212

16 INDICADORES DE QUALIDADE EM NUTRIÇÃO CLÍNICA — 213

- Objetivos   213
- Introdução   213
- Uso de protocolos em nutrição clínica   213
- Classes de indicadores   213
- Pontos-chaves   214

17 A EQUIPE MULTIPROFISSIONAL NA TERAPIA NUTRICIONAL DO PACIENTE GRAVE — 217

- Objetivos   217
- Introdução   217
- Equipe multiprofissional em terapia nutricional   217
- Atribuições profissionais dentro da equipe multiprofissional   218
  - Aspectos pediátricos   219
- Conclusão   219
- Pontos-chaves   219

CASOS CLÍNICOS — 221

- Trauma   221
- Sepse   222
- Insuficiência respiratória — DPOC   223

TABELAS E ANEXOS — 225

FORMULÁRIO DE NUTRIÇÃO PARENTERAL — 243

Terapia Nutricional no Paciente Grave

Capítulo 1

Risco Nutricional no Paciente Grave

OBJETIVOS
1. Conhecer a importância da terapia nutricional no paciente grave.
2. Identificar fatores que contribuem para perda nutricional.
3. Classificar o paciente segundo o risco de desnutrição.
4. Possibilitar a programação dietética e indicar acompanhamento nutricional.

INTRODUÇÃO
Risco nutricional refere-se ao estado de baixa ingestão, perda ou metabolismo aumentado. Pode ocorrer lentamente, associado a doença crônica ou aporte insuficiente de nutrientes, ou rapidamente, em virtude de patologia aguda.

A resposta normal ao jejum resulta na utilização do glicogênio hepático. Após 24 horas, com a reserva de glicogênio esgotada, ocorre lipólise que alcança parcialmente a necessidade de glicose. A mobilização de aminoácidos, a partir de músculo esquelético, permite a gliconeogênese complementar e a síntese protéica pelo fígado.

IMPLICAÇÕES CLÍNICAS
A seqüela do jejum longo inclui desnutrição protéico-calórica e redução da imunidade. O consumo da proteína muscular persistente leva ao catabolismo do diafragma, de músculos intercostais e do miocárdio. Entre implicações clínicas estão relacionadas alterações da mecânica ventilatória, com fadiga e insuficiência respiratória e com expectoração ineficiente.

FATORES ENVOLVIDOS NO RISCO NUTRICIONAL
A variação hormonal desencadeada por estresse (cirurgia, trauma, infecção etc.) tem influência sobre o metabolismo protéico, lipídico e o gasto energético (Tabela 1-1).

Tabela 1-1. Alterações desencadeadas pelo estresse no metabolismo

Adrenalina	↑ perda protéica	↓ Balanço de N	↓ TCSC	
Insulina	↓ perda protéica	↑ Balanço de N	↑ TCSC	
Glucagon	↑ perda protéica	↓ Balanço de N	↑ GE	↓ Lipídeos
Cortisol	↑ perda protéica	↓ Balanço de N	↑ GE	↓ Lipídeos
H. crescimento	↑ síntese protéica	↓ Balanço de N	↑ GE	↓ Lipídeos
Andrógenos	↑ síntese protéica	↑ Balanço de N	↑ GE	
T4	↑ perda protéica	↓ Balanço de N	↑ GE	

TCSC = tecido subcutâneo.
N = nitrogênio.
GE = gasto energético.
↓ = diminui.
↑ = aumenta.

INFLUÊNCIA HORMONAL SOBRE O METABOLISMO

Segundo Besse *et al.*, no trauma, na infecção e no estresse cirúrgico diversos fatores inflamatórios atuam em conjunto com hormônios catabólicos (interleucinas — IL), fator de necrose tumoral (TNF) e interferon (IFN-γ), deflagrando vários processos e acentuando a mobilização de estoques de nutrientes (Tabela 1-2).

Tabela 1-2. Influência de mediadores inflamatórios

IL-1	Febre
	↑ Glicose (gliconeogênese)
	↑ Perda protéica (proteólise)
IL-2	Estimula resposta imune
IL-6	↑ Síntese protéica (proteínas de fase aguda)
IL-8	↑ Resposta inflamatória
TNF	↑ Temperatura
	↑ Perda protéica
IFN-γ	Ativação de células inflamatórias

CAUSAS DE DESNUTRIÇÃO

Têm propensão a desenvolver desnutrição os pacientes portadores de condições patológicas como: anorexia nervosa; bulimi; asíndrome de má absorção (doença celíaca, colite ulcerativa, doença de Crohn, síndrome do intestino curto); traumatismos múltiplos (TCE, trauma penetrante, fraturas múltiplas); úlcera de decúbito; pós-operatórios (até um ano) de algumas cirurgias de grande porte do aparelho gastrintestinal, como esofagectomia, gastrectomia, colectomia, enterectomia extensas, gastroduodenopancreatectomia; neoplasias malignas e caquexia cardíaca — onde podem-se observar escavação temporal e fraqueza muscular, no estado de coma, no diabetes melito, em fases avançadas de hepatopatia e nefropatia e nas incisões não cicatrizadas. Na Tabela 1-3 estão algumas causas de desnutrição.

Tabela 1-3. Causas de desnutrição

Redução da ingestão:	
Anorexia	Náuseas
Disfagia	Dor
Obstrução gastrintestinal	Patologias odontológicas
Pobreza	Idade avançada
Isolamento social	Alcoolismo
Drogadição	Depressão
Perda aumentada de nutrientes:	
Doenças disabsortivas	Diarréia
Sangramento	Glicosúria
Nefropatia	Fístula
Enteropatia perdedora de proteína	
Aumento da necessidade nutricional:	
Febre	Infecção
Neoplasia	Cirurgia
Trauma	Queimadura
Medicações	Hipertireoidismo

TRIAGEM DO RISCO NUTRICIONAL

A triagem pode ser feita através de formulário de avaliação do risco nutricional, devendo ser aplicada a todos os pacientes internados na UTI. Os pacientes classificados como tendo risco nutricional passam a ter acompanhamento e cuidados da equipe de terapia nutricional (Tabela 1-4).

Tabela 1-4. Avaliação de risco nutricional — triagem

PARTE A — DIAGNÓSTICO

( ) Caquexia (hipotrofia muscular, fraqueza, câncer, caquexia cardíaca)
( ) Coma
( ) Anorexia nervosa/bulimia
( ) Síndrome de má-absorção (doença celíaca, colite ulcerativa, doença de Crohn, síndrome do intestino curto)
( ) Traumatismo múltiplo e/ou TCE
( ) Cirurgia de grande porte do trato digestivo nos últimos 12 meses (esofagectomia, gastrectomia, colectomia, enterectomia extensa, gastroduodenopancreatectomia)
( ) Hepatopatia avançada
( ) Nefropatia avançada
( ) Incisões não cicatrizadas

PARTE B — SINTOMAS GASTRINTESTINAIS E INGESTÃO DIETÉTICA

( ) Diarréia (> 500 ml ou 3 evacuações líquidas por mais de 2 dias)
( ) Vômitos (> 5 dias)
( ) Ingestão reduzida (< metade da ingestão habitual por 5 dias ou mais)

PARTE C — ÍNDICE DE MASSA CORPÓREA (IMC)

IMC = peso (kg) /altura^2 (m^2)

Se estiver abaixo de 18,5 kg/m^2, considera-se o paciente como de risco nutricional

Peso: _____ kg   Altura: _____ m   IMC: _____ kg/m^2

PARTE D — HISTÓRIA DE PERDA DE PESO

Teve perda de peso não planejada nos últimos 6 meses? ( ) Não ( ) Sim. Quanto? _____ kg
Se sim, esta perda ocorreu nas últimas __ semanas ou __ meses
Peso atual: _____ kg   Peso usual _____ kg

Percentagem de perda de peso: $\dfrac{\text{Peso usual} - \text{Peso atual}}{\text{Peso usual}} \times 100 =$ _____ % de perda de peso

Compare a % de perda de peso com os valores da tabela e circule a taxa encontrada
Se o paciente teve perda significativa ou severa, considera-se como de risco nutricional

Tempo	Taxa % Significativa	Taxa % Grave	Tempo	Taxa % Significativa	Taxa % Grave
1 semana	1–2	> 2	1 mês	3–5	> 5
2–3 semanas	2–3	> 3	3 meses	7–8	> 8
			> 5 meses	9–10	> 10

(Continua)

Tabela 1-4. Avaliação de risco nutricional — triagem *(cont.)*

PARTE E — PACIENTE IDOSO

Paciente com 2 ou mais alterações tem risco nutricional:
( ) Demência ou depressão graves
( ) Escaras e lesões de pele
( ) Restrito ao leito ou em cadeira de rodas
( ) Deambula, não é capaz de sair de casa

Avaliação do risco nutricional

Risco nutricional: Sim ( ) Não ( )

Se o paciente tiver risco nutricional, deverá ser solicitada avaliação da equipe de nutrição da UTI

Na Figura 1-1 está o algoritmo do risco nutricional e a conduta.

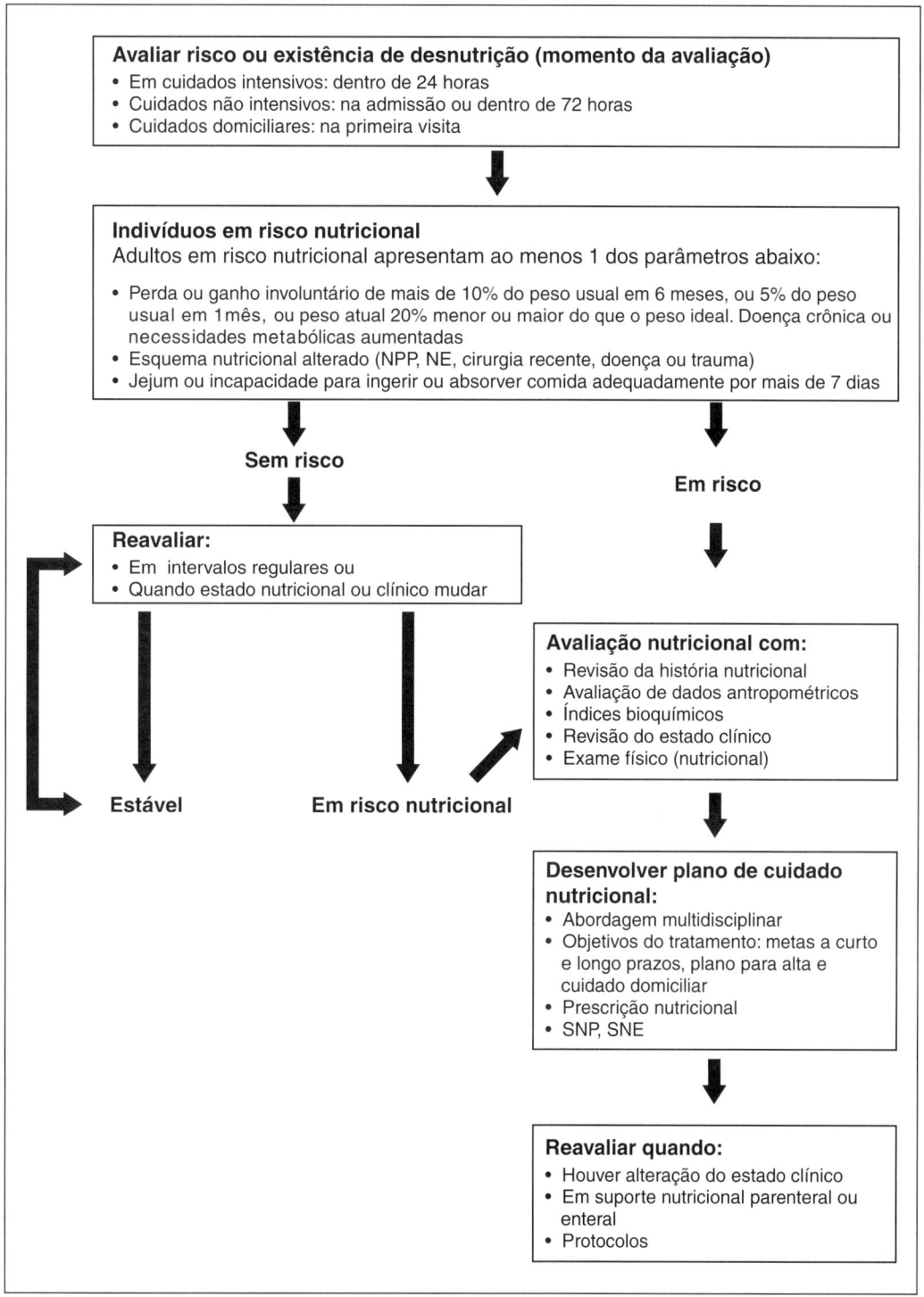

Fig. 1-1. Algoritmo do risco nutricional e conduta.

PONTOS-CHAVES

1. O risco nutricional decorre de baixa ingestão, perdas e/ou metabolismo aumentado.
2. A triagem do risco nutricional deve ser feita em todos os pacientes na UTI.
3. A triagem de risco nutricional utiliza o modelo de formulário apresentado no texto.

LEITURAS SUGERIDAS

Baron R. Protein – energy malnutrition. *In:* Bennett JC, Plum F. (Eds). *Cecil – Textbook of medicine,* 20th ed. W. Saunders Company ed: Philadelphia. 1996. pp 1154-1158.

Besse, PQ, Walters Sm, Aoki, TT *et al.* Continued hormonal infusion simules metabolic response to injury. *Ann Surg.* 200: 264 – 281, 1984.

Sax HC, Souba WW. Enteral and parenteral feedings – guidelines and recommendations. *Clinical Nutrition.* 4:863-880, 1993.

Capítulo 2

Alterações Metabólicas no Jejum e no Estresse

OBJETIVOS

1. Reconhecer a resposta metabólica ao jejum e ao estresse.
2. Rever aspectos do metabolismo dos macronutrientes.

INTRODUÇÃO

O organismo necessita diariamente de nutrientes que forneçam energia e substrato para manutenção das reações bioquímicas fundamentais. Ocorrendo privação de alimentos, o organismo tem de se adaptar a essa nova situação. Essa adaptação acarreta alterações metabólicas visando principalmente ao fornecimento de energia para as diversas células e tecidos. A resposta adaptativa ao jejum difere do jejum associado ao trauma, infecção, queimadura ou cirurgia.

RESPOSTA ADAPTATIVA AO JEJUM

No adulto a reserva disponível de energia gira em torno de 200 g de glicogênio, 6.000 g de proteínas e 15.000 g de gordura. Na fase inicial do jejum, as reservas de glicogênio são as primeiras a serem utilizadas, com a transformação de glicogênio em glicose (glicogenólise) para manutenção de níveis glicêmicos adequados para atender às necessidades energéticas do organismo, principalmente do cérebro. As reservas de glicogênio, que liberam cerca de 800 kcal, se esgotam dentro de 15 a 24 horas. Após esse período as proteínas musculares são mobilizadas (proteólise) para fornecer aminoácidos precursores de glicose. A conversão de proteína em glicose chama-se gliconeogênese e ocorre, principalmente, no fígado. A manutenção de níveis glicêmicos à custa da gliconeogênese é extremamente dispendiosa ao organismo, uma vez que as reservas protéicas são limitadas. A proteína corpórea é encontrada nos músculos, vísceras e no plasma.

Inicialmente o organismo utiliza cerca de 75 g de proteínas por dia, que resulta em incremento na excreção urinária de nitrogênio, configurando balanço nitrogenado negativo de 10 a 15 g de nitrogênio por dia. Um grama de nitrogênio equivale a 6,25 g de proteínas ou 1 g de proteína tem 16% de nitrogênio (N) (g de proteína × 0,16).

Se o jejum persistir e a gliconeogênese continuar nesse ritmo para fornecer glicose para o consumo cerebral e de outros tecidos, o tempo de sobrevida dificilmente ultrapassará 10 dias. A perda protéica superior a 30–50% está associada à alta mortalidade (Fig. 2-1). Para poupar proteínas corporais, há mobilização de gorduras (lipólise) dos adipócitos, reservatório energético por excelência.

Entre o 3º e 4º dia de jejum há uma queda do consumo protéico, que inicialmente era de 75 g/dia, para 25 g/dia com diminuição do balanço negativo e aumento da utilização de ácidos graxos como fonte energética.

Com a adaptação progressiva ao consumo de ácidos graxos, ocorre também uma importante queda no consumo de proteínas e o tempo de sobrevida ao jejum estará relacionado à quantidade de gordura corporal.

Além de usar os ácidos graxos como fonte energética, convertendo-os em glicose, o fígado converte parte desses ácidos graxos em corpos cetônicos. Em um estágio seguinte de adaptação todos os tecidos passam a metabolizar corpos cetônicos, sendo que setenta por cento das necessidades energéticas do cérebro são supridas pelo oxidação dascetonas. Nesse estágio, a perda urinária de nitrogênio se torna bem menor, em torno de 2 a 4 g/dia. Em fase adiantada do jejum as reservas de gordura podem se esgotar e o aporte energético deverá ser suprido pelas proteínas viscerais.

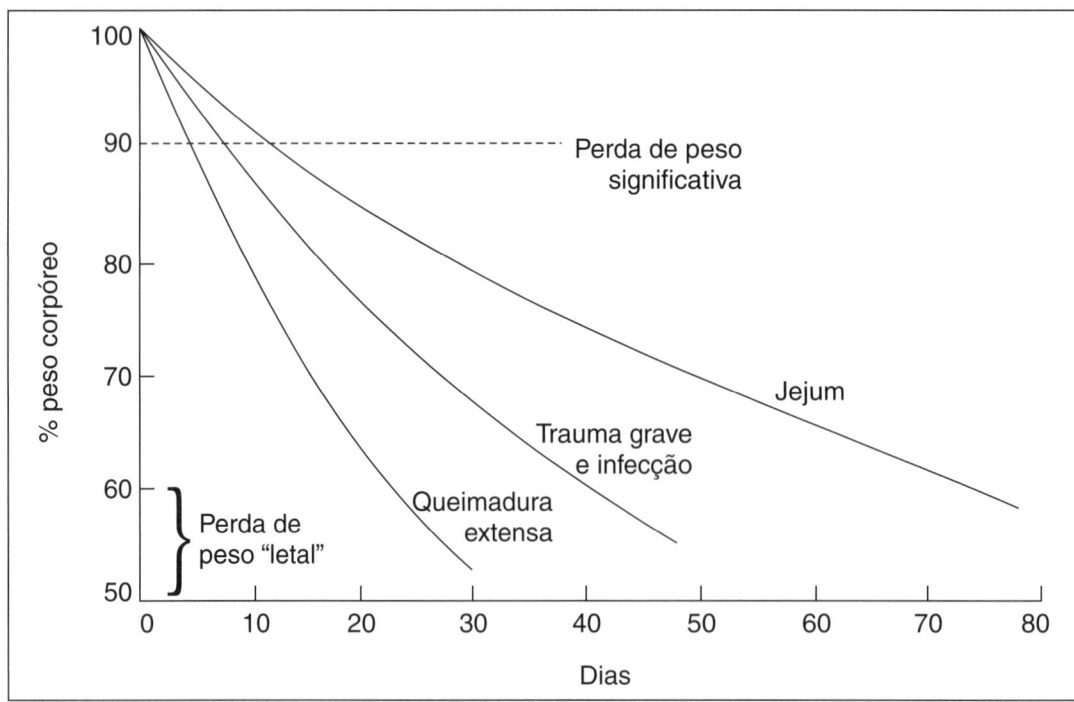

Fig. 2-1. Perda de peso em diferentes situações clínicas e de risco.

O organismo em jejum, sem estresse, além de alterar seu metabolismo para manutenção de substratos energéticos circulantes, diminui seu gasto energético através da redução da taxa metabólica basal, da atividade física, da perda de massa tecidual metabolicamente ativa e da menor conversão de T4 em T3. Esse estado é caracterizado como hipometabolismo, onde há menor consumo de energia e redução do desgaste corporal. O ambiente metabólico está voltado para economizar energia e proteína. Ocorre diminuição dos níveis de insulina, o que favorece a lipólise, com conseqüente mobilização de ácidos graxos e produção de corpos cetônicos. Essa situação é facilmente revertida com a oferta de nutrientes, retornando o organismo ao anabolismo com reconstituição da composição corporal e por fim normalização do metabolismo corporal.

A reversão da desnutrição no jejum sem estresse se faz apenas com a terapia nutricional e tem ótima resposta; o mesmo não acontece no jejum com estresse e na desnutrição complicada.

ALTERAÇÕES METABÓLICAS NO JEJUM COM ESTRESSE

Enquanto uma pessoa saudável em jejum absoluto se adapta da melhor maneira possível, utilizando os ácidos graxos como fonte de energia e conservando as proteínas corpóreas, outra, que tenha sofrido trauma, queimadura, cirurgia, infecção ou choque, não apresentará boa adaptação ao jejum. Então, no jejum com lesão tecidual, não há resposta adaptativa com vista a economizar proteínas. Em geral a resposta catabólica é intensa, o organismo aumenta a produção de células de defesa e de proteínas de fase aguda para combater o agente agressor e reparar a lesão tissular. Esta resposta foi didaticamente dividida por Cuthbertson (1977) em duas fases denominadas de fase hipodinâmica *(Ebb phase)* e fase hipermetabólica *(Flow phase)*. Na Figura 2-2 estão relacionados os gastos energéticos basais (GEB) em diferentes situações clínicas.

O objetivo do hipermetabolismo é fornecer agudamente energia e substrato para o sistema imunológico e de coagulação, para combater agentes agressores, estancar hemorragia e reparar os tecidos lesados. A resposta hipermetabólica a princípio é benéfica, mas, se houver perpetuação ou complicação, ocorrerá grande desgaste orgânico, com consumo protéico acelerado e instalação precoce da desnutrição.

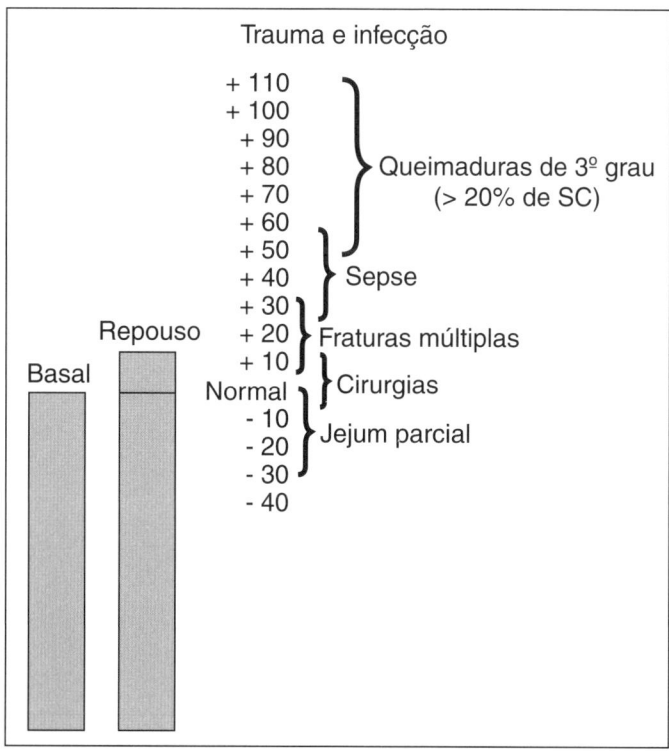

Fig. 2-2. GEB em diferentes situações. Adaptado de Kinney. *In*: Pinotti, 1997.

JEJUM NO ESTRESSE E MEDIADORES INFLAMATÓRIOS

Quando o organismo sofre uma agressão, ocorre a liberação de hormônios com alto poder catabólico, como as catecolaminas, cortisol e glucagon; e de mediadores inflamatórios, como o fator de necrose tumoral (TNF), interleucinas (IL) e metabólitos do ácido araquidônico (Fig. 2-3). Todos têm a finalidade de proteger o organismo e provocam alterações nos metabolismos da glicose, das proteínas e das gorduras.

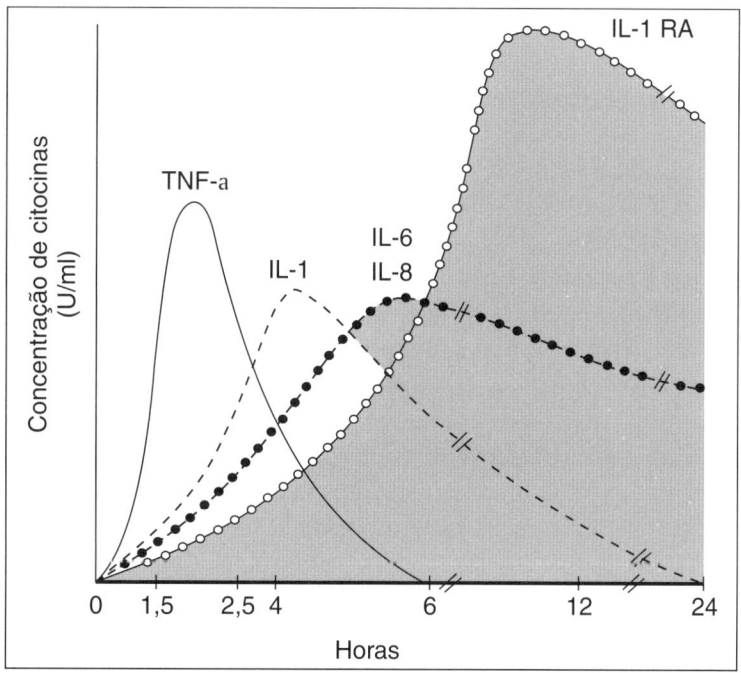

Fig. 2-3. Resposta a estimulação por antígeno, bactérias e lipopolissacarídeos. Adaptado de Mester, 1997.

METABOLISMO DA GLICOSE

O aumento da produção e a redução da utilização de glicose nos pacientes hipercatabólicos são os responsáveis pela hiperglicemia freqüentemente encontrada nos pacientes graves.

A liberação de catecolamina, cortisol e glucagon aumenta a glicemia pela estimulação da produção de glicose a partir de aminoácidos musculares (gliconeogênese) e também causa o aumento na resistência periférica à insulina.

As interleucinas ativam a secreção de ACTH, com conseqüente estímulo para secreção adrenal de glicorticóides, e atuam sobre o pâncreas, alterando a relação insulina/glucagon. Por atuação direta das interleucinas, principalmente interleucina-1 no fígado, há aumento da produção de glicose hepática. Para esse aumento da gliconeogênese é necessário um aumento de aminoácidos provenientes dos músculos acelerando assim a proteólise.

O estímulo anormal para a glicólise e a gliconeogênese não é bloqueado pelo aumento dos níveis séricos de insulina: isto significa resistência celular à insulina; e a administração de insulina exógena não corrige as alterações do metabolismo da glicose no estresse.

Enquanto no jejum sem estresse a gliconeogênese é inibida pelo aumento dos níveis de glicose plasmática, no estresse, a produção de glicose está aumentada apesar da hiperglicemia. Os estudos demonstram que a supressão da gliconeogênese, por infusão exógena de glicose, é muito menos efetiva em pacientes catabólicos do que em indivíduos normais. A intolerância à glicose, a gliconeogênese e a hiperglicemia são comuns na resposta inflamatória sistêmica. Isto representa gasto energético e proteólise aumentados. Para a produção de glicose, são necessários aminoácidos e energia; a glicose produzida tem sua utilização diminuída pela resistência celular à insulina; então gasta-se energia e proteína para produzir uma glicose que é pouco consumida, configurando-se um mecanismo fútil e altamente dispendioso ao organismo.

METABOLISMO DAS PROTEÍNAS

O estado hipercatabólico é caracterizado por balanço nitrogenado persistentemente negativo e diminuição relativa da síntese protéica. A produção de proteínas da fase aguda está aumentada, mas a proteólise é intensa e se sobrepõe à síntese protéica (Fig. 2-4).

O estado hipermetabólico provocado pela liberação aumentada de catecolaminas, cortisol e glucagon provoca balanço nitrogenado negativo através da proteólise e consumo de aminoácidos na gliconeogênese. O fator de necrose tumoral é o principal estímulo à mobilização de aminoácidos do músculo esquelético, havendo aumento de aminoácidos plasmáticos na resposta inflamatória sistêmica. Apesar de a intensa proteólise acarretar grande perda muscular, é a mobilização e disponibilidade dos aminoácidos que permite ao organismo a obtenção de substratos para serem utilizados nos sistemas prioritários de defesa como produção de proteínas de fase aguda, ativação da cascata de coagulação e aumento das células de defesa (leucocitose). A proteólise também disponibiliza aminoácidos para gliconeogênese hepática. Pode-se considerar a proteólise como mecanismo de defesa para a produção de proteínas específicas e energia. Porém, se a resposta inflamatória é prolongada, a perda protéica torna-se importante e disfunções orgânicas vão surgindo. A supressão da proteólise por oferta adequada de proteína e energia é deficitária nos doentes graves. Então, no estado hipercatabólico o paciente perde massa muscular e desnutre, a despeito da terapia nutricional. O objetivo nesse momento é nutrir o paciente, minimizar o catabolismo protéico, ofertando proteína exógena na tentativa de poupar as proteínas musculares. Há relato na literatura que a oxidação de aminoácidos de cadeia ramificada (AACR) (leucina, isoleucina e valina) está aumentada no estresse, sugerindo que o fornecimento destes AACR exógenos diminuiria o catabolismo protéico. Entretanto, estudos utilizando soluções nutritivas enriquecidas com AACR não conseguiram mostrar benefícios convincentes em relação a soluções nutritivas convencionais.

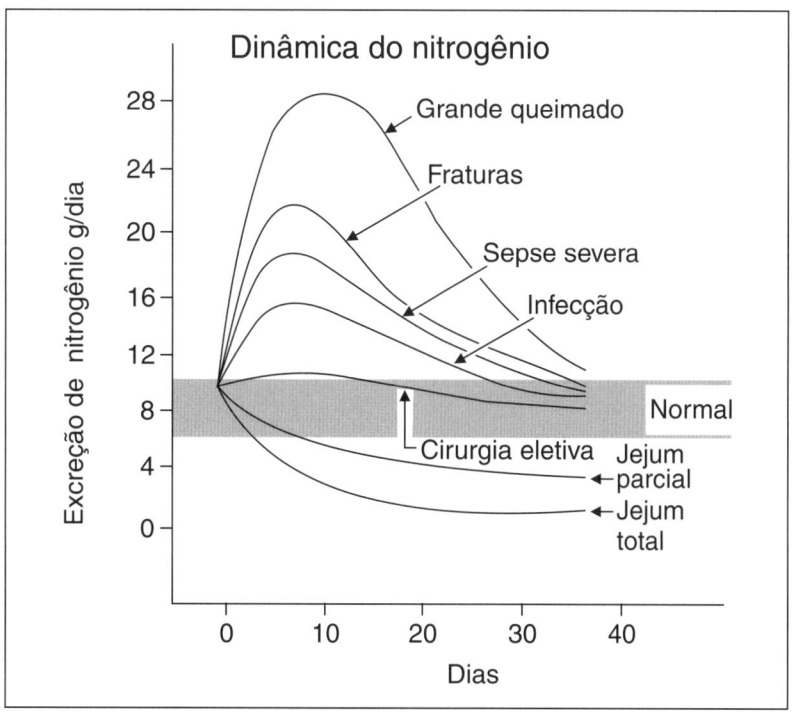

Fig. 2-4. Excreção diária de nitrogênio em diversas situações clínicas.

METABOLISMO DAS GORDURAS

No início do jejum sem estresse, a fonte primária de energia é a oxidação de glicose e que posteriormente passa a advir dos ácidos graxos e das cetonas. Os ácidos graxos e os corpos cetônicos servem de substratos energéticos para vários tecidos, diminuindo a demanda de glicose e a gliconeogênese a partir das proteínas. No estresse há perda da resposta cetonêmica adaptativa e, conseqüentemente, quebra da capacidade de poupar nitrogênio. A cetonemia está marcadamente suprimida no hipermetabolismo, provavelmente pela insulinemia, que acompanha esse estado.

A lipólise está aumentada no estresse apesar da hiperglicemia e hiperinsulinemia persistente. O TNF-α e as interleucinas inibem a lipase lipoprotéica acarretando hipertrigliceridemia. Há diminuição da atividade da carnitina, que é um facilitador da entrada de triglicerídeos de cadeia longa (TCL) na mitocôndria hepática, o que ocasiona diminuição na utilização desse substrato energético e perda de energia. Devido ao fato dos triglicerídeos da cadeia média (TCM) não necessitarem do papel da carnitina, advoga-se enriquecer as soluções nutritivas com TCM para obter melhor aproveitamento energético.

A maior mobilização de ácidos graxos, a partir do tecido adiposo, determina aumento da sua oxidação. Os ácidos graxos no fígado seguem duas vias metabólicas distintas: a primeira ocorre no citoplasma dos hepatócitos com formação de triglicerídeos ou fosfolipídeos a partir da reesterificação dos ácidos graxos livres. Os triglicerídeos retornam à circulação sangüínea sob a forma de VLDL, que podem ser captados pelos tecidos extra-hepáticos e utilizados no metabolismo oxidativo como fonte energética. Na segunda via, os ácidos graxos captados pela mitocôndria, através da formação do complexo carnitina–ácidos graxos, são betaoxidados fornecendo energia necessária aos hepatócitos para a realização de gliconeogênese e acetil-CoA para produção de corpos cetônicos. O metabolismo das gorduras no estresse é marcado pela lipólise acentuada, hipertrigliceridemia e diminuição da atividade da carnitina com menor aproveitamento dos TCL. Na Tabela 2-1 estão as alterações metabólicas no trauma e na Tabela 2-2 a comparação das alterações observadas no jejum e no estresse.

Tabela 2-1. Esquema (clássico) da resposta metabólica ao trauma

Alterações metabólicas	Fase inicial (Ebb phase)	2ª Fase (Flow phase)
Produção de glicose	Normal	↑
Ácidos graxos circulantes	↑	Normal ou pouco ↑
Insulinemia	↓	Normal ou ↑
Catecolaminas e glucagon	↑	Normal ou ↑
Lactatemia	↑	Normal
Consumo de oxigênio (V'O$_2$)	↓	↑
Débito cardíaco (DC)	↓	↑
Temperatura corpórea	↓	↑

↑ = aumento.
↓ = diminuição.

Tabela 2-2. Alterações metabólicas observadas no jejum e no estresse

	Jejum	Estresse
DC	Diminuído	Aumentado ++
RVS	Sem alteração	Diminuída
V'O$_2$	Diminuído	Aumentado ++
GEB	Diminuído	Aumentado +++
Ativação de mediadores inflamatórios	Sem alteração	Aumentada ++
QR	0,75	0,85
Combustível primário	Gordura	Misto
Proteólise	Aumentada +	Aumentada +++
Oxidação de AACR	Aumentada +	Aumentada +++
Síntese hepática de proteínas	Aumentada +	Aumentada +++
Ureagênese	Aumentada +	Aumentada +++
Glicogenólise	Aumentada +	Aumentada +++
Gliconeogênese	Aumentada +	Aumentada +++
Lipólise	Aumentada ++	Aumentada +++
Produção e utilização de corpos cetônicos	Aumentada ++++	Aumentada +
Velocidade de desenvolvimento de desnutrição	Aumentada +	Aumentada ++++

AACR = aminoácidos de cadeia ramificada.
CC = corpos cetônicos.
+ a ++++ = aumento da intensidade observada.

ASPECTOS PEDIÁTRICOS

Algumas características relacionadas à faixa etária pediátrica aumentam as dificuldades de adaptação ao jejum. As reservas de tecido adiposo e glicogênio são acentuadamente menores no recém-nascido pré-termo. Assim sendo, há menores quantidades de substratos endógenos para produção de energia. Há maiores dificuldades de se obter homeostase na resposta hormonal, como com a insulina e glucagon. A utilização de corpos cetônicos nos estados de jejum prolongado é mais demorada. Nas crianças maiores, como pré-escolares e escolares, a resposta ao jejum é bastante semelhante à do adulto. Há uma tentativa do metabolismo corpóreo em preservar os substratos energéticos, principalmente as reservas protéicas.

Diferentemente do jejum a resposta ao estresse provoca significativa espoliação do substrato protéico decorrente da ação de fatores como: resposta adrenérgica, resposta hormonal inflamatória, principalmente fator de necrose tumoral e interleucinas 1 e 6. Todos os substratos terão sua utilização aumentada com maior preponderância do substrato protéico. O ciclo de Cori também se encontra estimulado para manter uma oferta constante de glicose para as células que só podem utilizar esse tipo de substrato. Como as reservas na criança são significativamente menores, pode haver autofagia do tecido protéico mais precocemente. A terapia nutricional e metabólica deve ser instituída o mais cedo possível, para que tais mecanismos não se instalem ou possam ser revertidos. A oferta de maiores quantidades de proteínas pode ser benéfica na profilaxia e no tratamento do hipercatabolismo que ocorre na maioria dos pacientes.

PONTOS-CHAVES

1. As alterações metabólicas no paciente grave se caracterizam por hiperglicemia, hiperinsulinemia e aumentos da proteólise e da lipólise.
2. No paciente grave ocorre liberação de hormônios catabólicos: catecolaminas, cortisol e glucagon.
3. As alterações metabólicas são mediadas por substâncias inflamatórias: TNF-α, interleucinas, metabólitos do ácido araquidônico.
4. O hipercatabolismo prevalece a despeito da terapia nutricional.
5. No RN pré-termo as reservas de tecido adiposo e glicogênio são acentuadamente menores.
6. Na criança pode ocorrer autofagia do tecido protéico mais precocemente por ter menores reservas.

LEITURAS SUGERIDAS

Chwals WJ. Overfeeding in the critically ill child. Fact or fantasy? *New Horizons*. 2:147, 1994.

Cuthbereson D, Tilstone W. Metabolism during the post-injury period. *Adv Clin Chem*. 12:1, 1997.

Long III JM, Long CL. Fuel metabolism. *In:* Zaloga GP (Ed.). *Nutrition in Critical Care*. St Louis: Mosby Yearbook, 1994.

Mester M. Comportamento metabólico do desnutrido frente a agressão cirúrgica. *In:* Pinotti HW (Ed.). *Nutrição Enteral em Cirurgia*. São Paulo: Fundo Editorial Byk, 1997.

Van Beek RHT, Carnielli VP, Sauer PJJ. Nutrition in the neonate. *Current Opinion in Pediatrics* 7:146, 1995.

Waitzberg DL *et al.* Desnutrição. *In:* Waitzberg DL (Ed.). *Nutrição Enteral e Parenteral na Prática Clínica*. 2. ed. Rio de Janeiro: Livraria Atheneu, 1995.

Capítulo 3

Fisiologia dos Nutrientes

OBJETIVOS

1. Compreender as funções biológicas e absortivas dos macronutrientes, relacionando sua importância na atividade metabólica, impacto na função imune e na homeostase calórica.

2. Definir as nomenclaturas, fontes e classificações de nutrientes que serão pontos relevantes na compreensão do tratamento das situações especiais.

3. Definir e entender as necessidades normais de vitaminas, minerais e outros nutrientes como a colina, carnitina, taurina, inositol, sua toxicidade e como corrigir suas deficiências.

INTRODUÇÃO

O crescente interesse dos profissionais de saúde pela nutrição se deve ao reconhecimento de que ela é importante como terapia adjuvante e mesmo primária em várias doenças.

Tal interesse não se limita à simples distribuição de macronutrientes em uma fórmula, mas se estende à aplicação clínica de substratos de especificidade quase farmacológica, como na ecoimunonutrição e a viabilização do custo/benefício que se pode alcançar empregando adequadamente a terapia nutricional. A compreensão da interação das rotas metabólicas dos lipídeos, dos carboidratos e das proteínas, bem como o papel desempenhado pelos micronutrientes, é ponto fundamental e inicial para que profissionais sejam capacitados e possam optar por essa terapia.

PROTEÍNAS

As funções biológicas das proteínas incluem:

A) Papel estrutural.

B) Participação em processos anabólicos.

C) Transporte de produtos.

D) Fonte de energia.

E) Manutenção da homeostase.

As proteínas da dieta estão envolvidas na síntese de tecido protéico e funções metabólicas especiais. Todas as situações, desde a divisão celular, a obtenção de energia até os mecanismos de defesa do organismo, ocorrem com interação das proteínas disponíveis. No organismo não existem reservas de aminoácidos. Embora a taxa de síntese de proteína muscular seja lenta, o total de proteína muscular sintetizada é suficientemente grande para dar suporte a todo o tecido muscular.

Além da participação estrutural, as proteínas também participam na formação de enzimas, hormônios, secreções e anticorpos.

Muitas vitaminas e minerais estão ligados às proteínas e por ela são carregados. A albumina transporta ácidos graxos, bilirrubina e drogas. As proteínas participam também no transporte de triglicerídeos, colesterol, fosfolipídeos e vitaminas lipossolúveis.

Em razão de sua estrutura, as proteínas encontram-se aptas a se combinarem com substâncias ácidas ou básicas, mantendo o equilíbrio ácido-base do sangue e tecidos.

Perdas aproximadas de 30–50% do total de proteínas resultam em morte.

Digestão

No estômago ocorre a desnaturação, que permite a hidrólise da estrutura protéica. A pepsina gástrica que tem um pH funcional ótimo (aproximadamente 2,0) atua sobre a proteína intacta. Como resultado do efeito combinado da desnaturação pelos ácidos gástricos e das propriedades catalíticas das próprias enzimas, a proteína dietética será convertida em grandes oligopeptídeos. Essa mistura solúvel é um substrato perfeito para a digestão no lúmen do tubo digestivo pelas endo e exopeptidases pancreáticas, que irão liberar grandes quantidades de aminoácidos livres e pequenos peptídeos.

A deficiente solubilização das proteínas no estômago durante a nutrição enteral poderá causar efeitos adversos.

Absorção

São 3 os mecanismos de conservação de nitrogênio no organismo:

1. Reincorporação de aminoácidos derivados do catabolismo de proteínas (eficiência de 80%).
2. Reciclagem nitrogenada proveniente da uréia (15% do N/dia).
3. Síntese por bactérias.

A assimilação de proteínas dietéticas e endógenas acontece principalmente no jejuno proximal, onde são absorvidas nas bordas de escovas dos enterócitos, e aparecem rapidamente como aminoácidos no sangue.

Outra forma de assimilação nitrogenada ocorre através da capacidade da microbiota colônica, que tem uma incrível capacidade de digerir proteínas dietéticas bem como as endógenas e ressintetizá-las.

Existe uma cooperação interativa entre a fermentação protéica (gerando AGCC — ácidos graxos de cadeia curta — e NH_4^+) e a de carboidratos, que consome NH_4^+, com a morte de bactérias e subseqüente absorção de respectivo aminoácido.

Dos 14 g de nitrogênio ingeridos diariamente, 8,5 g tomarão parte na formação da uréia. O cólon absorve, na forma de uréia, cerca de 2,6 g de nitrogênio ao dia, das quais 1,4 g serão reciclados a aminoácidos.

Transporte de Peptídeos

A diferença entre o transporte de L-aminoácidos e peptídeos é bastante importante. Os L-aminoácidos são transportados de forma resistente através do gradiente da membrana, ao passo que os *di* e *tripeptídeos* são incorporados ao compartimento intracelular pela alta atividade da peptidase intracelular. O transporte de aminoácidos é geralmente Na^+ dependente.

As dietas hidrolisadas promovem máxima absorção nitrogenada (di e tripeptídeos), porém podem não fornecer ótima captação de Na^+ e conseqüentemente captação de água para a célula.

Metabolismo

Antes da ocorrência da oxidação do esqueleto carbônico, principalmente no fígado, o grupo amino deve ser retirado. Isso é acompanhado por desaminação oxidativa, com formação de cetoácido.

Os esqueletos carbônicos são convertidos a algumas das formas intermediárias, formadas durante o catabolismo de glicose e ácidos graxos, podendo então ser transportados para os tecidos periféricos, entrando no ciclo do ácido cítrico (ATP). Esses fragmentos podem ser utilizados em processos de síntese de glicose e lipídeos. Aproximadamente 58% das proteínas consumidas podem ser convertidas em glicose por esse processo.

A maioria dos aminoácidos, principalmente a alanina, tem grande potencial glicogênico. O piruvato, a partir da oxidação da glicose muscular, é aminado e forma alanina, que, transportada para o fígado, sofre desaminação e o esqueleto carbônico é reconvertido em glicose.

Deficiência e Excesso

A deficiência de proteínas pode ser tolerada, dependendo do tipo de proteína ingerida e do nível de ingestão energética.

A excreção urinária de nitrogênio diminui drasticamente durante uma ingestão baixa de proteínas, indicando um efeito compensatório. Após 4 a 5 dias de balanço nitrogenado negativo, o equilíbrio é restabelecido em um nível mais inferior. A partir de um ponto crítico, não há mais possibilidade de adaptação e ocorre desenvolvimento de deficiência protéica com edema, deterioração de tecidos, esteatose hepática, dermatose, diminuição da resposta imune e perda de peso inevitável.

A desnutrição protéico-calórica (DPC) é o termo que descreve uma classe clínica de distúrbios resultantes de combinações de variados graus de deficiência nutricional, acompanhados por estresse e lesão. Foi descoberta há mais de 1 século em crianças do 3º Mundo, e só décadas mais tarde foi identificada em hospitais de países industrializados.

Em pacientes hospitalizados, a DPC é observada em casos de insuficiência de ingestão ou em estresse agudo e catabolismo, como o relacionado ao trauma. A terapia nutricional é particularmente importante, a partir do momento em que DCP se torna um fator limitante, porque auxilia de modo relevante no tratamento de várias situações clínicas, como na sepse, na falência cardiorrespiratória, nas anormalidades eletrolíticas.

A DPC produz uma deficiência imunológica profunda, como se observa na imunidade celular. Estudos em pacientes idosos hospitalizados, cirúrgicos e em UTIs mostram que a incidência de DPC varia de 20 a 50%, sendo um importante fator na relação com a morbidade.

NECESSIDADES NORMAIS

A recomendação da ingestão de proteínas nas populações sadias está na Tabela 3-1.

Em razão da presença de proteólise, os requerimentos protéicos para pacientes sépticos e hipermetabólicos deverão sempre exceder as recomendações da RDA, pois a perda de massa magra perdura e a proteína deverá ser fornecida em quantidades suficientes para minimizar as perdas nitrogenadas e melhorar o déficit protéico. Pacientes sépticos e hipermetabólicos têm necessidade de 1,5–2,0 g/kg/dia, podendo mesmo esta ser maior durante grandes perdas nitrogenadas (queimados, TCE) e menor nas falências hepática e renal, não acompanhadas da síndrome de reação inflamatória sistêmica (SIRS) ou trauma. Cada grama fornece 9 calorias.

Tabela 3-1. Recomendações da ingesta de proteínas

Fonte	Recomendação	Comentários
IDR — Brasil	50 g	
US DRV *	50 g	Aproxim. 10% das calorias
US RDA**	45–50 g	
US RDA	0,8 g/kg/dia	Indivíduos normais

* Daily reference values.
** Reference daily allowance.

LIPÍDEOS

Função Biológica

1. Reserva energética.
2. Integrante de membrana celular.
3. Percursor de vários hormônios e vitaminas.
4. Emulsificador e transportador de outros lipídeos.

A descrição clássica da função dos lipídeos acima não reflete a complexa atuação imunológica e biológica desses nutrientes. O componente lipídico da membrana celular se altera dependendo do perfil de ácidos graxos da dieta. Portanto, através dos lipídeos, pode-se influenciar as propriedades físico-químicas da membrana celular e a sua função.

Definições Importantes

Ácidos Graxos

São cadeias retas de hidrocarbonetos, terminando com um grupo carboxila em uma ponta e um grupo metila na outra. Existem 24 ácidos graxos comuns, diferindo no tamanho da cadeia, no grau e na natureza da saturação. Na nomenclatura dos ácidos graxos descrevem-se a sua estrutura individual com relação ao número de átomos de carbono, o número e a localização das duplas ligações. Podem ser classificados quanto ao grau de saturação e ao tamanho da cadeia.

Os ácidos graxos **ômega 6** têm a primeira dupla ligação no carbono 6, os **ômega 3** no carbono 3 e os **ômega 9** no carbono 9. O ácido linoléico é designado **C18: 2** ω**-6** porque possui 18 carbonos e 2 duplas ligações, com a primeira dupla ligação no $6°$ carbono.

Quanto ao *grau de saturação,* podem ser classificados em:

1. Ácido graxo saturado.
   Contém uma cadeia de carbono com todos os átomos de hidrogênio possíveis.
2. Ácido graxo insaturado.
   Contém uma ou mais duplas ligações, onde poderiam estar ligados átomos adicionais de hidrogênio.
3. Ácido graxo monoinsaturado.
   Contém apenas uma dupla ligação.
4. Ácido graxo poliinsaturado.
   Contém duas ou mais duplas ligações.

Quanto à *extensão da cadeia,* podem ser classificados em:

1. Cadeia curta.
   Apresenta até 6 átomos de carbono.
2. Cadeia média.
   Apresenta de 8 a 10 átomos de carbono.
   * O ácido láurico C12 assume posição intermediária.
3. Cadeia longa.
   Contém até 27 átomos de carbono.

Absorção

A grande maioria dos lipídeos da dieta é absorvidas da mucosa intestinal para o sistema linfático. Apenas os ácidos graxos de cadeia média são absorvidos diretamente para a circulação portal.

Os lipídeos são conduzidos até o fígado ou removidos para o tecido adiposo. Em poucas horas os quilomícrons são removidos do sangue pela lipase lipoprotéica, que hidrolisa os triglicerídeos e fosfolipídeos em ácidos graxos, glicerol e substâncias contendo fósforo, em tamanho suficiente para entrar na célula adiposa, onde sofrerão reesterificação em triglicerídeos e fosfolipídeos para armazenamento.

Metabolismo

Praticamente todos os tecidos podem utilizar ácidos graxos para a produção de energia. Eles são os principais substratos energéticos para o tecido muscular, mesmo quando há glicose disponível. Através desse mecanismo, substrato energético será fornecido e glicose será poupada para órgãos que a utilizam como fonte exclusiva de energia, como o cérebro.

O fígado é o órgão central do metabolismo lipídico e regulador dos níveis encontrados no organismo.

Entre as funções hepáticas mais importantes podem-se destacar:

1. Síntese de triglicerídeos, a partir de carboidratos, e em menor proporção de proteínas.
2. Síntese de fosfolipídeos e colesterol a partir de triglicerídeos.
3. Dessaturação de ácidos graxos (ácido oléico predominantemente).

O glicerol pode ser oxidado em poucos tecidos; assim grande parte dele é transportada para o fígado onde pode ser oxidado em energia ou utilizado na síntese de novos triglicerídeos.

O catabolismo dos ácidos graxos e triglicerídeos acontece, quando há necessidade de produção de energia. Os triglicerídeos (principalmente do tecido adiposo) são hidrolisados pela ação da lipase lipoprotéica em ácidos graxos e glicerol e os ácidos graxos livres (AGL) liberados da célula pela lipase hormônio-sensível. Eles se ligam à albumina na corrente sangüínea para transporte até serem captados pelo fígado. Dessa forma os ácidos graxos não apenas geram combustível como também são eficientes reguladores da utilização e oxidação de glicose.

No fígado, os ácidos graxos sofrem β-oxidação, perdendo 2 carbonos, e ficam com cadeias mais curtas formando ácido acético e TCM (triglicerídeos de cadeia média). O produto final dessa reação é a acetil-CoA, que se combina com o ácido oxalacético e é oxidada pela via do ácido cítrico.

A *carnitina* é necessária para a oxidação dos ácidos graxos de cadeia longa, facilitando a transferência da acetil-CoA através da membrana mitocondrial combinada com o éster. Uma vez dentro da mitocôndria, a acetil-CoA é regenerada enzimaticamente e procede à β-oxidação. A carnitina é liberada da mitocôndria para continuar com o processo de transporte.

TRIGLICERÍDEOS DE CADEIA MÉDIA (TCM)

Os TCM não dependem da carnitina para sua utilização e, por isto, são empregados na alimentação de lactentes e adultos com transtornos no metabolismo de lipídeos.

Mesmo em condições normais, o fígado produz acetil-CoA em quantidade superior à que possa oxidar completamente; o excesso é condensado em ácido acetoacético e posteriormente difundido através das membranas dos hepatócitos.

Em situações em que há dependência exclusiva da gordura armazenada para o fornecimento de energia, aparecem no fígado grandes quantidades de ácidos graxos e elevada produção de ácido acetoacético. Esse excesso é convertido em β-hidroxibutírico e acetona. Os 3 compostos são denominados de corpos cetônicos.

Os β-hidroxibutírico e acetona são transportados pela corrente sangüínea e excretados na urina em combinação com uma base (Na^+). Isso reduz a quantidade de base disponível no organismo, podendo gerar diminuição do pH dos fluidos corpóreos, a cetoacidose.

A quebra dos ácidos graxos depende de suprimento adequado de ácido oxaloacético, que é gerado no metabolismo de carboidratos. O acetil-CoA em combinação com o ácido oxaloacético formará ácido cítrico no ciclo de Krebs. Assim um catabolismo completo de ácidos graxos requer um catabolismo contínuo de glicose para prover o ácido pirúvico necessário à formação do ácido oxalacético. Em casos de limitação grave de carboidratos, os fragmentos de acetato produzidos da β-oxidação não podem ser acondicionados no ciclo de Krebs e nos fluidos extracelulares: serão convertidos em cetonas.

ÁCIDOS GRAXOS POLIINSATURADOS (PUFA)

Mais da metade dos lipídeos dietéticos são insaturados. Embora a dessaturação seja obtida através de enzimas hepáticas, certos PUFA são essenciais pois não sofrem ação destas enzimas: são os ácidos graxos essenciais (AGE).

A literatura atual considera a existência de duas famílias de ácidos graxos essenciais: ômega 6 (derivado do ácido cis-linoléico) e ômega 3 (derivado do ácido linolênico). Eles são convertidos respectivamente em ácido araquidônico e eicosapentanóico como precursores de componentes que atuam como mensageiros locais entre as células: prostaglandinas, tromboxanos, prostaciclinas e leucotrienos. Esses mediadores irão participar na regulação da pressão sangüínea, freqüência cardíaca, dilatação vascular, coagulação sangüínea, lipólise e resposta imune.

Os ácidos graxos ômega 6 são metabolizados através da cascata do ácido araquidônico, pela via ciclooxigenase, levando à formação de mediadores como: prostaglandina 2 (PGI-2), tromboxano A 2 (TXA 2), e, via lipooxigenase, formando mediadores como o leucotrieno B 4 (LTB 4). Tais mediadores, quando em excesso como na SIRS ou sepse, são extremamente agressivos, causando efeitos indesejáveis como vasodilatação excessiva, broncoconstrição, agregação plaquetária. Além de exacerbarem a resposta inflamatória, causam imunossupressão.

Os ácidos graxos ômega 3, encontrados principalmente na gordura de peixes marinhos de águas frias e profundas, competem com os ácidos graxos ômega 6 pela ciclooxigenase e pela lipooxigenase, levando à formação de mediadores inflamatórios como a prostaglandina 3 (PGI-3), prostaglandina 1 (PGI-1), tromboxano A 3 (TXA 3), leucotrieno B 5 (LTB 5), menos imunossupressores e muito mais brandos do que os formados a partir dos ácidos graxos ômega 6. Assim, abre-se uma perspectiva de modulação da resposta inflamatória, fortalecendo a ação *contra-inflamatória* através da oferta de emulsões enriquecidas com ácidos graxos ômega 3. Na Figura 3-1 estão as vias metabólicas do ômega 3 e do ômega 6.

Lipídeos Derivados e Compostos

Os lipídeos derivados consistem em triglicerídeos, nos quais outros compostos são substituídos por um ou mais ácido graxo, formando uma molécula de triglicerol.

Fosfolipídeos

Formam os segundos maiores componentes do organismo. São triglicerídeos onde um dos ácidos graxos foi substituído por uma substância contendo fósforo, como o ácido fosfórico. Em virtude de sua forte afinidade por substâncias hidrossolúveis e lipossolúveis, eles são substâncias estruturais eficientes. São encontrados em grandes concentrações em combinação com proteínas em membranas celulares, onde facilitam a passagem de gorduras para o meio interno e externo, e no sangue, onde atuam no transporte de lipídeos.

Lecitina (fosfatidilcolina)

É formada por ácido fosfórico e base colina contendo nitrogênio. Atua no transporte e utilização de ácidos graxos através de uma enzima. A lecitina é um dos fosfolipídeos mais amplos e, por suas propriedades emulsificantes, é utilizada como aditivo em produtos alimentícios.

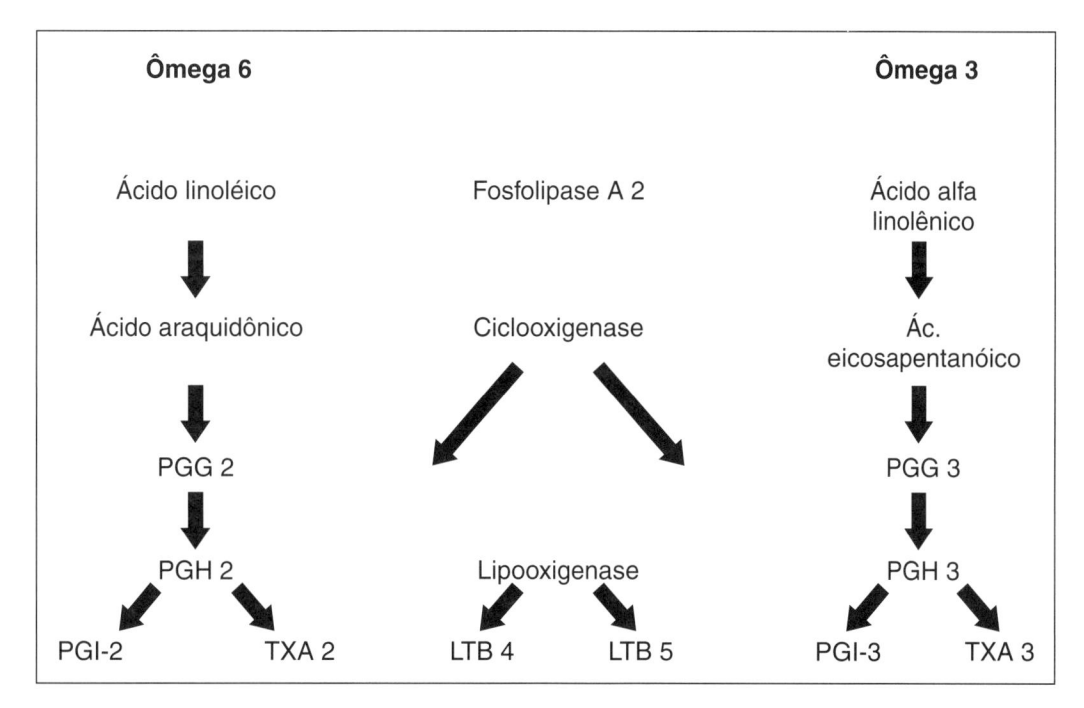

```
        Ômega 6                                              Ômega 3

    Ácido linoléico          Fosfolipase A 2             Ácido alfa
         ↓                                                linolênico
                                                              ↓
    Ácido araquidônico         Ciclooxigenase               Ác.
         ↓                      ↙        ↘            eicosapentanóico
                                                              ↓
         PGG 2                                              PGG 3
         ↓                                                    ↓
         PGH 2                   Lipooxigenase              PGH 3
        ↙   ↘                    ↙        ↘               ↙   ↘
    PGI-2   TXA 2              LTB 4    LTB 5          PGI-3   TXA 3
```

Fig. 3-1. Metabolismo do ômega 3 e ômega 6. Adaptado de Cukier C. *Rev Bras Nut Clín*, 13:286-93, 1998.

Esteróis

Apresentam estrutura complexa em anel. Pertencem a esse grupo: colesterol (em tecido animal), ergosterol e β-sitosterol (em tecido vegetal).

Colesterol

Componente essencial das membranas estruturais e principal componente do cérebro e células nervosas. É encontrado em altas concentrações nos tecidos glandulares e no fígado. Participa da biossíntese de uma série de esteróides importantes, como os ácidos biliares, hormônios adrenocorticais, estrogênios, andrógenos e progesterona.

Lipídeos Estruturados

São obtidos através do processo de transesterificação do TCM com um PUFA, geralmente da série ômega 3, resultando em um triglicerídeo estruturado que contém triglicerídeos de cadeia média e longa na mesma molécula de glicerol. Como benefício, teríamos melhora na resposta imunológica com a combinação do que há de melhor nos PUFA e TCM.

Deficiência e Excesso

Em indivíduos com alterações na produção de sais biliares e lipase pancreática ou na área absortiva, as dietas com alto teor de triglicerídeos de cadeia longa (TCL) devem ser evitadas com a finalidade de prevenir a deficiência de vitaminas lipossolúveis e ácidos graxos essenciais (AGE), causada pela competição absortiva com outros TCL.

Dentre esses pacientes podemos destacar os com insuficiência pancreática exócrina (pancreatite crônica e fibrose cística), anormalidades da mucosa intestinal ou extensa ressecção do intestino delgado.

Embora os TCM sejam apontados como eficientes fontes energéticas prontamente absorvidas, eles não fornecem os ácidos linoléico e linolênico, sendo assim obrigatório o uso combinado de uma mistura entre TCL/TCM, variando a porcentagem em cada situação.

Casos de deficiência de AGE, em adultos, são relacionados ao uso de nutrição parenteral livre de lipídeos por período prolongado. Algumas das manifestações de deficiência de AGE podem resultar na falha de produção adequada de prostaglandinas.

Necessidades Normais

Ver recomendação da ingestão de lipídeos nas populações sadias na Tabela 3-2.

Os ácidos graxos da família ômega 3 têm um papel importante reduzindo triglicerídeos plasmáticos. Metabolicamente, diminuem a produção hepática de triglicerídeos e apolipoproteínas B, os principais constituintes lipídicos e protéicos das VLDL (lipoproteínas de peso molecular muito baixo). Foi proposto que os ácidos da série ômega 3 devam corresponder de 10 a 15% da ingestão de ácido linoléico, particularmente durante fases de estresses.

Tabela 3-2. Recomendações para o uso de lipídeos

Fonte	Recomendação	Comentários
IDR — Brasil		Sem especificação
US DRV (daily reference values)	65 g	Aproxim. 30% das calorias
US DRV/Ácidos graxos saturados	20 g	Aproxim. 10% das calorias
US DRV /Colesterol	300 mg	

Na Tabela 3-3 estão os ácidos graxos comuns.

Tabela 3-3. Ácidos graxos comuns

Nome comum	Nome químico	Nº de átomos de carbono	Nº de duplas ligações	Comentários	Fonte
Ácidos graxos saturado					
Butírico	Butanóico	4	0	Não ↑ colesterol	Gordura do leite
Capróico	Hexanóico	6	0	Não ↑ colesterol	Gordura do leite
Caprílico	Octanóico	8	0	Não ↑ colesterol	Óleo de coco
Cáprico	Decanóico	10	0	Não ↑ colesterol	Óleo de coco
Láurico	Dodecanóico	12	0	Parte absorvido como TCM/TCL ↑ colesterol plasmático	Óleo de coco
Mirístico	Tetradecanóico	14	0	↑ colesterol plasmático	Gordura do leite Óleo de coco
Palmítico	Hexadecanóico	16	0	60% SAFAS da alimentação ↑↑ LDL-colesterol	Várias
Esteárico	Octadecanóico	18	0	Não ↑ LDL ?? ↓ HDL Neutro Rapidamente convertido a oléico Não totalmente absorvido (90%)	Várias
Araquídico	Eicosanóico	20	0		Amendoim
Behênico	Docosanóico	22	0		Amendoim

Tabela 3-3. Ácidos graxos comuns *(cont.)*

Nome comum	Nome químico	Nº de átomos de carbono	Nº de duplas ligações	Comentários	Fonte
Ácidos graxos insaturados					
Caproléico	9-Decanóico	10	1		Gordura do leite
Lauroléico	9-Dodecanóico	12	1		Gordura do leite
Miristoléico	9-Tetradecanóico	14	1		Gordura do leite
Palmitoléico	9-Hexadecanóico	16	1		Gordura animal
Oléico	9-Octadecanóico	18	1	Cis 18:1 > na alimentação Substrato preferencial da *ACAT no fígado ↓ LDL-colesterol	Óleo de oliva Várias
Elaídico	9-Octadecanóico	18	1	Trans 18:1 Pobre substrato ACAT no fígado rigidez molecular (como saturados) ↑ LDL-colesterol	Gordura do leite
Vacênico	11-Octadecanóico	18	1		
Linoléico	9,12-Octadeca-dienóico	18	2	↓ HDL VLDL (quando comparado com saturados) Não > 7% VCT população sadia	Óleo de milho, soja, algodão, açafrão
Linolênico	9,12,15-Octadeca-trienóico	18	3	VLDL Inibe secreção VLDL (não-lipólise de triglicerídeos)	Óleo de canola
Gadoléico	9-Eicosanóico	20	1		Óleo de peixe
Araquidônico	5,8,11,14-Eicosatetraenóico	20	4	Desenvolvimento do cérebro e retina Substratos de eicosanóides mais potentes	Vários
EPA	5,8,11,14,17-Eicosapentaenóico (EPA)	20	5	Forma + ativa família ω-3 Substratos de eicosanóides menos potentes Diminui resposta inflamatória e vascular	Óleo de peixe
Erucico	13-Docosanóico	22	1		Óleo de canola
DHA	4,7,10,13,16,19–Docosa-hexanóico (DHA)	22	6	Forma + ativa família ω-3 Desenvolvimento do cérebro e retina Substratos de eicosanóides menos potentes Inibidor de ciclooxigenase Diminui resposta inflamatória e vascular	Óleo de peixe

*ACAT (acetil-CoA: colesterol acil transferase).

CARBOIDRATOS

Função Biológica

1. Fonte energética.
2. Regulador de funções metabólicas e fisiológicas.
3. Papel estrutural (de menor importância).

Os carboidratos funcionam no organismo principalmente como fonte de energia sob forma de glicose. Cada grama de carboidrato fornece aproximadamente 4 kcal. Cada grama de glicose hidratada (soro glicosado) fornece 3,4 kcal. Alguns poucos carboidratos desempenham papel estrutural.

A glicose é indispensável para a manutenção da integridade funcional do tecido nervoso e, em situações normais, é a única fonte de energia para o cérebro. A presença de carboidratos é necessária para o metabolismo normal de lipídeos evitando que grandes quantidades dos mesmos sejam mobilizadas e uma oxidação incompleta ocorra, gerando acúmulo de intermediários acídicos podendo conduzir à acidose, bem como desequilíbrio sódico e desidratação.

A lactose induz o crescimento de bactérias no intestino, as quais, por sua vez, desempenham papel na retenção nitrogenada, na produção de ácidos graxos de cadeia curta (AGCC) e na síntese de vitaminas.

O ácido glicurônico é um metabólito da glicose que atua no fígado, combinando-se com toxinas até serem excretadas.

Os carboidratos são precursores de componentes dos ácidos nucléicos, matriz de tecido conjuntivo e galactosídeos do tecido nervoso.

Classificação

Os carboidratos podem ser classificados de acordo com suas características (Tabela 3-4).

Tabela 3-4. Características dos carboidratos

Carboidratos	Características	Poder adoçante	Ação na osmolalidade
Monossacarídeos	Não são hidrolisados	173 (frutose) 74 (glicose) 32 (galactose)	++++
Dissacarídeos	2 unid. de monossacarídeos	100 (sacarose)	+++
Oligossacarídeos	3 a 10 unid de monossacarídeos	↑	++
Polissacarídeos (amido, dextrina, glicogênio, celulose)	10 a 10.000 unidades de monossacarídeos	↓↓	+

Absorção

A digestão de carboidratos complexos acontece na boca, onde a amilase salivar atua hidrolisando polímeros (amido, amilopectina, glicogênio). O principal local de digestão dos carboidratos é o intestino delgado, embora alguma hidrólise de polissacarídeos em maltose comece na boca e continue no estômago antes de ser acidificado. No intestino delgado, enzimas digestivas pancreáticas e intestinais os convertem em dissacarídeos (sacarose, maltose, lactose).

A dissacaridase será responsável por quebrá-los para que sejam absorvidos através das células em borda em escova da mucosa intestinal. Glicose, galactose e frutose passam pelas células da mucosa para a corrente sangüínea através dos capilares e então são carreadas via veia porta ao fígado. A galactose e glicose são absorvidas por transporte ativo (Na-dependente); a frutose é absorvida facilitada pela difusão.

Metabolismo

A glicose é armazenada no fígado e músculos como glicogênio ou transportada para outros tecidos. Frutose e galactose são convertidas em glicose no fígado. A entrada de frutose na célula não é insulino-dependente. Frutose pode ser convertida em glicose, aumentando a glicose sangüínea.

Grande parte da glicose é oxidada pela via do ácido cítrico, para atender às demandas imediatas. Outra parte menor é destinada a outros carboidratos necessários, como ribose, frutose, desoxirribose, glicosaminas, galactosaminas, e para o esqueleto carbônico, necessário para a produção de aminoácidos não essenciais. O restante que está sob forma de glicogênio será subseqüentemente armazenado em tecido adiposo.

Os níveis de glicose plasmática variam de 70 a 110 mg/dl. Existe um fluxo de captação de glicose pelo fígado quando os níveis plasmáticos estão elevados e outro fluxo reverso ocorre quando os níveis estão baixos.

Níveis elevados de glicose plasmática desencadeiam a liberação de insulina e níveis baixos a suprimem. A insulina diminui os níveis de glicose pois interrompe a glicogenólise, promovendo glicogênese, estimulando a captação de glicose por outros tecidos e convertendo alguns carboidratos em lipídeos.

No estresse, o glucagon e a epinefrina ativam a glicogenólise e os hormônios esteróides aceleram o catabolismo de proteínas promovendo gliconeogênese.

Os principais mecanismos de remoção da glicose plasmática são:

1. Captação contínua da glicose e oxidação.
2. Conversão das reservas de glicose em glicogênio pelo fígado (glicogênese).
3. Síntese de lipídeos a partir de glicose (lipogênese).
4. Síntese de carboidratos derivados.
5. Glicólise nas hemácias.
6. Glicosúria.

Deficiência e Excesso

Os carboidratos são diferentes em relação aos outros nutrientes no que diz respeito à essencialidade; pode-se alimentar de uma grande variedade de nutrientes que também forneçam energia.

Um consumo elevado irá induzir a obesidade gerando desordens metabólicas. As recomendações em terapia nutricional dependem da doença de base do paciente.

A administração de grande quantidade de glicose em paciente crítico e hipermetabólico não irá suprimir a oxidação de lipídeos como em indivíduos normais e depletados. A gliconeogênese, que é normalmente interrompida na presença de altas concentrações de glicose, persiste no trauma e na sepse. A resistência à glicose continuará durante altos níveis de administração de glicose. Excessiva oferta de carboidratos também aumenta a produção de CO_2 e compromete a função pulmonar.

NECESSIDADES NORMAIS

Na Tabela 3-5 estão as recomendações da ingestão de carboidratos nas populações sadias.

Segundo indicação da Associação Americana de Nutrição Parenteral e Enteral (ASPEN) de 25–30 kcal/kg/dia são os requerimentos energéticos iniciais para a maioria dos pacientes, porém as equações para cálculo de energia podem superestimar valores levando a complicações, especialmente em pacientes graves de UTI. Geralmente é utilizada a relação caloria/g de nitrogênio de 80:1–100:1 nesses pacientes para evitar sobrecarga calórica.

Tabela 3-5. Recomendações para a ingestão de carboidratos

Fonte	Recomendação	Comentários
IDR–Brasil		Sem especificação
US DRV (*daily reference values*)	300 g	Aproximadamente 60% das calorias

FIBRAS

Definição

Termo genérico que se refere a grande variedade de substâncias com um número de diferentes propriedades físicas e efeitos no organismo. Uma definição mais precisa de fibras não é possível porque as substâncias não digeríveis incluem misturas complexas e heterogêneas, não existindo ainda uma concordância a respeito de qual parte da substância constitui a "fibra". Essas substâncias são classificadas em solúveis e insolúveis.

Fibras Solúveis

Incluem as pectinas, gomas de exsudato de vegetais, mucilagens, gomas de sementes e legumes e algumas hemiceluloses.

Fibras Insolúveis

Incluem a celulose e a hemicelulose.

Algumas fibras apresentam os dois tipos (solúveis e insolúveis), todas resistem à hidrólise no trato gastrintestinal dos homens, porém podem ser hidrolisadas e fermentadas em alguma proporção pela microbiota intestinal.

A classificação das fibras (polissacarídeos não amídicos) está na Tabela 3-6.

Tabela 3-6. Classificação dos polissacarídeos não amídicos

Tipo	Origem	Exemplos
Polissacarídeos estruturais	Celulósico e não-celulósico	Celulose
Polissacarídeos de depósito	Frutopolissacarídeos e galactosanas	Inulina
Polissacarídeos isolados	Naturais	Gomas em geral e mucilagens
	Aditivos alimentares	Algumas gomas
	Semi-sintéticos	Polidextrose
Polissacarídeos	Animais	Glicogênio

Função Biológica

As fibras têm influência no metabolismo de carboidratos, gorduras e outros nutrientes, especialmente os esteróis. Atuam ainda aumentando a massa fecal.

É importante ressaltar que não existe um único tipo de fibra capaz de propiciar todas as qualidades assinaladas, sendo desejável que sejam consumidas fibras distintas de várias naturezas e procedências.

- No estômago e intestino delgado as fibras solúveis, por sua grande viscosidade, retardam o esvaziamento gástrico.

- No cólon, como resultado da ação bacteriana sobre as fibras solúveis, formam-se os ácidos graxos de cadeia curta (AGCC), acético, propiônico e butírico, bem como alguns gases (metano, hidrogênio, CO_2) e vitaminas K e B_{12}. Outra conseqüência é o aumento da microbiota bacteriana que se nutre nesse processo fermentativo.

O potencial de sofrer fermentação varia de acordo com as propriedades físicas e químicas das fibras, bem como com fatores ligados aos hospedeiros.

Os AGCC melhoram a evolução de diversas doenças do cólon, previnem a translocação bacteriana colônica e reduzem as diarréias relacionadas a esta porção do intestino.

Propriedades dos AGCC:

1. Fonte de energia para os colonócitos (especialmente o ácido butírico).
2. Efeito regulador na proliferação celular do cólon — estimulam a cicatrização de feridas e suturas cirúrgicas e inibem o crescimento de tumores.
3. Aumentam o fluxo sangüíneo no cólon.
4. Reduzem o pH do cólon e influenciam o crescimento e a composição da flora bacteriana.
5. Melhoram a absorção de água e sódio.
6. Aumentam a resistência à infecção pelo *Clostridium difficile*.

Os melhores resultados de aumento da massa fecal são obtidos com as fibras insolúveis, principalmente a celulose. As fibras solúveis (pectina, inulina, FOS) são bem menos eficientes. A recomendação da ingestão de fibras nas populações sadias está na Tabela 3-7.

Tabela 3-7. Recomendações para a ingestão de fibras em populações sadias

Fonte	Recomendação	Comentários
IDR — Brasil		Sem especificação
US DRV	11,5 g/1.000 kcal	Aproxim. 25 g/dia
RDA — países europeus	12,5 g/1.000 kcal	Aproxim. 30 g/dia

VITAMINAS E MINERAIS

Vitaminas e minerais são micronutrientes inorgânicos essenciais. Os minerais correspondem aproximadamente a 4–5% do peso corpóreo.

Eletrólitos como Na, K, Cl representam os minerais em maior número dissolvidos nos fluidos do corpo. A interação desses minerais é importante para manutenção do balanço hídrico. Sódio e cloro são preferencialmente extracelulares; K é principalmente intracelular.

Na Tabela 3-8 estão as recomendações mínimas estimadas para população sadia.

Tabela 3-8. Recomendações de eletrólitos para a população sadia

Eletrólitos	Quantidade mg
Sódio	500
Cloreto	750
Potássio	2.000

Elementos traços são minerais necessários em menor quantidade, contribuindo com menos de 0,005% do peso corpóreo. São exemplos o cromo (Cr), cobre (Cu), cobalto (Co), ferro (Fe), iodo (I), manganês (Mn), molibdênio (Mb), selênio(Se), zinco (Zn).

São importantes no metabolismo intermediário, tendo ação de co-fator ou coenzima em reações catalisadoras e essenciais na remoção de radicais livres gerados no metabolismo oxidativo.

Pacientes em terapia nutricional necessitam de requerimentos elevados de micronutrientes, pois além das necessidades de reposição dos déficits existentes precisam de uma ingestão mais elevada do que para indivíduos saudáveis. A real necessidade de micronutrientes não pode ser precisada, e embora as dietas enterais e aditivos intravenosos sejam adequados para a maioria dos pacientes, existe um grupo que ainda necessita de maior suplementação.

É importante ter atenção nos valores de equilíbrio, pois não é desejável atingir doses que possam causar as toxicidades referidas pela literatura.

A legislação para a rotulagem de alimentos de vários países tem demonstrado preocupação quanto às recomendações de dietas enterais. Recentemente no Brasil foi estabelecida a IDR (Ingestão Diária Recomendada) e entre os países europeus um parâmetro consensual foi também definido. A DRV *(Daily Reference Values)* estipula valores não especificados na RDI *(Reference Daily Intake)*, como para os lipídeos, fibras, carboidratos e colesterol. Nas Tabelas 3-9 e 3-10 estão citadas as funções de vitaminas e minerais.

Tabela 3-9. Vitaminas

Vitaminas	Função biológica	Ação bioquímica	Deficiência	Recomendações IDR	Recomendações da parenteral/dia	Comentários	(Excesso) Toxicidade	Tratamento da deficiência	Equivalente
A (retinol α-, β-, γ- caroteno)	Visual Antioxidante Crescimento/desenvolvimento Imune	Rodopsina na retina Carreador de radicais livres Induz a transcrição de DNA	Xeroftalmia Cegueira noturna (nictalopia) Risco ↑ algumas neoplasias	800 mcg RE	1.000 µg RE/dia retinol ou palmitato de retinol	↓ retinol na fase aguda em virtude de ↓ da proteína ligadora do retinol	Aguda/adulto (200.000 RE/dia) Sintomas: náusea e vômitos, cefaléia, ↑ pressão cerebroespinhal, visão dupla Crônica (10.000 RE/dia) Sintomas: descamação da pele, gengivite, alopecia, hematomegalia	37.500–45.000 RE/dia	1 equivalente de retinol (RE) = 1 µg de retinol = 6 µg de β-caroteno = 12 µg de outros carotenóides pró-vit. A = 3,33 IU de atividade de vit. A a partir do retinol
D (calciferol)	Absorção de cálcio Diferenciação de macrófagos	Receptor intermediário de transcrição	Osteomalacia (adulto) Raquitismo (criança) ↓ Imune	5 µg	5µg 200 IU ergocalciferol		Calcificação óssea Cálculos renais Calcificação metastática de partes moles (rins e pulmões) Hipercalcemia	1.250–2.500 µg de colecalciferol/dia	1 Unidade Internacional = 0,025 µg de colecalciferol (vit. D3) 1µg colecalciferol (vit. D3) = 40 IU de vit. D
E (tocoferóis e tocotrienol)	Antioxidante da membrana	Carreador de radicais livres Aterosclerose	Anemia hemolítica Degeneração da retina	10 mg α-TE	10 µg α-tocoferol	Vit. E é transportada em certas neoplasias	300 mg α- tocoferol/dia	180 mg α-tocoferol/dia	1 equivalente α-tocoferol = 1 µg de α-tocoferol = 0,671 µg d-L-α-acetato de tocoferol
K (fitoquinona e menaquinona)	Coagulação sangüínea Calcificação óssea	α-glutamil Carboxilação Coagulação de proteínas e osteocalcina	Desordens sangüíneas e ósseas	80 mg	150 mg	Associada a má absorção de lipídeos e destruição da flora intestinal	Incomum Sangramento Púrpura	Depende da causa da deficiência	
B₁ (tiamina)	Metabolismo de lipídeos, álcool e carboidratos	Reações de decarboxilação oxidativa/TPP	Beribéri com efeitos neurológicos e cardíacos Síndrome Wernick-Korsakoff ↓ Função imune	1,4 mg	3 mg	Deficiência pode ser rapidamente revertida	Raro Irritabilidade Insônia Interferência com riboflavina e B6	Wernick = 50 mg/dia até reversão	
B₂ (riboflavina)	Metabolismo oxidativo	Coenzimas FAD/FMN Carreadores de hidrogênio	Lesões nos lábios, língua, pele ↓ Função imune	1,6 mg	3,6 mg		Desconhecido	5 × RDA/dia	

(Continua)

Tabela 3-9. Vitaminas *(cont.)*

Vitaminas	Função biológica	Ação bioquímica	Deficiência	Recomendações IDR	Recomendações da parenteral/dia	Comentários	(Excesso) Toxicidade	Tratamento da deficiência	Equivalente
B₆ (piridoxina)	Metabolismo de aminoácidos	Reação de transaminação	Anemia (crianças) Lesão em lábios e pele Sintomas pré-menstrual	2 mg	4 mg	Essencial para o metabolismo do triptofano	Raro Neuropatia em doses muito elevadas	Piridoxina 5 mg/dia	
Niacina	Metabolismo oxidativo	Coenzimas NAD/NADP	Pelagra, fraqueza, diarréia, dermatite, língua escarlate e fissurada	18 mg	40 mg	Raramente medida	Desordem hepática Dilatação vascular Irritação	40–200 mg ácido nicotínico ou nicotinamida/dia	
B₁₂ (cobalamina)	Metabolismo do DNA Essencial para o metabolismo de células do TGI, medula óssea e tecido nervoso	Reciclagem de coenzimas de folato Metabolismo de valina	Anemia megaloblástica Neuropatia (desmielinização dos neurônios) Estomatite glossite Anorexia Diarréia	1 µg	5 µg	Comum deficiência em vegetarianos	Desconhecido	Deficiência dietética = 1 µg/dia Absorção inadequada = 1 µg/dia parenteral ou 100 µg/mês	
Folato (ácido fólico, folacina)	Metabolismo de purinas e pirimidinas	Transferência de carbono	Anemia megaloblástica Alteração no metabolismo do DNA	200 µg	400 µg	Duração das reservas por 3–6 meses	Desconhecido	0,5–1,0 mg/dia	
Biotina	Lipogênese/gliconeogênese Metabolismo do ácido fólico, ácido pantotênico e vit. B₁₂	Carboxilase	Dermatite leve Perda de cabelo	0,15 mg	60 µg	Raramente demonstrado	Desconhecido	10–300 µg/dia	
C (ác. ascórbico)	Síntese de colágeno Antioxidante Absorção de ferro	Hidroxilação de prolina/lisina Reação de redução Fe⁺⁺⁺ Fe⁺⁺	Escorbuto Melhora da cicatrização Melhora da função imune/desordens oxidativas	60 mg	100 mg	Dosagens plasmáticas caem durante a infecção e ferimento	Oxalato e urato Diarréia osmótica Interferência no teste de glicosúria Interferência com terapia de anticoagulação Inativa e destrói vit. B₁₂	10 mg/dia alivia escorbuto 60 mg/dia repõe as reservas	

Tabela 3-10. Minerais

Minerais	Função biológica	Ação bioquímica	Sintomas da deficiência	Recomendações IDR (adulto)	Recomendações da parenteral/dia	(Excesso) Toxicidade	Tratamento da deficiência
Cálcio	Estrutural (99% nos ossos e dentes) Mecanismo homeostático da coagulação	Controlada pela Vit. D Transporte de membranas celulares Transmissão nervosa Regulação de batimentos cardíacos	Osteomalacia Raquitismo Tetania	800 mg		Excesso de calcificação em ossos e outros tecidos Litíase renal Hipofosfatemia Problemas do TGI (pancreatite, náuseas)	1.000–2.500 mg/dia
Fósforo	Estrutural (80% nos ossos e dentes) Membrana celular Regulação de pH	Síntese de ATP Fosforilação de glicose Fluidos celulares	Falência cardíaca Disfunção do SNC Osteólise Falência respiratória	800 mg		Hiperfosfatemia Parestesia Desordem mental Hipertensão Arritmia cardíaca Falta de atenção?	800–1.500 mg/dia
Zinco	Síntese protéica Estabilidade da estrutura de proteínas e ácidos nucléicos	Enzimas do metabolismo intermediário	Retardo do crescimento Hipogonadismo Alopecia Hipospermia Rachaduras na pele Cegueira noturna Deficiência imunológica Comprometimen-to do paladar	15 mg	50–100 µmol	Dose = 25 mg/dia Náuseas, vômitos, gosto metálico Dose = 225–450 mg/dia Vômitos, cólicas abdominais, calafrios, cefaléia	40 mg/dia
Ferro	Transporte de O_2 e CO_2	Produção oxidativa	Fadiga, apatia, anemia microcítica hipocrômica Estomatite angular			Cólicas abdominais Vômitos *Excesso na ingestão aumenta o risco de infecções*	Uso oral (Hb (g/dL) déficit × peso + 1.000 mg Enteral: 200–240 mg/dia
Cobre	Síntese de colágeno/ elastina	Aminas neuroativas Oxidação citocrômica	Raro Anemia microcítica Neutropenia Anormalidades ósseas Despigmentação Hipotonia Hipotermia Deficiência de elastina	3 mg	5–20 µmol	Náuseas Vômitos Dor epigástrica Diarréia	2 mg/dia

(Continua)

Tabela 3-10. Minerais *(cont.)*

Minerais	Função biológica	Ação bioquímica	Sintomas da deficiência	Recomendações IDR (adulto)	Recomendações da parenteral/dia	(Excesso) Toxicidade	Tratamento da deficiência
Selênio	Antioxidante Tireóide Imune	*Glutation* peroxidase (proteção oxidativa)	Fraqueza muscular Mialgia Falência cardíaca	70 µg	400–800 nmol	Defeitos dentários Perda de cabelo Dermatite Colapso vascular periférico Unhas quebradiças	0,05–0,2 mg/dia
Manganês	Não está clara ? Antioxidante	Proteção oxidativa mitocondrial (co-fator de enzimas)	Anormalidades lipídicas Anemia	5 mg	5 µmol	Sintoma extrapiramidal (?) Encefalite	
Cromo	Metabolismo do carboidrato e da lipoproteína	Atividade da insulina Expressão genética	Intolerância a glicose Glicosúria ↑ colesterol e triglicerídeos séricos Resistência a insulina Neuropatia periférica???	200 µg	200–400 nmol	Sem referência	0,2 mg/dia
Molibdênio	Metabolismo de aminoácidos	Xantina oxidase (DNA) Sulfito oxidase	Raro Cefaléia Cegueira noturna Irritabilidade Letargia	250 µg	400 nmol	Aumento da excreção de cobre	0,15–0,5 mg/dia
Iodo	Metabolismo energético	Tiroxina	Cretinismo (crianças) Hipotireoidismo (adultos)	150 µg	1 mmol	Boa margem de segurança	150 µg/dia
Flúor	Mineralização óssea e dentes	Fluoropatia		4 mg	50 µmol	0,1mg/kg/dia acarreta fluorese leve	1,5–4 mg/dia

Um número grande de nutrientes tem sido apontado com características de vitaminas, mas por várias razões não são classificados como tal. Alguns podem ser sintetizados pelo organismo, porém é necessária a suplementação em situações de estresse (Tabela 3-11).

Tabela 3-11. Vitaminóides e suas funções

Vitaminóide	Função biológica	Metabolismo	Recomendações	Deficiência
Colina	Componente de grandes moléculas; Lecitina (fosfatidilcolina), lipoproteínas plasmáticas; Surfactante pulmonar; acetilcolina (neurotransmissor)	Mudanças no folato e metionina alteram a colina; Interelação com metabolismo da carnitina	Academia Americana de Pediatria = 7 mg/100 kcal	Infiltração de gordura no fígado; Anormalidade nos rins, pancreática e no crescimento
Inositol	Fosfolipídeos nas membranas celulares; Ácido fítico (hexafosfato de inositol) interfere na absorção da Ca, Fe, Zn	É afetado pelo conteúdo de colina, gordura saturada		Acúmulo em animais de triglicerídeos no fígado; Em diabéticos, falência renal, esclerose múltipla, galactosemia
Carnitina	Essencial para o metabolismo dos lipídeos; Modula relação acil-CoA/CoA	Metabolismo dos aminoácidos de cadeia ramificada; Sintetizada a partir de lisina e metionina	1–2 g/dia (tratamento oral) 10–20 mg/kg/dia 100–250 mg/dia (tratamento parenteral)	Erros inatos do metabolismo; Hemodiálise, cirrose, desnutrição, doenças no músculo cardíaco e fígado
Taurina	Aminoácido não-essencial; Atividade foto-receptora da retina; Estabilização da membrana; Homeostase de Ca; Atividade anti-oxidante; ↓ agregação de plaquetas; ↑ atividade da insulina	Envolvida no metabolismo dos ácidos biliares; Sintetizada a partir da metionina e cisteína		Período de crescimento rápido; Disfunção hepática, Síndromes disabsortidas crônicas

ÁGUA

Corresponde a 65–70% do peso corpóreo.

Balanço Hídrico

A homeostase da água corpórea total depende da interação entre o sistema nervoso central e rim através do hormônio antidiurético (ADH).

Em indivíduos normais, a ingestão de água é controlada pela sede, que é estimulada quando a osmolaridade plasmática aumenta ou quando o volume extracelular diminui 10% ou mais. A oxidação dos alimentos no corpo também produz água com produto final (a água endógena corresponde a 400 a 600 ml no homem adulto sadio).

Os requerimentos de fluidos e eletrólitos aumentam em situações como vômito, diarréia, hemorragia, alto débito por fístulas, queimaduras e febre. Algumas situações podem variar a quantidade de líquidos:

1. DPC devido à baixa pressão osmótica.
2. Falência renal.
3. Falência cardíaca congestiva.

Os requerimentos de água/dia estão na Tabela 3-12.

Tabela 3-12. Necessidades de água por dia. Métodos de determinação da quantidade de água

- 1.500 ml/m^2
- 1.500 ml para os 1os 20 kg + 20 ml/kg acima 20 kg
- 30 a 35 ml/kg (média para adultos)
- 30 a 35 ml/kg (de 18 a 64 anos)
- 30 ml/kg (55 a 65 anos)
- 25 ml/kg (> 65 anos)
- RDA 1 ml/kcal
- 1 ml/kcal + 100 ml/g de nitrogênio

PONTOS-CHAVES

1. As proteínas da dieta estão envolvidas em situações especiais, da divisão celular aos mecanismos de defesa do organismo.
2. Perdas aproximadas de 30–50% do total de proteínas resultam em morte.
3. A deficiente solubilização das proteínas no estômago durante a nutrição enteral poderá causar efeitos adversos.
4. A assimilação de proteínas acontece no jejuno proximal, onde são absorvidas nas bordas de escovas dos enterócitos.
5. Os aminoácidos são transportados de forma resistente através do gradiente da membrana, ao passo que os di e tripeptídeos são incorporados ao compartimento intracelular.
6. A maioria dos aminoácidos, principalmente a alanina, é potencialmente glicogênicas.
7. A DCP leva a uma deficiência imunológica, relacionada à diminuição dos mediadores celulares.
8. Pacientes sépticos e hipermetabólicos necessitam de 1,5–2,0 g/kg/dia, podendo a necessidade ser maior durante grandes perdas nitrogenadas (queimados, TCE) e menor nas falências hepática e renal não acompanhadas de SIRS ou trauma.
9. Os lipídeos apresentam complexa atuação imunológica, propriedades físico-químicas na membrana e na função celular.
10. Os ácidos graxos de cadeia média são absorvidos na circulação portal, não dependem da carnitina para sua oxidação e são utilizados em pacientes com transtornos no metabolismo de lipídeos.

11. Os ácidos graxos são os principais substratos energéticos para o tecido muscular, mesmo quando há glicose disponível, com a finalidade de poupá-la para os órgãos que a utilizam como fonte exclusiva de energia, como o cérebro.

12. Existem duas famílias de ácidos graxos essenciais: ω-6 e ω-3; eles são percursores de mediadores que irão participar na regulação da pressão sangüínea, freqüência cardíaca, dilatação vascular, coagulação sangüínea, lipólise e resposta imune.

13. Os mediadores gerados pela família do ω-6, quando em excesso na SIRS ou sepse, são extremamente agressivos, causando efeitos indesejáveis como vasodilatação, broncoconstrição, agregação plaquetária.

14. Os mediadores gerados pela família do ω-3 levam à formação de mediadores inflamatórios menos potentes, possibilitando a modulação da resposta inflamatória.

15. Os carboidratos funcionam como fonte de energia sob forma de glicose.

16. A administração de grande quantidade de glicose em paciente crítico e hipermetabólico não irá suprimir a oxidação de lipídeos como em indivíduos normais e depletados.

17. A gliconeogênese não é interrompida na presença de altas concentrações de glicose no trauma e na sepse.

18. Excessiva oferta de carboidratos aumenta a produção de CO_2 e compromete a função pulmonar.

19. As fibras têm influência no metabolismo de carboidratos e gorduras.

20. Como resultado da ação bacteriana sobre as fibras solúveis no cólon, formam-se os ácidos graxos de cadeia curta (AGCC), alguns gases e vitaminas K e B12.

21. Os AGCC melhoram a evolução de várias doenças do cólon, previnem a translocação bacteriana colônica e reduzem as diarréias.

22. Os micronutrientes são importantes no metabolismo intermediário, atuando como co-fatores em reações catalisadoras e na remoção de radicais livres do metabolismo oxidativo.

23. Pacientes em terapia nutricional necessitam de requerimentos elevados de micronutrientes. As dietas enterais e aditivos intravenosos são adequados para a maioria dos pacientes.

24. A homeostase da água corpórea total depende da interação entre o sistema nervoso central e rim através do ADH.

25. Em indivíduos normais, a ingestão de água é controlada pela sede.

26. Os requerimentos de fluidos e eletrólitos aumentam em situações como: vômito, diarréia, hemorragia, fístulas, queimaduras e febre.

LEITURAS SUGERIDAS

Compêndio de legislação sobre alimentos para fins especiais e outros alimentos — ABIAD.

Elroy B. Inadequate supply of trace element and vitamins in parenteral nutrition. Education Book 20th ESPEN Congress, 1998.

Gottschlich M. Nutrition Support Dietetics. Core Curriculum. 2:44 51, 1993.

Green C. Fibre in Enteral Nutrition. Nutricia-Research Communication, 1997.

Grimble GK. Physiology of nutrient absorption and patterns of intestinal metabolism. *Artificial Nutrition Support in Clinical Practice.* 3:73–90, 1997.

Lesourd ML. Immune responses during recovery from protein-energy malnutrition. *Clinical Nutrition.* 16(Suppl.), 1997.

Naber J. Micronutrients: Pitfalls and Diagnostics. Education Book 19th ESPEN Congress, 1997.

Proceeding of a symposium held in Maastrich. *Am J Clin Nutr.* 57(Suppl.), 1993.

Proceeding of a symposiums held in Atlanta. *Am J Clin Nutr.* 60(Suppl.), 1994.

Resolução nº 449: Regulamento técnico para a fixação de identidade e qualidade para alimentos para nutrição enteral, de setembro de 1999.

Sawerwein H, Shenkin A. Adult Micronutrients requirements. *Artificial Nutrition Support in Clinical Practice.* 10:137–68, 1997.

Tessari P. Nutrients/Glicemia Interactions. Education Book 20th ESPEN Congress, 1998.

Ulland A. Lipid Metabolism. *Nutrition for Hospitalized Patient.* 3:37–55, 1995.

Wesley A. Imunonutrition: The role of -3 fatty acids. *Nutrition.* 14:627–33, 1998.

Capítulo 4

Mecanismos da Hipóxia Tissular e Radicais Livres de Oxigênio

OBJETIVOS

1. Definir e identificar os tipos e os mecanismos da hipóxia celular.
2. Conhecer os mecanismos de produção de energia celular, os íons envolvidos e suas alterações.
3. A fisiopatologia da formação de radicais livres de oxigênio durante a hipóxia e suas relações na resposta inflamatória.
4. Entender os mecanismos dos agentes antioxidantes.

HIPÓXIA CELULAR

A hipóxia é definida como a diminuição na oferta de oxigênio, limitadora da produção aeróbica de energia a um nível inferior às necessidades celulares.

Na hipóxia celular, há um déficit do transporte convectivo ou difusivo do oxigênio para atender as necessidades e limitar a síntese de ATP, ocorrendo um estado de captação (consumo) de oxigênio dependente da oferta de oxigênio. Nessas condições, ocorre deterioração funcional, suprimindo inicialmente processos não essenciais e diminuindo o gasto de ATP e aumentando a glicólise anaeróbica com liberação de lactato. Nas situações de hipóxia as atividades celulares que precisam de energia, como a biossíntese, as metabólicas, a contrátil, o transporte iônico, o crescimento etc., estão alteradas. O aumento da atividade celular aumenta a velocidade de hidrólise de ATP. A hipóxia pode ser classificada em:

- Hipóxica: por diminuição da pressão arterial de oxigênio (PaO_2).
- Anêmica: por diminuição da hemoglobina.
- Estagnante ou isquêmica: por limitação do fluxo sangüíneo tissular.

As respostas sistêmicas à hipóxia compreendem mecanismos neurais, metabólicos e endócrinos. Há estimulação de quimiorreceptores, barorreceptores e volumerreceptores que dependem do tipo de hipóxia. A PO_2 crítica para a oferta de oxigênio é 45 mmHg em hipóxia anêmica.

Na hipóxia há alteração das atividades metabólica e de síntese, que pode ser compensada por processos adaptativos. Entretanto, se a hipóxia for muito grave e/ou prolongada, estes processos adaptativos podem ser suplantados pela agressão, levando a disfunção e lesão celular irreversível.

A capacidade de resistência a hipóxia varia com as diferentes células. Os miócitos esqueléticos resistem a 30 min, os hepatócitos a cerca de duas horas e meia e os neurônios do sistema nervoso central por 4 a 6 minutos. Essas variações na capacidade de resistência à hipóxia dependem da depleção da energia celular, aumento na concentração de produtos do metabolismo, degradação de fosfolipídeos da membrana, radicais livres de oxigênio, perda celular de adenina nucleotídeo e etcétera. Os efeitos dependem da duração e da intensidade do processo hipóxico.

TRANSPORTE E CONSUMO DE OXIGÊNIO

A oferta tissular de oxigênio (D'O$_2$) é função do índice cardíaco e do conteúdo arterial de oxigênio. O conteúdo arterial de oxigênio depende da quantidade e qualidade da hemoglobina, da pressão e da saturação arterial de oxigênio. A curva de dissociação da oxiemoglobina é influenciada pelo ATP, DPG, temperatura, eletrólitos e pH (Tabela 4-1). Deslocamentos dessa curva para a direita diminuem a afinidade da hemoglobina pelo oxigênio; aumentos da afinidade (desvio para a esquerda) dificultam a liberação do oxigênio nos tecidos. Transfusões de sangue estocado podem ter diminuição de ATP e do DPG e desviar a curva para a esquerda. No choque séptico pode haver desvio para a esquerda da curva de dissociação da hemoglobina, fato que pode acentuar a hipóxia tissular.

Tabela 4-1. Alterações do conteúdo de oxigênio

- Quantidade de hemoglobina (Hb)
- Qualidade da hemoglobina
- Pressão arterial de oxigênio (PaO$_2$)
- Saturação arterial de oxigênio (SaO$_2$)
- ATP
- Íons
- pH
- Temperatura

O consumo de oxigênio tissular (V'O$_2$) depende do índice cardíaco e da diferença entre o conteúdo arterial e venoso misto de oxigênio. A taxa de extração de oxigênio (TEO$_2$) depende do V'O$_2$ e da D'O$_2$. Quanto maior a extração de oxigênio tissular (V'O$_2$), maior a TEO$_2$. Na Figura 4-1 está descrita a relação entre D'O$_2$ e V'O$_2$. Pode-se dividir esta curva em duas fases em relação ao D'O$_2$ e V'O$_2$: fase dependente e fase independente. Mantendo-se o mesmo V'O$_2$, à medida que há diminuição da D'O$_2$, ocorre diminuição da pressão venosa mista de oxigênio e maior TEO$_2$ até um limite (limiar anaeróbico), quando ocorrerá aumento do ácido láctico (metabolismo anaeróbico) e diminuição do consumo de oxigênio.

Para alguns pesquisadores, na sepse haveria desvio da curva, com o ponto crítico (limiar anaeróbico) deslocando-se mais para a direita, isto é, maior necessidade de D'O$_2$ para alcançar valores semelhantes de V'O$_2$. Mais recentemente foi demonstrado que aumentos excessivos da D'O$_2$ (oferta *supranormal* de oxigênio), visando a melhorar a perfusão tissular, não trouxeram melhora na mortalidade.

METABOLISMO CELULAR — A PRODUÇÃO DE ENERGIA

A síntese de ATP ocorre essencialmente no interior da membrana mitocondrial pelo processo de fosforilação oxidativa. A glicose, a gordura ou a proteína podem ser fontes de energia através da transferência, para ligações de alta energia do ATP, por uma série de reações de oxidação–redução na cadeia dos citocromos. Nesse processo o oxigênio serve como o oxidante terminal quando ele reage com o citocromo aa3. Além de consumir O$_2$, a produção de ATP aeróbio também resulta na produção de CO$_2$.

O ATP microssomal translocado através da membrana vai para o citosol em troca por ADP, difundindo-se para os locais de utilização de energia, como miofibrilas e bombas iônicas da membrana celular. O ATP geralmente se acopla com o magnésio.

$$MgATP \rightarrow MgADP + Pi + H^+ + energia$$

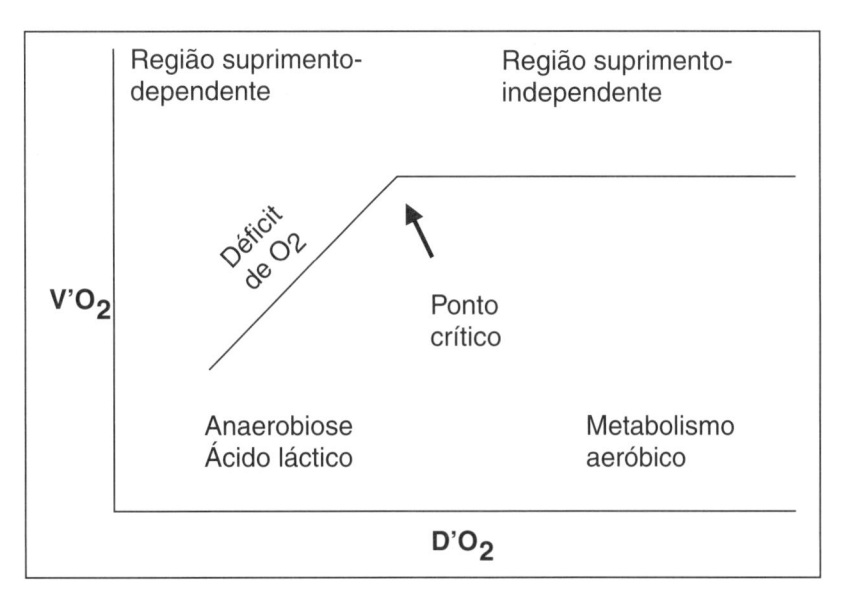

Fig. 4-1. Relação entre a oferta e o consumo de oxigênio tissular.

Normalmente as concentrações no citosol de ATP, ADP e Pi (fosfato inorgânico) servem como sinal de controle para regular a velocidade da fosforilação oxidativa. Este *feedback* pode ser expresso pelo potencial de fosfato.

$$\text{Potencial de fosfato} = [ATP] / [ADP][Pi]$$

Aumentando a concentração de ADP no citosol e Pi e diminuindo o potencial de fosfato, há estimulação mitocondrial para o consumo de oxigênio e a produção de ATP. Diminuindo a atividade celular, há diminuição do ADP e do Pi que aumentam o potencial de fosfato, fato que inibe a produção de ATP mitocondrial.

Durante a hipóxia celular, como na sepse, também há diminuição do potencial de fosfato, havendo acúmulo de ADP, Pi e H^+ no citosol e a velocidade de síntese do ATP aeróbico não pode ser mantida na mesma velocidade da sua hidrólise. A hidrólise do ATP é a maior causa de acidose intracelular durante a hipóxia, porque a ciclagem mitocondrial de prótons diminui e a concentração de H^+ aumenta. Persistente hipóxia é acompanhada de níveis elevados de acidose, porque prótons gerados pela hidrólise do ATP acumulam-se no citosol. Assim, durante a hipóxia celular, o potencial de fosfato não pode mais controlar a produção de ATP.

Havendo compensação celular da depleção de energia, a célula se defende com diminuição do gasto energético e a utilização de fontes anaeróbicas de energia para suplementar a produção mitocondrial de ATP. A fonte anaeróbica de ATP é a glicólise anaeróbica, a reação adenilato cinase e a reação creatina cinase (cérebro, coração e músculo esquelético).

$$\text{D-glicose} + 2\text{ MgADP} + \text{Pi} \to 2\text{ lactato} + 2\text{ MgATP}$$

$$2\text{ ATP} \to 2\text{ ADP} + 2\text{ Pi} + 2\text{ H}^+ + \text{energia}$$

A soma total é

$$\text{D-glicose} \to 2\text{ lactato} + 2\text{ H}^+ + \text{energia}$$

Admite-se que a glicólise anaeróbica seja responsável pela produção de prótons. O lactato somente pode ser acompanhado de produção excessiva de H^+ quando o pH estiver muito baixo (6.2). As Figuras 4-2 e 4-3 relacionam a glicólise anaeróbica, ATP, ácido láctico e o fosfato intracelular.

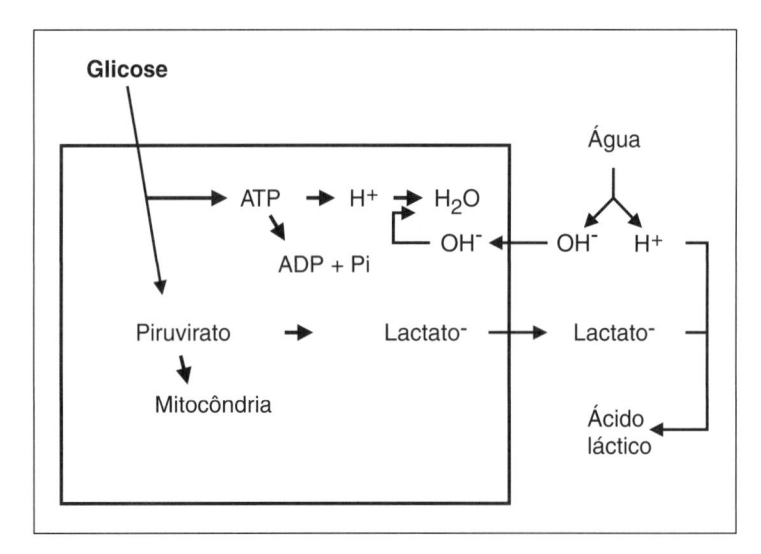

Fig. 4-2. Glicólise anaeróbica, produção de ATP e ácido láctico. A quantidade de lactato intracelular depende da velocidade de produção e do transporte através da membrana celular para o líquido extracelular. O aumento de lactato dentro da célula aumenta o gradiente de concentração e favorece sua liberação para fora da célula. Nessa situação ocorre a entrada de uma OH^- por um sistema antiporta dependente do pH. Esta OH^- provém da dissociação da água. O H^+ da dissociação da água combina-se com o lactato e forma ácido láctico; por outro lado a OH^- que entrou na célula se une a H^+ e forma água. A lesão produzida pela hipotensão parece ser menor do que a da isquemia, fato demonstrado em estudos experimentais em que a perfusão com alto fluxo e baixo PaO_2 foram comparados com baixo fluxo e altas PaO_2 (Neely & Grotyohan, *Cir Res*,1984). O acúmulo de lactato foi dez vezes menor no grupo alto fluxo em relação ao baixo fluxo, mostrando que a remoção do lactato e a manutenção do pH intracelular são fatores muito importantes para manter a produção glicolítica de ATP quando o suprimento de ATP está diminuído.

A acidemia associa-se à captação de lactato pela célula enquanto a alcalemia promove a liberação de lactato na circulação. O aumento de lactato e acidemia (exercício, hipóxia) resultam em captação de lactato pelo músculo esquelético. Músculos em repouso podem captar ácido láctico de músculos em exercício. A concentração de lactato plasmático é maior quando o *clearance* é menor no grupo com alcalemia. A maior causa de

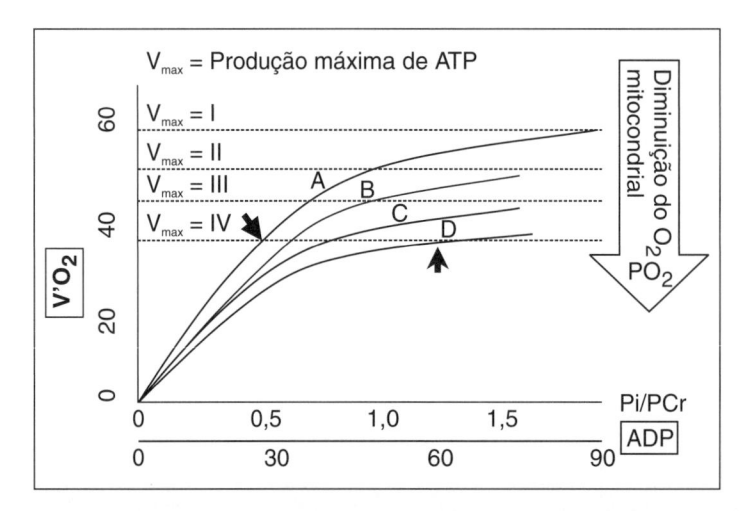

Fig. 4-3. Relação entre o consumo de oxigênio e a produção de energia (ATP). O $V'O_2$ depende da PO_2 e do ADP. A hipóxia produz acúmulo de ADP desviando o ponto operacional (seta) para a região horizontalizada da curva (instável), onde ocorre aumento do ADP para manter $V'O_2$. Pode haver cessação da produção de ATP e o ADP ser convertido em AMP e adenosina. Adaptado de CrystaL RG, West JB, Weibel ER & Barnes PJ. *The Lung*. Scientific Foundations. 2nd ed. Lippincott-Raven. Philadelphia. 1997.

concentração de lactato aumentado foi observada nos pacientes alcalêmicos e não na hipóxia celular, conseqüente a uma diminuição da captação de lactato.

Há outras formas de produção de energia pela célula, como:

1. Reação creatina cinase (1).
   Forma local de produção de ATP anaerobicamente em músculo esquelético e cardíaco e no cérebro.
2. Reação adenilato cinase (2).
   É dependente da quantidade de AMP no citosol.

O AMP é liberado diretamente no interstício onde é desfosforilada rapidamente a adenosina pelas células endoteliais, fato que provê a célula de um mecanismo de *feedback* contra a hipóxia, com aumento do fluxo sangüíneo regional, pois a adenosina é potente vasodilatador (exceto nos rins) (Fig. 4-4). Mesmo a moderada hipóxia tissular produz aumento de adenosina, embora possa não se refletir na concentração plasmática.

$$(1)\ PCr + MgADP + H^+ \rightarrow MgATP + creatina$$

$$(2)\ ADP + ADP \rightarrow ATP + AMP$$

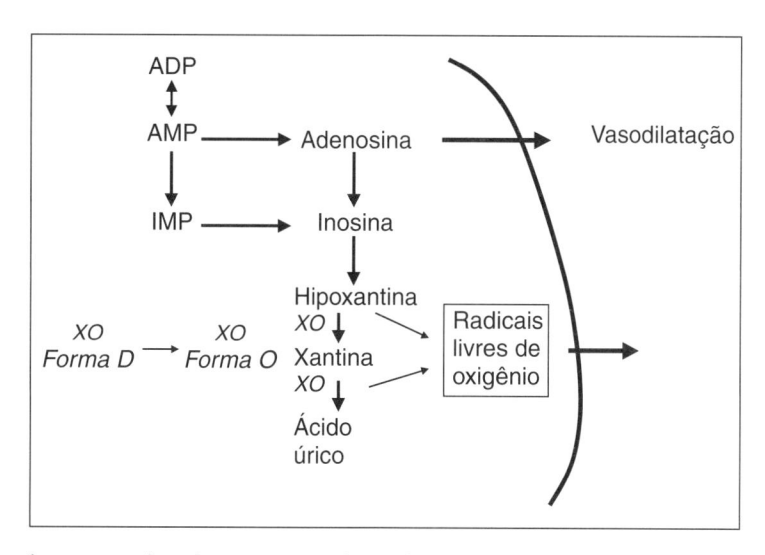

Fig. 4-4. Hipóxia celular, formação de adenosina e radicais livres de oxigênio.

A hipóxia celular é acompanhada de importantes alterações nas concentrações intracelulares de cálcio, que está aumentado. Normalmente a entrada de cálcio intracelular é controlada por canais de cálcio voltagem-dependente, enquanto sua eliminação da célula ocorre por bombas de cálcio moduladas pelo ATP e por trocadores de Ca^{++}/Na^+ dependentes do gradiente transmembrana de sódio. O cálcio é passivamente trocado pelo Na^+ e o Na^+ é bombeado para fora pela bomba Na/K/ATPase, consumidora de energia. O aumento de cálcio intracelular pode levar a lesão, ativando a fosfolipase A2 e C (lesão no sarcolema e no citoesqueleto), proteases (lesão na membrana citoplasmática) e endonucleases (aumento da expressão gênica, apoptose), edema e morte celular. Na Tabela 4-2 estão citadas alterações observadas na hipóxia celular. A hipóxia inibe

Tabela 4-2. Alterações observadas na hipóxia celular

- Inibição das bombas transportadoras dependentes de ATP
- Diminuição do pH do citosol com aumento do H^+
- Ativação dos canais de K^+ dependentes de ATP intracelular e diminuição do potencial de ação
- Hipóxia → diminuição de ATP → inibição da bomba Na^+/K^+

as bombas transportadoras dependentes de ATP e a troca de Na^+/Ca^{++}. A diminuição do pH do citosol aumenta a concentração de H^+ que substitui o Ca^{++} na troca de Na^+/Ca^{++}. Há ativação dos canais de K^+ dependentes de ATP, ativados quando há diminuição de ATP intracelular, com diminuição do potencial de ação. Cálcio ionizado também participa no controle respiratório celular através da sua ação em desidrogenases mitocondriais, na cadeia respiratória e na ATP sintetase.

RADICAIS LIVRES DE OXIGÊNIO

Poucas entidades biológicas têm uma reputação tão ruim como os radicais livres de oxigênio (ROS). São fornecedores de elétrons e participam de uma série de reações de oxidação e redução (Fig. 4-5), sendo formados superóxidos, peróxido de hidrogênio e radicais hidroxilas. A formação de radicais livres de oxigênio ocorre em situações de hipóxia celular (isquemia). Nesse processo é ativada a xantina oxidase. Na reperfusão tissular (reoxigenação), quando ocorre aumento da oxigenação tissular, a célula lesada, não aproveitando adequadamente o oxigênio fornecido conseqüente à lesão mitocondrial, aumenta a formação de radicais livres de oxigênio. A respiração mitocondrial é uma importante fonte de espécies reativas de oxigênio (ROS) e tem importante potencial de produzir lesão na reperfusão tissular.

O TNF-α também induz a geração de radicais livres de oxigênio em macrófagos. A xantina e a xantina oxidase parecem ser a fonte de radicais livres de oxigênio responsáveis pela ativação do NFkB induzido pelo TNF-α.

Quando a geração de radicais livres excede a capacidade antioxidante das células, ocorre lesão tissular causada pelo "estresse oxidativo" (Fig. 4-5). Entretanto, estudos recentes mostraram que as espécies reativas de oxigênio (ROS) podem também ter outras funções e contribuir para sinalizar importantes vias de controle de respostas biológicas, como a migração, mitose e apoptose celular. O radical livre óxido nítrico está também envolvido na transdução do sinal para o aparelho cardiovascular e o sistema nervoso.

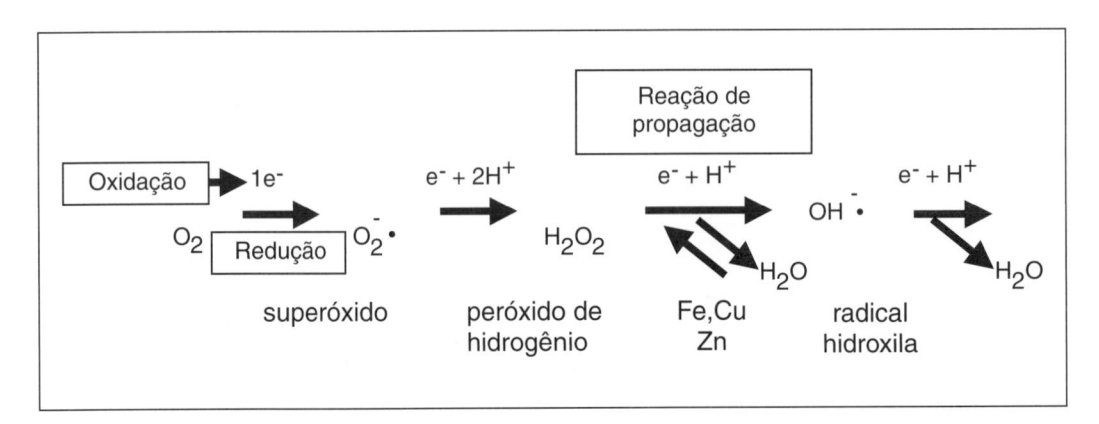

Fig. 4-5. Radicais livres de oxigênio. Em condições de hipóxia celular, há aumento da produção de radicais livres, principalmente quando ocorre reperfusão tissular. Os radicais livres produzem alterações em ácidos graxos, proteínas, DNA, na membrana celular e lisossomal.

Os organismos contêm um conjunto de mecanismos para prevenir a formação de ROS, bloqueá-los e reparar a lesão produzida por sua ação.

Nesse processo participam catalases, peroxidades e dismutases (Fig. 4-6). Embora os radicais livres de oxigênio (ROS) possam ter efeito microbicida no mecanismo de defesa por monócitos, macrófagos e polimorfonucleares, produzem também importantes lesões celulares (Tabela 4-3). Os radicais livres de oxigênio são um dos fatores agressores envolvidos na gastrite, úlcera gástrica, duodenite, úlcera duodenal e na lesão aguda da mucosa gástrica. Estão também envolvidos na arteriosclerose, no envelhecimento, diabetes melito, na intoxicação alcoólica e na esteatose hepática, além da lesão de isquemia e reperfusão.

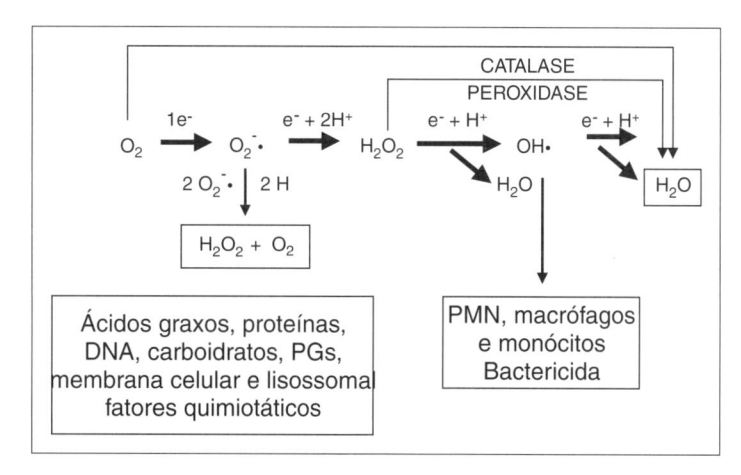

Fig. 4-6. Efeitos dos radicais livres de oxigênio. Participam do mecanismo de defesa, mas podem produzir lesão celular e ativação de mecanismo da inflamação.

Há uma interface entre o óxido nítrico e os ROS. O NO é um eficiente *scavenger*, entretanto, em alguns casos, metabólitos do óxido nítrico e superóxidos podem formar produtos potencialmente mais lesivos (peroxinitrito) do que outros radicais livres.

A reperfusão pós-isquêmica pode alterar as funções orgânicas profundamente, como a cardíaca, sendo os neutrófilos e os radicais de oxigênio os principais mediadores desse processo. Quando são geradas grandes quantidades de radicais livres que suplantam os mecanismos de defesa celular pode haver lesão celular oxidativa. A presença de neutrófilos ativados no tecido isquêmico é acompanhada de liberação de enzimas líticas que diretamente produzem lesão tissular e ativação de mediadores inflamatórios que amplificam a reação inflamatória local. Os agentes oxidantes podem modular vários eventos que produzirão lesão tissular, tais como a formação de óxido nítrico, fator de ativação plaquetária e exposição a moléculas de adesão.

A lesão por isquemia-reoxigenação de miócitos cardíacos envolve lesão da membrana conseqüente aos radicais livres de oxigênio. A peroxidação lipídica da membrana celular é um dos importantes mecanismos. No miocárdio a reperfusão pode levar a disfunção contrátil reversível *(stunning)* causada principalmente pela lesão conseqüente ao radical livre de oxigênio e alteração do fluxo sangüíneo por lesão microvascular *(no reflow)* secundária a vasoconstrição e obstrução por rolhas de neutrófilos. A peroxidação lipídica na reperfusão cardíaca é considerada um importante mecanismo de toxicidade pelos radicais livres de oxigênio. ROS parecem participar no envolvimento da diminuição da barreira hematencefálica. Também produzem lesão da microviscosidade da membrana e a fragmentação do DNA celular, que são índices de lesão tissular oxidativa na mucosa gastrintestinal.

Os ROS podem produzir lesões a distância da lesão inicial. Experimentalmente demonstra-se que a isquemia de um membro pode produzir diminuição da capacidade antioxidante no coração, baço, músculo esquelético, pulmões, fígado e rins. Variações da capacidade antioxidante podem ser significativas em diferentes tecidos. Assim, a susceptibilidade aos radicais livres de oxigênio é variável, mas é particularmente importante no coração.

Tabela 4-3. Efeitos e lesões conseqüentes dos radicais livres de oxigênio

- Microbicida
- Fatores quimiotáticos para células inflamatórias
- Ação sobre ácidos graxos, proteínas, DNA e carboidratos
- Lesão da membrana lisossomal e celular
- Lesão e morte celular
- Disfunção e insuficiência orgânica múltipla

Embora os ROS tenham ações tóxicas e lesem as células e tecidos, recentemente foram descritas algumas ações benéficas, como na transdução de sinais intracelulares (NO, H_2O_2, O_2)(Finkel T. *Oxigen radicals and signaling. Current Opinion in Cell Biology* 10:248, 1998). Tais ações seriam moduladas pela quantidade maior ou menor dos ROS, como efetor imune (macrófagos, neutrófilos) em altas concentrações e sinalizador para transdução em baixas doses (fibroblastos, condrócitos, neurônios, células endoteliais, células musculares lisas).

ANTIOXIDANTES E IMPLICAÇÕES TERAPÊUTICAS

O conhecimento dos mecanismos de agressão celular nas situações de hipoperfusão, trauma e sepse ainda necessitam de maior desenvolvimento científico. Os radicais livres de oxigênio estão envolvidos na lesão celular e tecidual, na disfunção e insuficiência de órgãos e sistemas e na morte. O fator tempo é importante para se evitar maior lesão e irreversibilidade do processo. Assim, o tratamento realizado precocemente diminui a formação desses radicais livres e pode diminuir a lesão.

Embora a atuação no mecanismo inflamatório, através do bloqueio ou estimulação de mediadores, seja um dos objetivos terapêuticos na sepse, ainda não se obtiveram resultados clínicos satisfatórios. Entretanto alguns princípios devem nortear o tratamento, que são: a retirada do foco de infecção e evitar a hipóxia tissular. Deve-se realizar reposição volêmica adequada e vigorosa, normalizar o débito cardíaco, evitar a hipoxemia (oxigênio e ventilação mecânica adequada), melhorar o conteúdo arterial de oxigênio e utilizar drogas vasoativas (noradrenalina, dobutamina etc.). Trabalhos experimentais sugerem que a reposição volêmica com solução contendo etil-piruvato melhora a evolução por diminuírem os ROS.

O aumento na capacidade antioxidante dos tecidos pode ser feito por adequado treinamento e suplementos dietéticos (vitamina E, vitamina C, selênio, alfa-tocoferol). Experimentalmente (cavalos) essa abordagem aumentou a resistência das hemácias ao estresse perioxidativo induzido e a atividade *glutation* peroxidase em linfócitos. O uso de acetil-cisteína pode aumentar a oferta ($D'O_2$) e consumo ($V'O_2$) de oxigênio tissular. Na Síndrome de Angústia Respiratória Aguda (SARA) os antioxidantes poderiam ter discutível efeito benéfico. Não há consenso na literatura para o uso desses antioxidantes.

ROS têm efeitos deletérios na circulação renal (vasoconstrição pré-glomerular) após bacteremia, que podem levar a insuficiência renal induzida pela sepse. A inibição da peroxidação lipídica com lazaróides reduz o efeito dos radicais livres mesmo sem alterar o processo hemodinâmico.

Várias drogas são citadas experimentalmente como eficazes na diminuição de radicais livres de oxigênio (Tabela 4-4).

Tabela 4-4. Drogas com efeitos sobre os radicais livres de oxigênio

• Acetil-cisteína	• Hidrocortisona
• Adrenalina	• Ketamina
• Alfa-tocofenol	• Lidocaína
• Alopurinol	• Melatonina
• Aminofilina	• Metilprednisolona
• Amiodarona	• Midazolan
• Betametasona	• Nicardipina
• Diltiazem	• Noradrenalina
• Dobutamina	• Seletio
• Dopamina	• Tungstênio
• Droperidol	• Verapamil
• Efedrina	• Vitaminas C e E
• Furosemida	• Verucônio

Kang *et al. Acta Anaesthesiol Scand* 42 (1):4, 1998.

A amiodarona pode proteger os miócitos cardíacos contra a lesão produzida pelo estresse oxidativo por bloquear (*scavenging*) os radicais livres de oxigênio. É possível que tal ação seja benéfica no tratamento de cardiopatias isquêmicas e na insuficiência cardíaca congestiva. Entre as substâncias antioxidantes estão a melatonina, que é o principal produto secretado pela glândula pineal. A melatonina também estimula várias enzimas antioxidativas como a superóxido dismutase, *glutation* peroxidase e *glutation* redutase, além de inibir a enzima pró-oxidativa óxido nítrico sintetase. O subsalicilato de bismuto pode proteger da lesão mucosa gastrintestinal conseqüente ao aumento da produção de ROS.

Embora a suplementação com vitaminas antioxidantes pareça uma abordagem terapêutica lógica para diminuir a concentração sérica de ROS, o benefício dessa suplementação em pacientes graves não tem sido demonstrado e merece maiores estudos. Há necessidade de se desenvolver outras classes de antioxidantes com maior especificidade e efetividade.

Conclui-se que o uso de antioxidantes no paciente grave com hipóxia tissular ainda não está totalmente definido.

PONTOS-CHAVES

1. Há vários mecanismos de hipóxia tissular.
2. A síntese de ATP ocorre essencialmente na mitocôndria.
3. A concentração de ATP depende do ADP, fósforo inorgânico e da PO_2.
4. Na hipóxia celular ocorre aumento do cálcio intracelular e inibição da troca de Na^+/Ca^{++}.
5. Embora várias substâncias atuem como antioxidantes, seu benefício clínico no paciente grave ainda não está totalmente definido.
6. É importante a precocidade e a adequação do início do tratamento da hipóxia celular.

LEITURAS SUGERIDAS

Anning PB, Sair M, Winlove CP, Evans TW. Abnormal tissue oxygenation and cardiovascular changes in endotoxemia. *Am J Respir Crit Care Med.* 159(6):1710, 1999.

Connoly HV, Gayeski TEJ. The Microcirculation and tissue oxygenation. *In:* Dantzker DR, Scharft SM: *Cardiopulmonary Critical Care*. 3rd ed. Philadelphia: WB Saunders, 1998, p. 211.

Gutierrez G, Arfeen QU. Oxygen transport and utilization. *In:* Dantzker DR, Scharft SM: *Cardiopulmonary Critical Care*. 3rd ed. Philadelphia: WB Saunders, 1998, p. 173.

Gutierrez G. Cellular effects of hypoxemia and ischemia. *In:* Crystal RG, West JB, Weibel ER, Barnes PJ: *The Lung Scientific Foundations*. 2nd ed. Philadelphia: Lippincott Raven, 1997. p. 1969.

Oldham KM, Bowen PE. Oxidative stress in critical care: Is antioxidant supplementation beneficial? *J Am Diet Assoc.* 98(9):1001–8, set 1998.

Saito H, Nishimura M, Shinano H, Makita H, Tsujino I, Shibuya E, Sato F, Miyamoto K, Kawakami Y. Plasma concentration of adenosine during normoxia and moderate hypoxia in humans. *Am J Respir Crit Care Med.* 159(3):1014, 1999.

Schumaker PT. Systemic effects of hypoxia. *In:* Crystal RG, West JB, Weibel ER, Barnes PJL: *The Lung Scientific Foundations*. 2nd ed. Philadelphia: Lippincott Raven, 1997. p. 1989.

Capítulo 5

Avaliação do Estado Nutricional

OBJETIVOS

1. Avaliar os pacientes quanto ao estado nutricional.
2. Identificar o risco nutricional.
3. Estabelecer parâmetros para monitorização nutricional.

INTRODUÇÃO

A desnutrição é um processo contínuo que se inicia com ingestão inadequada de nutrientes e se perpetua com alterações metabólicas e funcionais. Sua alta incidência em pacientes hospitalizados já foi assinalada a partir dos anos 70.

Existe uma associação entre a desnutrição e o aumento da morbimortalidade. Entendendo-se esta como uma relação causal, a sua prevenção e correção pode diminuir ou até mesmo eliminar a morbimortalidade. O suporte nutricional, em sua acepção ampla, torna-se item fundamental da terapêutica médica.

Disfunções orgânicas estão associadas a perda protéica. Alguns autores referem que perdas acima de 20% seriam responsáveis por este comprometimento multissistêmico; entretanto, para situações de trauma e grandes cirurgias, estes valores não estão bem estabelecidos.

Do comprometimento nutricional resultam diminuição de vários parâmetros fisiológicos (Tabela 5-1).

É primordial identificar previamente os pacientes que já têm desnutrição calórico-protéica, deficientes específicas, ou mesmo aqueles que possam vir a desenvolvê-las.

Tabela 5-1. Alterações fisiológicas observadas na desnutrição

- Diminuição da força máxima de um movimento voluntário
- Diminuição das pressões inspiratórias e expiratórias máximas
- Diminuição da ventilação voluntária máxima
- Diminuição da resposta ventilatória à hipóxia e à hipercapnia
- Diminuição do ritmo de cicatrização de feridas

AVALIAÇÃO NUTRICIONAL

A avaliação nutricional deve ser uma das primeiras etapas na abordagem ao paciente.

A depleção de nutrientes e, em conseqüência, a perda das funções celulares são achados comuns em doenças agudas ou crônicas.

Não existe consenso sobre quais os métodos mais sensíveis na avaliação do paciente grave. Geralmente esses parâmetros são influenciados pela resposta à doença e não pela deficiência nutricional. *As alterações metabólicas devem ser correlacionadas à história nutricional pregressa e à avaliação física e laboratorial.*

Avaliar um paciente sob o aspecto nutricional significa:

1. Identificar a desnutrição.
2. Quantificar o risco do paciente desenvolver complicações secundárias à desnutrição.
3. Monitorizar a terapia empregada.

Essa avaliação faz-se através de parâmetros clínicos e laboratoriais.

PARÂMETROS CLÍNICOS

Os parâmetros clínicos envolvem reconhecimento de sintomas da deficiência nutricional.

Avaliação Subjetiva Global — ASG

Em 1987 Detsky *et al.*, trabalhando com pacientes cirúrgicos, desenvolveram um sistema de avaliação nutricional baseado em informações de história clínica, hábitos alimentares e exame físico. Nesse sistema são considerados o peso, sintomas gastrintestinais, atividades físicas e a demanda metabólica.

O exame físico avalia o tecido celular subcutâneo, a massa muscular e a presença de edema ou ascite.

Portanto, a avaliação subjetiva global baseia-se em impressões e é utilizada para classificar o grau de desnutrição e o risco nutricional.

Peso Corporal

É importante o conhecimento do peso, devendo ser usado comparativamente ao peso ideal ou usual (pode-se também avaliar o índice de massa corpórea), entretanto alterações da água corporal geram erros de avaliação.

A perda de peso de 10% em seis meses pode, para alguns autores, ser um índice confiável, porém nessa avaliação estão envolvidas informações do paciente que podem tanto subsestimar quanto superestimar tais valores.

A espessura da prega tricipital é um índice da gordura corpórea total, enquanto a circunferência do braço–PCT mede a massa muscular. A interpretação pode ser limitada por variações de hidratação do paciente.

Índice de Massa Corporal — IMC

O índice de massa corporal é a relação entre o peso e a altura:

$$IMC = Peso\ (kg)/Altura\ (m^2)$$
$$IMC\ normal = 18,5-25,0$$

Na Tabela 5-2 estão relacionados o IMC, a obesidade e a desnutrição. O peso pode estar alterado no paciente da UTI em que haja presença de edema.

Tabela 5-2. IMC e o estado nutricional

Obesidade	IMC	Desnutrição	IMC
Grau I	25–29,9	Grau I	17–18,4
Grau II	30–40	Grau II	16–16,8
Grau III	> 40	Grau III	< 16

Função Muscular

Trata-se de um novo método, que avalia a força dos músculos respiratórios, de preensão da mão e a resposta de músculos específicos à estimulação elétrica. Parecem ser bons preditores na avaliação pré-operatória, de complicações pós-operatórias.

No entanto, na população de pacientes graves, deve-se considerar a miopatia relacionada com uso de sedativos, disionias, corticosteróides e bloqueadores neuromusculares.

Considerando tais limitações, abre-se um enfoque novo para avaliação, havendo a necessidade de dados adicionais, para que este método possa ser incorporado à prática clínica.

PARÂMETROS LABORATORIAIS

Balanço Nitrogenado (BN)

O BN é a diferença entre a quantidade de nitrogênio (N) recebida e a excretada.

$$BN = N \text{ fornecido} - N \text{ excretado}$$

O nitrogênio recebido provém da proteína da dieta, da nutrição enteral e parenteral. A proteína tem 16% de nitrogênio, ou seja: 1 g de proteína equivale a 0,16 g de nitrogênio ou para cada 1 g de nitrogênio são necessários 6,25 g de proteína. Considera-se mais simples a obtenção do nitrogênio utilizando a porcentagem, no caso 16% da massa de proteína. Portanto nitrogênio recebido é igual à quantidade de proteína em gramas multiplicada por 0,16.

$$N \text{ protéico} = \text{proteína fornecida (g)} \times 0,16$$

A eliminação do nitrogênio ocorre nas fezes, na urina e no suor.

$$N \text{ excretado} = n \text{ urinário} + N \text{ perdas insensíveis}$$

O nitrogênio excretado pelas fezes e suor (perdas insensíveis) é estimado em 2 a 4 g/dia sob condições normais. Em situações de diarréias, fístulas digestivas de alto débito ou sudorese profusa, as perdas insensíveis serão obviamente maiores.

O nitrogênio urinário é calculado a partir da dosagem de uréia na urina coletada, geralmente durante 24 h. O componente de nitrogênio não-uréico da urina freqüentemente não é utilizado. *O cálculo do nitrogênio urinário é obtido multiplicando-se a dosagem de uréia em gramas por 0,46.*

$$N \text{ urinário} = \text{Uréia urinária (g)} \times 0,46$$

Índice Creatinina — Altura

$$\text{Índice de creatinina/altura} = \text{Eliminação ideal de creatinina em 24 h} \times 100$$

PROTEÍNAS VISCERAIS

Albumina

Vários estudos têm demonstrado que a baixa concentração de albumina está associada ao aumento da morbimortalidade. Após sua liberação pelos hepatócitos, onde é sintetizada, a albumina tem meia-vida de 14 a 20 dias.

A resposta inflamatória diminui a síntese da albumina e aumenta sua perda transcapilar. Feridas, queimaduras e peritonites aumentam as perdas de albumina.

Pré-albumina

É uma proteína transportadora de hormônios da tireóide e está presente na circulação sob a forma de pré-albumina carreadora de retinol. A sua meia-vida é de 2 a 3 dias. É sintetizada pelo fígado e parcialmente metabolizada pelos rins.

A desnutrição diminui a pré-albumina. A pré-albumina sofre as mesmas alterações que a albumina, porém a sua meia-vida curta a torna um parâmetro para sua utilização clínica.

Transferrina

A transferrina sérica é uma globulina transportadora de ferro, sintetizada pelo fígado. Tem sido utilizada como parâmetro de diagnóstico nutricional por sua vida média de 6 a 8 dias.

Na Tabela 5-3 estão correlacionados os valores desses parâmetros laboratoriais e a desnutrição.

Tabela 5-3. Correlação entre a albumina transferrina e a pré-albumina e o estado nutricional

	Valores médios	Depleção moderada	Depleção grave	Meia-vida (dias)
Albumina g/dl	4,5 (3,5–5,0)	3,49–2,80	< 2,8	14–20
Transferrina mg/dl	200 (150–250)	149,0–100	< 100	8–9
Pré-albumina mg/dl	15 (10–20)	9,9–5	< 5	2–3

Níveis reduzidos desses parâmetros estão associados à desnutrição. Entretanto, processos inflamatórios, doenças renais ou hepáticas podem modificá-los sem estar associados a distúrbios nutricionais.

TESTES IMUNOLÓGICOS

A desnutrição acompanha-se de diminuição da resposta imune.

À medida que a desnutrição se agrava, ocorrem queda da contagem linfocitária total, comprometimento das respostas linfocitárias à fitoemaglutinina, depressão da quimiotaxia neutrofílica, deficiência de IgG e C3 e depressão da reatividade cutânea a vários alérgenos, podendo tais alterações serem revertidas com a terapia nutricional.

Imunidade Celular

A hipersensibilidade tardia a antígenos em testes cutâneos é usada para avaliar a imunidade.

Em geral um teste cutâneo positivo é definido como uma induração de 5 mm no local da inoculação do antígeno após 24 a 72 h. Todavia, o grau de induração necessário para se dizer que um teste é positivo e o número de testes que devem ser positivos para comprovar uma imunidade normal ainda precisa ser padronizado.

Outros fatores que não as condições nutricionais podem afetar a reatividade aos testes cutâneos, tais como: cirurgia, queimaduras extensas, medicamentos (ex.: corticosteróide), hemorragia gastrintestinal, infecções, hepatopatias, doenças malignas, infarto do miocárdio, insuficiência renal, choque e trauma, fazendo com que este seja um método limitado em pacientes de UTI.

ASPECTOS PEDIÁTRICOS

A terapia nutricional/metabólica está indicada para crianças e recém-nascidos em risco nutricional como segue:

1. Recém-nascidos de muito baixo peso (< 1.500 g) ou de baixo peso (< 2.500 g) mesmo na ausência de doenças gastrintestinais, pulmonares ou cardíacas.

2. Peso de nascimento menor que 2 desvios-padrão abaixo da média ou, ainda, abaixo do percentil 3 da curva de crescimento fetal utilizada como referência.

3. Perda ponderal aguda > 10% do peso anterior.

4. Relação peso/comprimento menor que o percentil 10 da curva de crescimento referencial ou maior que o percentil 90.

5. Crianças que apresentem necessidades metabólicas aumentadas: disfunção orgânica simples ou múltipla, síndrome séptica, trauma, intervenções cirúrgicas etc.

6. Disfunções metabólicas graves (ex.: erros inatos do metabolismo).

7. Dificuldade ou incapacidade de alimentar-se através do trato gastrintestinal.

8. Intolerância aos nutrientes ofertados por via enteral ou parenteral.

9. Ganho de peso inadequado ou perda ponderal significativa, considerando-se o percentil de crescimento no qual se localizava anteriormente.

AVALIAÇÃO DOS REQUERIMENTOS ENERGÉTICOS

Gasto Energético

A manutenção das funções corporais é dependente de uma quantidade constante de gasto de energia para as atividades como atividade de transporte, síntese de macromoléculas e contração muscular. O gasto energético total é constituído por vários componentes: taxa de metabolismo basal, gasto energético em repouso, efeito térmico dos alimentos e energia gasta nas atividades físicas.

O metabolismo basal (MB) é definido como o mínimo de calor produzido por um indivíduo e a taxa de metabolismo basal (TMB) é a energia gasta para a manutenção das atividades biológicas básicas, como função cardíaca, respiratória e renal, atividade cerebral e temperatura corporal.

O gasto energético de repouso (GER) é a TMB acrescida da energia gasta após o despertar com o mínimo de atividade.

O *efeito térmico* dos alimentos é um processo obrigatório pelo inevitável gasto energético nos processos de digestão, absorção, no processamento ou estoque de substratos e de componentes que estão envolvidos na estimulação do sistema nervoso simpático, correspondendo de 5 a 10% do aumento do gasto diário sobre o GER.

O gasto energético pela atividade física é mais difícil de se prever; varia com composição e tamanho corporal, idade e sexo e é proporcional à área de superfície corporal e à porcentagem de massa magra.

MÉTODOS PARA CÁLCULO DO GASTO ENERGÉTICO

Calorimetria Indireta

Toda energia é derivada da oxidação de proteína, carboidrato e gordura, e as quantidades de oxigênio consumido e de dióxido de carbono produzido são características e constantes para cada nutriente. Quando se utiliza a calorimetria indireta, a energia despendida (calor) é determinada pela mensuração do consumo de oxigênio (V'O) e produção de dióxido de carbono (V'CO$_2$) durante a troca gasosa na respiração.

A mensuração do V'O e V'CO$_2$ produzido originam os dados requeridos para o cálculo do gasto energético. O volume de O$_2$ consumido e o de CO$_2$ produzido por minuto são multiplicados por uma constante e então o resultado é extrapolado para 24 h de gasto energético.

O calorímetro além de sua capacidade de medição do O$_2$ e CO$_2$ tem a vantagem de permitir o cálculo do coeficiente respiratório (QR), que é calculado como a taxa de dióxido de carbono produzido (V'CO$_2$) pela de oxigênio produzida (V'O$_2$). A oxidação de cada macronutriente leva ao conhecimento do QR específico (Tabela 5-4).

Tabela 5-4. Quociente respiratório e fonte energética

Fonte energética	QR
Gordura	0,70
Proteína	0,8
Glicose	0,95–1,00
Dieta mista	0,85
Síntese de gordura	> 1,01
Corpos cetônicos	< 0,60

A determinação das necessidades energéticas está incluída na primeira fase dos cuidados nutricionais do paciente. Este processo é usualmente determinado por equações ou calorimetria indireta.

Uma das limitações da calorimetria indireta é a ventilação mecânica com frações inspiradas de oxigênio (FIO$_2$) ≥ 0,6 (60%), que invalida o método.

Embora Foster *et al.* tenham identificado 191 diferentes publicações sobre cálculos de gasto energético, apenas poucas fórmulas são utilizadas. Algumas fórmulas são específicas para situações clínicas enquanto outras são mais aplicadas para indivíduos normais e modificadas de acordo com a injúria ou doença.

Na prática clínica os métodos mais utilizados para estimar o gasto calórico de um paciente são:

Fórmula Prática

$$\text{Cálculo calorias/peso} = 25 \text{ a } 30 \text{ kcal/kg de peso}$$

Fórmula de Harris Benedict

$$\text{Homens: GEB} = 66 + (13{,}7 \times P) + (5{,}0 \times A) - (6{,}8 \times I)$$

$$\text{Mulheres: GEB} = 655 + (9{,}6 \times P) + (1{,}7 \times A) - (4{,}7 \times I)$$

Onde P = Peso em kg, A = Altura em cm, I = Idade em anos

Gasto Energético Total (GET)

$$\text{GET} = \text{GEB} \times \text{FA} \times \text{FI}$$

FA = Fator Atividade
Acamado = 1,2
Acamado + Móvel = 1,25
Deambulando = 1,3

FI = Fator de Lesão

Paciente não complicado = 1,0

Pós-op. de câncer = 1,1

Fratura = 1,2

Sepse = 1,3

Peritonite = 1,4

Multitrauma + reabilitação = 1,5

Multitrauma + sepse = 1,6

Queimadura de 30–50% = 1,7

Queimadura de 50–70% = 1,8

Queimadura de 70–90% = 2,0

O acréscimo calórico baseado nos fatores de atividade e injúria na fórmula de Harris Benedict pode levar à superalimentação. Recomenda-se cautela.

Concluindo, todos os parâmetros para avaliação nutricional são alterados pela patologia de base, sendo difícil isolar os efeitos da desnutrição dos da afecção. A associação de parâmetros pode ser útil para melhor avaliar o estado e o risco nutricional.

PONTOS-CHAVES

1. A desnutrição relaciona-se com o aumento da morbimortalidade.
2. A intervenção nutricional pode reduzir morbidade, influenciando a evolução do paciente.
3. A avaliação nutricional permite identificar os pacientes que requerem intervenção nutricional.
4. Os pacientes de UTI apresentam particularidades clínicas que limitam muitos dos parâmetros utilizados na avaliação nutricional.
5. Nos pacientes pediátricos a avaliação nutricional padronizada e seqüencial é obrigatória, sendo vantajosa a associação de dados clínicos e laboratoriais.
6. A terapia nutricional no paciente pediátrico deve ser baseada nos fatores relacionados ao estresse.

LEITURAS SUGERIDAS

ASPEN. Board of Directors. Guidelines and standards. *JPEN.* 19:1–2, 1995.

GANEP/SBNPE. *Desnutrição e avaliação nutricional* — Módulo I — I: Curso de Educação Continuada em Nutrição Clínica.

Honselaar E. *Enteral Nutrition.* Educational Book — 19th ASPEN Congress, Amsterdam, 1997.

Manning EMC, Alan S. Avaliação nutricional no paciente criticamente enfermo — nutrição no paciente criticamente enfermo. *Clínicas de Terapia Intensiva.* 3(1):599–630, 1995.

Nitenberg G. *Early versus late nutrition.* Educational Book — 19th ASPEN Congress, Amsterdam, 1997.

Nutrition Support Dietetics. Core Curriculum. 2nd ed., 1993.

Program-Book — 21st ASPEN Clinical Congress, San Francisco, CA.

Program-Book — 23rd ASPEN Clinical Congress, San Diego, CA.

U. Kyle. *Feeding in illness.* Educational Book — 19th ESPEN Congress, Amsterdam, 1997.

Vliegen MEMH. *Complications in Enteral Nutrition.* Educational Book — 19th ESPEN Congress, Amsterdam, 1997.

Capítulo 6

Avaliação Nutricional na Criança

OBJETIVOS

1. Conhecer o efeito do estresse e dos processos inflamatórios agudos no metabolismo energético e protéico.
2. Identificar os graus iniciais da depleção nutricional.
3. Programar a terapia nutricional na criança.

INTRODUÇÃO

A avaliação do estado nutricional se define como o processo que estabelece o diagnóstico de um indivíduo com respeito às necessidades de macro e micronutrientes. O objetivo dessa avaliação é similar ao de avaliações em outras áreas da Medicina, isto é, estabelecer o prognóstico, encaminhar para um tipo de terapia e acompanhar o curso do tratamento. A importância da avaliação nutricional do recém-nascido está relacionada aos seus parâmetros de saúde (morbidade e mortalidade) e a caracterização de seu crescimento.

Especificamente no recém-nascido pré-termo as reservas endógenas energético-protéicas se encontram acentuadamente diminuídas. Estes pacientes sofrem com uma combinação de oferta reduzida e perdas aumentadas, resultando em depleção de reservas em um ou mais nutrientes. Isso leva a adaptação metabólicas, seguidas de sinais bioquímicos de deficiência que finalmente se transformam em sinais clínicos de carência do nutriente. Assim sendo, certamente, o período neonatal é aquele que apresenta maior risco nutricional devido ao aumento das necessidades calórico-protéicas e condições clínicas que podem incorrer em desnutrição grave e aguda do neonato, tais como:

A) Recém-nascido de muito baixo peso (< 1.500 g).
B) Peso de nascimento menor que dois desvios-padrão abaixo da média ou, ainda, abaixo do percentil 3 da curva de crescimento fetal utilizada como referência.
C) Perda ponderal ≥ 10% do peso anterior.
D) Recém-nascidos que apresentem necessidades metabólicas aumentadas (disfunção orgânica simples ou múltipla, sepse, trauma, cirurgias etc.).
E) Disfunções metabólicas graves (ex.: erros inatos do metabolismo).
F) Dificuldade ou incapacidade de alimentar-se através do trato gastrintestinal.
G) Intolerância aos nutrientes ofertados por via enteral ou parenteral.

A classificação nutricional do recém-nascido considera não somente o peso, mas sua associação com a idade gestacional.

Para se fazer a avaliação do estado nutricional de um paciente grave deve-se usar a combinação de dois conceitos básicos — índices clássicos (estáticos) e funcionais (dinâmicos). Os índices clássicos são os mais utilizados na prática médica e representam o estado nutricional em um determinado momento. Os índices funcionais são testes adicionais que dão uma perspectiva fisiológica de como a desnutrição afeta o indivíduo. Combinando técnicas de avaliação clássicas e funcionais, há possibilidade de se realizar um diagnóstico mais equilibrado, assim como um prognóstico mais preciso.

Quanto aos dados referentes à avaliação nutricional clássica, devem ser destacados: anamnese geral e alimentar, avaliação da oferta nutricional prévia à internação, exame físico (especialmente sinais de desnutrição), antropometria nutricional, avaliação laboratorial e métodos de investigação.

AVALIAÇÃO CLÍNICA E ANTROPOMÉTRICA

A anamnese e o exame físico se prestam como importantes parâmetros na identificação dos pacientes com alto risco para desenvolver desnutrição e na seleção dos pacientes a serem avaliados de forma mais completa.

No período neonatal os dados referentes a esses itens em geral são escassos. A história gestacional assume importância primordial para possíveis conclusões quanto a desnutrição intra-uterina ou retardo de crescimento intra-uterino. Os dados relativos às doenças maternas e intercorrências no pré-natal podem influenciar no peso de nascimento e, conseqüentemente, nas condições nutricionais periparto. Assim sendo, a desnutrição energético-protéica materna, os fatores antropométricos maternos, o peso pré-gravidez, o ganho ponderal durante a gestação, a idade materna, tabagismo/alcoolismo, doenças maternas pré-gravidez (cardiopatia, hipertensão, diabetes etc.) ou doenças desenvolvidas durante a gravidez (pré-eclâmpsia, infecção urinária) podem afetar o peso de nascimento e devem ser cuidadosamente pesquisados durante a anamnese.

No que diz respeito aos fatores fetais, as infecções congênitas, ao determinarem a redução das divisões celulares, podem provocar, além de malformações (associadas ou não a síndromes genéticas), o retardo do crescimento e a redução do peso fetal. A presença de agravos periparto (prematuridade extrema, insuficiência respiratória, anoxia neonatal, sepse ou presença de malformações) pode prejudicar a oferta metabólica/nutricional no período neonatal precoce e/ou tardio, levando ao déficit nutricional. Desse modo, a interação da idade gestacional, o peso de nascimento e as condições clínicas do recém-nascido podem colocá-lo em risco nutricional e devem alertar o pediatra para a detecção, correção e profilaxia da desnutrição neonatal, que poderá acarretar sérias repercussões no crescimento e desenvolvimento dessas crianças.

O exame físico dos recém-nascidos tem caracterização dependente do seu peso de nascimento e idade gestacional. Alguns sinais clínicos importantes de desnutrição podem ser: tecido adiposo escasso, presença de pregas longitudinais nas dobras cutâneas, pele fina e macerada, mau aspecto geral, hipoatividade e hipotonia.

A antropometria é de extremo valor, isolada ou na associação com outros índices, na avaliação e classificação do estado nutricional.

O peso de nascimento associado a idade gestacional permite classificar os recém-nascidos em nove classes distintas (Battaglia e Lubchenco). Segundo esta classificação, definem-se os recém-natos pré-termo (RNPT) como aqueles nascidos antes de completar 38 semanas de gestação, que podem ser:

1. Pequenos para a idade gestacional (PIG): quando o peso estiver abaixo do percentil 10 da curva de crescimento adotada como referencial, de acordo com a idade gestacional.
2. Recém-nascidos adequados para a idade gestacional (AIG): quando o peso de nascimento estiver entre os percentis 10 e 90, segundo a idade gestacional.
3. Grande para a idade gestacional (GIG): quando o peso estiver acima de percentil 90, de acordo com a idade gestacional.
4. Recém-nascidos a termo, nascidos entre 38 e 42 semanas, poderão ser PIG, AIG ou GIG, dependendo do percentil que estiverem na curva de crescimento, conforme citado nos itens 1, 2 e 3.
5. Recém-nascidos pós-termo, aqueles com mais de 42 semanas de idade gestacional, também poderão ser PIG, AIG ou GIG, dependendo do percentil que estiverem na curva de crescimento a exemplo das categorias anteriormente citadas.

A perda ponderal verificada durante os primeiros dias de vida é variável, conforme o peso de nascimento da criança; quanto mais prematura, maior a perda e o período necessário para a recuperação. Admite-se para os

RNT (recém-nascidos a termo) perdas ponderais de até 10% do peso ao nascimento recuperado até o décimo dia de vida. O ganho ponderal geralmente aceito para esta categoria de recém-nascidos é de 20 a 30 g por dia. Em relação ao RNPT, freqüentemente, utilizam-se curvas de crescimento intra-útero para comparar o crescimento, tomando-se a idade pós-conceptual corrigida. Deve-se considerar que perdas de peso além do mencionado e/ou falta de ganho ponderal durante o período neonatal constituem agravo nutricional que compromete a sobrevida dessas crianças, sobretudo se a perda situar-se acima de 20% do peso de nascimento. A medida do peso corpóreo deverá ser realizada em balança adequada ao recém-nascido, previamente calibrada, estando a criança despida.

O comprimento do recém-nascido é dado antropométrico de importância durante o período neonatal, porém sempre considerado em conjunto com a idade gestacional. O comprimento deverá ser aferido com o recém-nascido em decúbito dorsal com o antropômetro de Harpenden, cuidando-se para que a extremidade fixa esteja junto ao pólo cefálico e a móvel deslocada até a superfície plantar, evitando-se a flexão dos joelhos.

Deve ser destacada a relação entre peso e comprimento, que apresenta maior valor na caracterização do crescimento desproporcional. A taxa numérica entre o peso de nascimento (em gramas) e o comprimento (em centímetros) reflete a quantidade de tecido adiposo e a proporcionalidade das medidas corporais, não levando em conta a idade gestacional, o que prejudica a avaliação dos recém-nascidos pré-termo, que também serão erroneamente considerados desnutridos intratáveis. O índice ponderal de Rohrer trata de uma relação matemática entre o peso de nascimento (PN — em gramas) e o comprimento (CN — em centímetros) elevado ao cubo, conforme a fórmula abaixo:

$$\text{Índice ponderal (IP)} = PN(g) \times 100 / CN^3 \text{(cm)}$$

Esse índice apresenta algum interesse na discriminação dos recém-nascidos com retardo de crescimento intra-uterino. Seriam simétricos aqueles com sofrimento fetal crônico e assimétricos aqueles que tivessem desnutrição intra-útero de caráter agudo, penalizando mais o peso que a estatura, típico das patologias que afetam o último trimestre da gravidez.

O perímetro cefálico é dado de importância variável ao nascimento, segundo a idade gestacional. É importante como indicador do crescimento do sistema nervoso central em recém-nascidos e lactentes.

As pregas cutâneas e a área muscular do braço podem fornecer informações a respeito do estado nutricional do recém-nascido, principalmente quanto a avaliação da gordura corpórea e da massa muscular. No entanto, são medidas tecnicamente difíceis de se obter em recém-nascidos, especialmente os de muito baixo peso. Deve-se utilizar aparelho específico (plicômetro) devidamente calibrado para esse fim.

Nas Tabelas 6-1 e 6-2 estão as classificações dos estados de desnutrição da criança.

A classificação de Gomes baseia-se no déficit de peso para idade (P/I) com padrão de referência regional para crianças abaixo de 2 anos de idade e a classificação de Waterlow define estágios do estado nutricional baseados no peso para estatura (P/E) e estatura para idade (E/I) do NCHS para crianças acima de 2 anos de idade.

Tabela 6-1. Classificação nutricional de Gomes e Waterlow

P/I%	Grau de desnutrição
91–100%	Normal
76–90%	Desnutrição leve ou 1º grau
61–75%	Desnutrição moderada ou 2º grau
< 60%	Desnutrição grave ou 3º grau

Tabela 6-2. Classificação de Waterlow				
	Eutrofia (normal)	*Desnutrição leve*	*Desnutrição moderada*	*Desnutrição grave*
Desnutrição aguda = P/E (Percentil 50 NCHS) *Wasting*	90–100%	80–89%	70–79%	< 70%
Desnutrição crônica = E/I (Percentil 50 NCHS) *Stunting*	95–105%	90–94%	85–89%	< 85%

AVALIAÇÃO LABORATORIAL

Os testes bioquímicos utilizados para a avaliação da desnutrição protéico-energética leve ou moderada podem oferecer dois tipos de informação:

1. Avaliação estática: quando dosagens isoladas podem confirmar ou auxiliar mensurações clínicas e/ou antropométricas.
2. Avaliação dinâmica: baseada em mensurações seriadas, permitindo avaliação do tratamento no decorrer no tempo.

A dosagem das proteínas viscerais (Tabela 6-3), principalmente quando realizadas concomitantemente à avaliação de proteínas de fase aguda (com destaque para a dosagem de proteína C-reativa), pode auxiliar de maneira significativa a caracterização do estado nutricional do paciente.

Tabela 6-3. Meia-vida das principais proteínas viscerais	
Proteína	*Meia-vida*
• Albumina	20 dias
• Transferrina	8 dias
• Pré-albumina	2 dias
• Fibronectina	24 horas
• Proteína ligada ao retinol	12–24 horas

A proteína visceral ideal deveria apresentar características como: meia-vida biológica reduzida, pequeno "pool" sérico e rápida responsividade quando houver deficiência ou repleção protéica. A albumina sérica apresenta meia-vida longa, baixa sensibilidade e especificidade para diagnosticar desnutrição aguda. Os níveis de normalidade não apresentam total definição no recém-nascido pré-termo. A transferrina, embora apresente meia-vida mais curta, tem problemas semelhantes à albumina, inclusive quanto à normalidade dos níveis no recém-nascido pré-termo. A proteína ligada ao retinol parece ser mais sensível que a albumina e a transferrina, mas o seu papel no paciente gravemente doente, por exemplo, ainda não é claro. Além disso seus níveis são afetados na deficiência de vitamina A, zinco e disfunção hepática. A pré-albumina avaliada juntamente com a proteína C-reativa tem mostrado melhor sensibilidade para alterações agudas do estado nutricional.

Possíveis relações entre a imunidade celular e o estado nutricional têm sido descritas. A contagem de linfócitos totais inferior a 1.800 mm^3 tem sido valorizada quando associada a outros índices, mas parece refletir mais adequadamente a doença de base do que o grau de desnutrição.

A avaliação do metabolismo protéico pode ser realizada por vários métodos, entre os quais: índice creatinina/altura, excreção urinária de 3 metil-histidina, dosagem do nitrogênio uréico urinário associado à amônia urinária, balanço nitrogenado e perfil sérico de aminoácidos e a repleção protéica medida pela uréia urinária.

A maioria dessas dosagens é utilizada apenas em estudos clínicos ou experimentais, não sendo provas rotineiras de avaliação nutricional/metabólica. Como fator complicador há poucos dados a respeito de padronização de tais métodos no período neonatal, principalmente no recém-nascido pré-termo.

O balanço nitrogenado pode ser mais útil e fidedigno para a avaliação do estado protéico. Este se baseia na verificação de todas as perdas de nitrogênio ocorridas no período de 24 horas e na comparação das mesmas com o total de nitrogênio ingerido durante o mesmo período. O paciente gravemente doente na grande maioria das vezes apresenta balanço nitrogenado negativo.

$$N \text{ RETIDO} = N \text{ INGERIDO} - (N \text{ FECAL} + N \text{ URINÁRIO})$$

A despeito das vantagens, há importantes limitações e erros inerentes à técnica de balanço. Os erros tendem a superestimar a ingestão e subestimar as perdas, ocasionando balanços erroneamente positivos. A técnica é onerosa e demorada, dificultando a utilização na prática diária. A verificação da boa correlação entre a somatória do nitrogênio uréico urinário e a amônia urinária como reflexo do nitrogênio uréico total tem facilitado as estimativas.

A avaliação do aminograma sérico tem demonstrado valor quer no diagnóstico nutricional com relação ao estado protéico, quer na monitorização seqüencial do suporte metabólico/nutricional. Os pacientes gravemente doentes freqüentemente apresentam maior consumo muscular dos aminoácidos de cadeia ramificada (leucina, isoleucina e valina).

A avaliação metabólica quanto aos eletrólitos, vitaminas, oligoelementos e hemoglobina faz parte de uma monitorização nutricional/metabólica mais adequada e completa.

A medida do gasto energético tem sido de grande utilidade para melhor adequação da oferta de calorias, evitando-se a possibilidade de *overfeeding*. A quantidade de energia gerada pelo organismo, ou taxa metabólica, pode ser mensurada por métodos diretos ou indiretos.

Na calorimetria direta se pretende determinar a energia real despendida num determinado período, colocando-se a criança numa câmara construída para esse fim. O princípio é o mesmo da bomba calorimétrica, onde o calor desprendido pela criança é absorvido pela água nas serpentinas que circundam a câmara. Trata-se de metodologia trabalhosa e de alto custo. Na calorimetria indireta a taxa metabólica pode ser mensurada através da determinação do consumo de O_2 e da produção de CO num determinado período de tempo.

O quociente respiratório (QR) é a relação entre os moles de CO_2 expirado/moles de O_2 consumido. Existe uma relação direta entre esses parâmetros e o gasto de energia em calorias/m^2/hora. Tal método tem a vantagem de utilizar equipamento mais simples e barato. Pode ser aplicado nas condições de repouso ou em condições de atividade física variada.

O gasto metabólico basal (GEB) é definido como a quantidade mínima de energia que o corpo necessita na situação de repouso e em jejum. Esta é medida através de calorimetria indireta, como em situação de repouso absoluto. No RN, a GEB se situa entre 50 e 60 kcal/kg/dia; para prover crescimento adequado, necessita-se para o RN a termo 100–120 kcal/kg/dia e para o RNPT 120–140 kcal/kg/dia.

Em situações de estresse, a GEB pode estar alterada, para mais ou menos, devendo ser criteriosamente avaliada.

Uma vez que as necessidades energéticas estejam calculadas, é importante que se volte a atenção para o tipo de alimentação que será fornecida. Ao se efetuar os cálculos energéticos dos diversos nutrientes a serem fornecidos, é importante lembrar que as crianças apresentam perdas energéticas maiores que os adultos.

IMPORTÂNCIA DA AVALIAÇÃO METABÓLICA/NUTRICIONAL SEQÜENCIAL

É de pleno conhecimento que qualquer tipo de avaliação metabólica/nutricional é melhor que a ausência de monitorização. Vários estudos têm demonstrado alterações nas taxas de morbimortalidade com a padronização da monitorização metabólica/nutricional e conseqüente intervenção terapêutica.

A monitorização metabólica/nutricional ideal dependerá das condições de atendimento do serviço e poderá ser mais ou menos sofisticada. De preferência o método de avaliação deve possuir aplicabilidade clínica rotineira. Para a escolha do método ideal, as seguintes características seriam desejadas:

1. Ser consistentemente anormal nos pacientes com desnutrição calórico-protéica (alta sensibilidade).
2. Ser normal nos pacientes sem desnutrição calórico-protéica (alta especificidade).
3. Não ser afetado por fatores não nutricionais.
4. Ser sensível a repleção nutricional.
5. Fácil execução.
6. Baixo custo.

A padronização de mensurações antropométricas e laboratoriais pode ser suficiente para o estabelecimento de intervenções terapêuticas adequadas.

FUNÇÃO GASTRINTESTINAL NO RN

Além das funções de digestão, absorção e regulação da osmolaridade, é o intestino o principal órgão linfóide do organismo; encontram-se linfócitos intra-epiteliais, células CD4 e macrófagos desde a 11ª–12ª semana de idade gestacional.

O desenvolvimento da função imunológica e digestiva do recém-nascido, especialmente pré-termo, depende também de diversos fatores hormonais e nutricionais presentes no leite humano (Tabela 6-4).

Tabela 6-4. Fatores biológicos no leite humano que promovem a maturação intestinal

- Fator de crescimento epidérmico (EGF)
- Fator de crescimento neural
- Somatomedina C
- Fator de crescimento insulino-símile
- Insulina, cortisol, tiroxina
- Lactose (ácido butírico)
- Nucleotídeos
- Citocinas
- Aminoácidos: taurina/glutamina

A doença que acomete o RN, a falta de leite humano e o jejum podem ocasionar graves alterações em nível do intestino com a perda da função de barreira, promovendo a translocação bacteriana (sepse endógena) e desencadeando freqüentemente o quadro de enterocolite necrosante (Tabela 6-5).

A translocação bacteriana intestinal está facilitada no RNPT e gravemente doente, quando comparado ao RNT. Os fatores preponderantes envolvidos são: alterações na microflora intestinal, diminuição da resposta imune e incompetência da barreira epitelial intestinal. No recém-nascido há um menor número de espécies

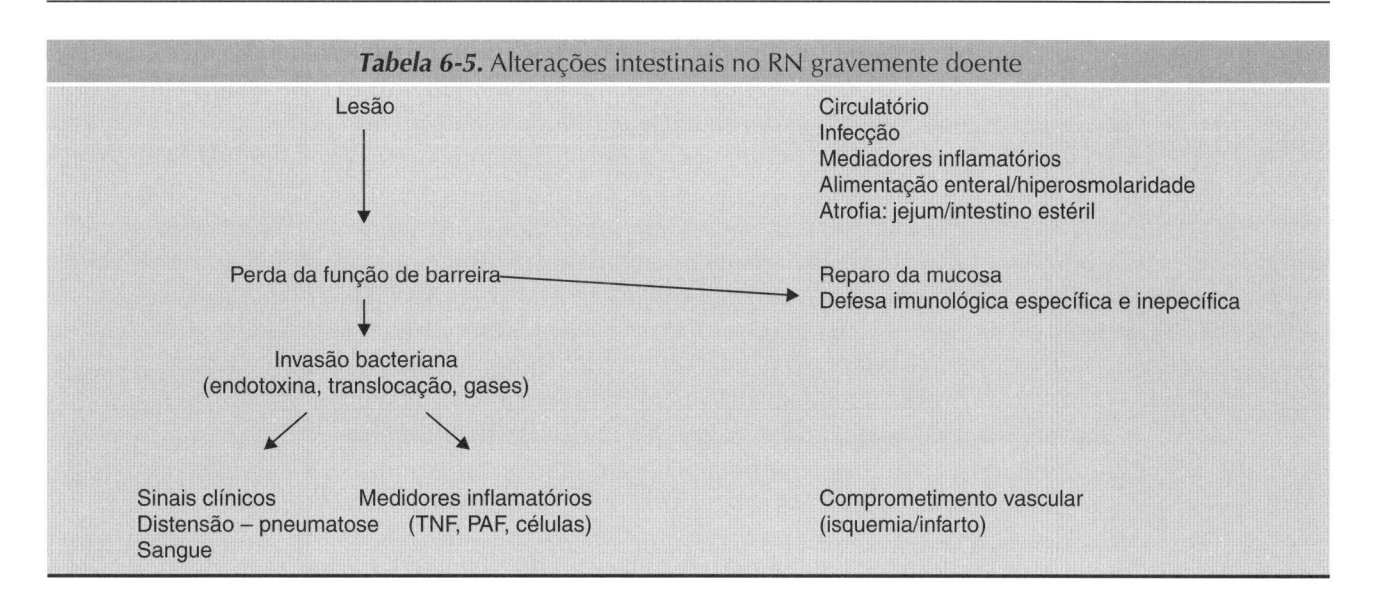

Tabela 6-5. Alterações intestinais no RN gravemente doente

```
Lesão                                         Circulatório
  │                                           Infecção
  │                                           Mediadores inflamatórios
  │                                           Alimentação enteral/hiperosmolaridade
  ▼                                           Atrofia: jejum/intestino estéril
Perda da função de barreira ─────────────►    Reparo da mucosa
  │                                           Defesa imunológica específica e inepecífica
  ▼
Invasão bacteriana
(endotoxina, translocação, gases)
     ↙           ↘
Sinais clínicos   Medidores inflamatórios     Comprometimento vascular
Distensão –       (TNF, PAF, células)         (isquemia/infarto)
pneumatose
Sangue
```

de bactérias na microbiota intestinal, que pode levar a menor competição, supercrescimento bacteriano e possível translocação bacteriana. O RNPT tem somente 30% da atividade de lactase do RNT. Isto leva a aumento da quantidade de carboidratos no intestino que pode agir como excelente substrato para o crescimento de enterobactérias. O jejum prolongado, por seus efeitos deletérios no epitélio intestinal (atrofia da mucosa, diminuição da absorção e ausência de competição da microbiota intestinal), propicia a translocação bacteriana, aumentando a chance de ocorrerem enterocolite necrosante e sepse. Esse efeito pode ser minimizado pela oferta enteral precoce, pois a fermentação bacteriana de carboidratos resulta em ácidos graxos de cadeia curta, principalmente o butírico, que apresentam função trófica sobre o epitélio intestinal. Além disso, a nutrição enteral melhora a tolerância à glicose, por gerar precursores neoglicogênicos (piruvatos, lactatos, alanina e glicerol), ácidos graxos não esterificados e corpos cetônicos (beta-hidroxibutirato e acetoacetatos).

Muitos aspectos relacionados à propulsão de nutrientes fornecidos por via enteral se encontram imaturos no RNPT. O esvaziamento gástrico é significativamente retardado no RNPT quando comparado ao RNT (imaturidade da função motora antral, duodenal e ausência de atividade coordenada entre as duas regiões). O trânsito intestinal também é lentificado no RNPT. Os testes de avaliação de trânsito colônico são de difícil aplicabilidade nessa faixa etária e de interpretação duvidosa. A regulação autonômica da motilidade também se encontra imatura no RNPT. Os padrões de contratilidade motora intestinal são desorganizados quando comparados àqueles que não tiveram intercorrências.

A capacidade de absorção do trato gastrintestinal para vários tipos de nutrientes parece depender do seu grau de maturidade. Para a lactose, especificamente, parece haver diferentes graus de má absorção secundária a deficiência congênita de lactase (muito rara), intolerância transitória à lactose, deficiente hidrólise de lactose e alteração da microbiota intestinal.

O leite humano desempenha papel primordial na maturação intestinal e nutrição do RN criticamente doente.

As UTI neonatais devem promover o aleitamento materno, pois este se constitui no melhor suporte nutricional metabólico para essas crianças.

TERAPÊUTICA METABÓLICA/NUTRICIONAL

As necessidades metabólicas e nutricionais do RN são relativamente maiores que as da vida adulta, conseqüentes ao crescimento, uma vez que o RN tem uma taxa metabólica mais acelerada e rápida reciclagem de nutrientes. O RN gravemente doente, em geral, apresenta estado hipercatabólico e maior necessidade de suporte nutricional adequado. Este tipo de paciente tem acentuada alteração das vias metabólicas normais, conforme já descrito, e o suporte nutricional deve corresponder a tais modificações. As necessidades energéticas protéicas estão aumentadas (Tabela 6-6).

Tabela 6-6. Necessidades energéticas e de aminoácidos em crianças

	Aminoácidos (g/kg/dia)	Energia (cal/kg/dia)
RN pré-termo	2,7–3,5	70 a 90
RN termo	2,0–2,5	80 a 100
Lactentes (1m–2 anos)	2,0–2,5	90 a 110

A oferta de nutrientes deve ser administrada preferencialmente por via enteral. Quando houver impossibilidade, deve-se optar pelo suporte misto (parenteral e enteral) e, em último caso, pelo suporte parenteral exclusivo.

A nutrição enteral é uma técnica alimentar em que a via digestiva, fisiológica, é utilizada para receber dietas especiais ou não por sondas; a longo prazo, podem-se utilizar estomias.

As contra-indicações ocorrem nos casos de peritonite, obstrução intestinal, íleo paralítico, hemorragias gastrintestinais, vômitos incoercíveis e diarréias intratáveis que nitidamente pioram com a oferta de dieta.

O leite produzido pela própria mãe do RNPT é o mais indicado para a sua alimentação. O leite humano obtido de banco de leite humano, obedecidas as normatizações da vigilância sanitária, poderá ser utilizado em caso de falta de leite materno, especialmente durante os períodos de transição e estabilização de recém-nascidos gravemente doentes. Os aditivos do leite humano ("fortificantes") podem ser interessantes a partir do momento em que o RN tenha maturação adequada, ingressando na fase de crescimento rápido.

Na impossibilidade do uso do leite materno, lança-se mão de fórmulas especiais para prematuros que, apesar de não serem substitutas, preenchem algumas necessidades dessas crianças, principalmente em relação a proteínas, cálcio e fósforo. Alguns módulos nutricionais, como TCM e polímeros de glicose, podem ser utilizados em algumas situações (exemplo: displasia broncopulmonar) em que se deseja enriquecimento calórico e baixa osmolaridade da fórmula oferecida. As fórmulas elementares ou semi-elementares podem estar indicadas nas intolerâncias graves aos dissacarídeos, especialmente lactose ou alergia à proteína do leite de vaca, ou ainda na síndrome do intestino curto e insuficiência hepática com má absorção de gorduras (esteatorréia).

São inúmeras as vantagens do suporte metabólico enteral, entre as quais se destacam: utilização e estimulação dos processos metabólicos intestinais normais, estímulo trófico intestinal, eficácia na profilaxia de translocação bacteriana, facilidade de preparação e administração, menor risco de infecção relacionado ao procedimento e menor custo. A translocação bacteriana corresponde a importante via de infecção nosocomial. A manutenção adequada do trofismo do enterócito, relacionado a liberação de hormônios intestinais, diminui a possível entrada de bactérias pela mucosa intestinal.

Discute-se a respeito da oferta enteral em recém-nascidos infectados, pois a própria alimentação pode provocar a translocação bacteriana, a enterocolite e a sepse. Por outro lado, o jejum, levando à atrofia da mucosa e à alteração da microbiota, também aumenta a ocorrência de infecções. No entanto, o jejum é prejudicial à maturação natural do intestino, que começa na vida intra-uterina, na qual o líquido amniótico deglutido tem importante papel nutricional sobre a mucosa intestinal, propiciando a formação de uma barreira intestinal íntegra. A nutrição trófica pode ser iniciada nos primeiros dias de vida, com 0,5 a 1 ml/hora de água destilada, através de infusão orogástrica contínua. Esse procedimento tem por finalidade repor água livre, manter a motilidade intestinal e favorecer a maturação do intestino. No momento em que o recém-nascido apresentar alguma estabilidade, deve se iniciar a nutrição enteral com leite materno, através de infusão orogástrica contínua no volume de 0,5 a 1 ml/hora/dia, aumentando-se diariamente na mesma razão, conforme a tolerância do RN.

Nas unidades de terapia intensiva freqüentemente se utilizam sondas de polietileno, cloreto de polivinil ou poliuretano (naso ou orogástrica) para a infusão de dietas. Outros acessos utilizados ao trato gastrintestinal são através de técnicas cirúrgicas (gastrostomias e raramente jejunostomias). A alimentação transpilórica não está indicada em recém-nascidos, pois está associada à maior freqüência de enterocolite necrosante.

A experiência com a administração de nutrientes por sondas gástricas é grande no período neonatal, sem apresentar riscos evidentes de aspiração pulmonar quando comparada à via duodenal, além de reduzir o custo do suporte nutricional. Teoricamente, o uso da gavagem contínua reduziria a ocorrência de apnéias, de distensão abdominal e de refluxo gastroesofágico, porém aumentaria a ocorrência de infecções (maior exposição dos equipos e conexões ao ambiente) e de alterações físico-químicas da dieta infundida. No entanto, a gavagem intermitente (a cada duas ou três horas) é considerada mais fisiológica, sendo o procedimento de escolha na alimentação do RNPT. A administração contínua será utilizada nos RN que não toleram a intermitente, especialmente os intubados e RN de muito baixo peso. A sonda nasogástrica deve ser trocada a cada 24 horas e a orogástrica a cada 72 horas.

Preconiza-se a administração de dieta através da gravidade e não tem *bolus*. Antes de cada oferta deve-se aspirar a sonda para verificar a presença de resíduo e, após a administração, o recém-nascido deverá ser colocado em decúbito ventral elevado. Se o RNPT recusar a alimentação adequada ou apresentar resíduo gástrico, deve-se detectar a causa. Caso ocorram vômitos, cianose ou distensão abdominal, a dieta deve ser suspensa, pois qualquer alteração quanto à aceitação alimentar pode ser o primeiro sinal de doença nessas crianças.

Em recém-nascidos abaixo de 34 semanas de idade gestacional, a alimentação deve sempre ser iniciada através de gavagem, contínua ou intermitente. Entre 34 e 36 semanas deve-se observar se o recém-nascido apresenta sucção–deglutição coordenadas, para então ser liberada a alimentação por via oral. Nos RNPT com 36 semanas, normalmente, o seio materno já pode ser prescrito nas primeiras mamadas.

Quando o trato gastrintestinal não puder ser utilizado ou sendo necessária a complementação calórico-protéica, há a possibilidade de manutenção do estado nutricional através do suporte parenteral. A administração de nutrientes deve ser feita, de preferência, por via periférica, já que grande parte das complicações da via central são relacionadas ao cateter venoso central.

A fonte de nitrogênio da nutrição parenteral advém das soluções de aminoácidos cristalinos. Para que haja metabolismo protéico eficiente é necessária a existência de proporções adequadas de cada aminoácido. A presença de baixas concentrações intracelulares de aminoácidos pode ser conseqüente a diminuição de entrada no espaço extracelular, redução no catabolismo protéico ou aumento da utilização.

O desbalanço dos aminoácidos intracelulares nos pacientes com hipercatabolismo pode ser um dos problemas fundamentais da nutrição celular, afetando adversamente a síntese protéica. Nas soluções atuais as ofertas de glicina, fenilalanina, leucina e treonina são grandes, enquanto que as necessidades de valina, serina, lisina e histidina são relativamente pequenas para o paciente gravemente doente. Os aminoácidos como glutamina, tirosina, cistina e taurina não estão incluídos nas formas metabolizáveis. Para melhor adequação das soluções para este tipo de paciente, estes aminoácidos necessitam de incorporação nas futuras soluções. A glutamina, especificamente, parece ser importante na manutenção do trofismo da célula intestinal e manutenção da barreira mucosa. Os recém-nascidos gravemente doentes, principalmente os pré-termo, apresentam imaturidade dos sistemas enzimáticos, limitando a produção de alguns aminoácidos e lipídeos (cisteína, taurina, glutamina, colina, inositol e carnitina). Esse fato torna esses nutrientes "condicionalmente essenciais" para essas crianças.

A quantidade de glicose ofertada determinará a concentração da solução. Quando a via central é utilizada para a administração de nutrientes, a concentração da solução pode chegar a 20%. O uso de soluções mais hipertônicas pode provocar tromboflebites, diurese osmótica, desidratação e hemorragias. O controle das alterações glicêmicas deve ser freqüente, enquanto o paciente receber suporte parenteral.

As emulsões lipídicas fornecem os ácidos graxos essenciais como uma fonte adicional de energia. Estudos têm revelado a importância da carnitina no transporte de ácidos graxos livres derivados dos triglicerídeos de cadeia longa e o potencial benefício da adição dessa substância nessas soluções.

As emulsões lipídicas mais específicas para o período neonatal são as preparadas a partir de óleos de soja, girassol e peixe, por apresentarem uma concentração adequada de ácidos graxos ômega 3. Os ácidos graxos de cadeia média, diferentemente dos de cadeia longa, em geral não precisam de carnitina para o seu transporte. Teoricamente, são fonte de energia mais rapidamente utilizável que os triglicerídeos de cadeia longa. Há emulsões no mercado que contêm uma mistura de triglicerídeos de cadeia longa e média. Outras vantagens das emulsões lipídicas incluem: isotonicidade em relação ao plasma (podem ser utilizadas por via periférica), maior fornecimento calórico por molécula metabolizada, efeito poupador de nitrogênio em relação à glicose e menor sobrecarga de CO_2 ao sistema respiratório após a metabolização. Os lipídeos são geralmente administrados em infusão contínua em doses iniciais de 0,5 g/kg/dia até um máximo de 3 g/kg/dia.

Muitos dos oligoelementos (principalmente ferro, iodo, zinco, cobre, manganês, cromo, selênio e flúor) são considerados essenciais para o RN. As deficiências desses elementos surgem, principalmente, nos indivíduos que recebem suporte parenteral exclusivo por tempo mais prolongado. Contudo a nutrição parenteral deve conter soluções com esses elementos, ao menos em doses de manutenção, desde suas fases iniciais.

Há aumento das necessidades de vitaminas. A vitamina A tem importante ação em nível do epitélio pulmonar e as vitaminas C e E têm ação antioxidante em conjunto com *glutation* oxidase derivada do selênio.

As principais recomendações para nutrição parenteral em RN gravemente enfermo estão indicadas na Tabela 6-7.

Pode haver *overfeeding* quando a oferta de calorias ou outros substratos específicos exceder as necessidades para manter a homeostase metabólica. Tais necessidades podem modificar-se substancialmente durante a resposta metabólica ao estresse. O excesso de oferta durante a resposta metabólica pode sobrecarregar adicionalmente os pulmões (aumento da produção de CO_2 secundário a metabolização de carboidratos) e o fígado (esteatose hepática) (Tabela 6-8). Desse modo, é extremamente importante a avaliação adequada das necessidades do indivíduo nas variadas fases da doença.

Tabela 6-7. Recomendações para o suporte nutricional parenteral de recém-nascidos doentes

Calorias
- Determinadas pela calorimetria indireta estimada ~ 105–125 kcal/kg/dia

Glicose
- ≤ 4 mg/kg/min ou 0,7 g/k/dia
- 50%–30% do total de calorias
- 60%–40% das calorias não protéicas

Lipídeos
- ~ 0,5 mg/kg/min ou 0,7 g/kg/dia
- 25%–30% do total de calorias
- 30%–40% das calorias não protéicas

Aminoácidos
- 1,5–2,5 g/kg/dia
- 15%–20% do total das calorias não protéicas

Vitaminas minerais e micronutrientes
- RDA + suplementação de vitamina K

Tabela 6-8. Conseqüências da hiperalimentação em RN gravemente doentes

- Hipertrigliceridemia
- Hiperglicemia
  - Hiperosmolaridade
  - Diurese osmótica
  - Desidratação
- Complicações respiratórias
  - Aumento da produção de CO_2
  - Aumento do volume minuto
  - Prolongamento do suporte ventilatório
- Disfunção hepática
  - Depósito de gordura
  - Colestase
  - Esteatose
- Hepatomegalia
- Azotemia
- Piora da função imune

PONTOS-CHAVES

1. A avaliação nutricional seqüencial com diferentes parâmetros é o melhor método de avaliação nutricional.
2. A associação de métodos clínicos (antropométricos) e laboratoriais é útil no aumento da sensibilidade e especificidade da avaliação.
3. Não há padrão ouro para avaliação nutricional. Ocorre maior eficácia com a associação de métodos.

LEITURAS SUGERIDAS

Apelgren KN, Rombeau JL, Twomey PL, Miller RA. Comparison of nutrition indices and outcome in critically ill patients. *Crit Care Med.* 10:305, 1982.

ASPEN — Board of Directors. Guidelines for the use of parenteral and enteral nutrition in adult and pediatric critical care. *JPEN.* 17:47SA, 1993.

ASPEN — Postgraduate Course 3 — Nutritional management of the pediatric critical care patient. 19th Clinical Congress, Miami, USA, 1995.

Barton RG. Nutrition support in critical illness. *Nutrition in Clinical Practice.* 9:127, 1994.

Benjamin DR. Laboratory tests and nutrition assessment. Protein-energy status. *Ped Clin North Am.* 36:139, 1989.

Berseth CL. Gastrointestinal motility in the neonate. *Clinics in Perinatology* 23:179, 1996.

Cardoso AL. Metabolismo energético. *In:* Telles Júnior M, Tannuri U: *Suporte Nutricional em Pediatria.* São Paulo: Atheneu, 1994. p. 117.

Carrazza FR, Kimura MH. Avaliação nutricional. *In:* Telles Jr., Tannuri U: *Suporte Nutricional em Pediatria.* São Paulo: Atheneu, 1994. p 39.

Cerra FB. Metabolic manifestations of multiple systems organ failure. *Crit Care Clin.* 5:119, 1989.

Chwals WJ. Overfeeding the critically ill child. Factor or fantasy? *New Horizons.* 2:147, 1994.

Delgado AF. Avaliação nutricional de lactentes infectados graves recebendo Nutrição Parenteral Total em Terapia Intensiva. Dissertação de Mestrado — FMUSP, 1994.

Falcão MC, Feferbaun R. Terapia nutricional em situações especiais. Recém-nascido pré-termo. *In:* Falcão MC, Carraza FR: *Manual Básico de Apoio Nutricional em Pediatria*. São Paulo: Atheneu, 1999. p. 71.

Hamosh M. Digestion in the newborn. *Clinics in Perinatology.* 23:191, 1996.

Heird WC, Gomez MR. Total parenteral nutrition in necrotizing entercolitis. *Clinics in Perinatology.* 21:389, 1994.

Herin P, Aperia A. Neonatal kidney, fluids, and electrolytes. *Current Opinion in Pediatrics.* 6:154, 1994.

Konstantinides FN. Nitrogen balance in clinical nutrition. *Nutr Clin Pract.* 7:231, 1992.

La Gamma EF, Browne LE. Feeding practices for infants weighing less than 1500 g at birth and the pathogenesis of necrotizing enterocolitis. *Clinics in Perinatology.* 21:271, 1994.

Mackay MW, Fitzgerald KA, Jackson D. The solubility of calcium and phosphate in two specialty amino acid solutions. *JPEN.* 20:63, 1996.

Mickell JJ. Urea nitrogen excretion in critically ill children. *Pediatrics.* 70:949, 1982.

Pollack MM, Wiley JS, Holbrook PR. Early nutrition depletion in critically ill children. *Crit Care Med.* 9:580, 1981.

Van Beek RHT, Carnielli VP, Sauer PJJ. Nutrition in the neonate. *Current Opinion in Pediatrics.* 7:146, 1995.

Zelikovic I, Chesney RW, Friedman AL, Ahlfors CE. Taurine depletion in very low birth weight infants receiving prolonged total parenteral nutrition. Role of renal immaturity. *J Pediatric.* 116:301, 1990.

Capítulo 7

Nutrição e Imunidade

OBJETIVOS

1. Reconhecer a importância da imunomodulação a partir do trofismo do tecido linfóide.
2. Reconhecer a ação de determinados nutrientes na resposta imune sistêmica e o nível de evidência de cada uma dessas medidas.

INTRODUÇÃO

Infecção, trauma, câncer e doenças inflamatórias crônicas ativam o sistema imune, o qual sintetiza substâncias (reagentes do oxigênio, citocinas, eicosanóides, anticorpos) com o objetivo de neutralizar e eliminar toxinas e patógenos e restaurar a função normal dos tecidos. Esse mecanismo inclui uma ação vigilante e integrada de diferentes células em diferentes tecidos, dentre os quais encontra-se o tecido imune associado ao tubo gastrintestinal (GALT), o maior tecido imune, quando avaliado isoladamente no organismo humano, e que repercute direta e intensamente na resposta imune como um todo.

As variações da normalidade da nutrição, tanto para menos quanto para mais, suprimem o sistema imune, constituindo-se na maior causa de imunodeficiência adquirida em humanos. Má nutrição implica em má imunidade, atrofia da mucosa do tubo digestivo, facilidade para o surgimento de infecção, a qual repercute ainda mais na nutrição com adicional piora na resposta imunológica, e assim por diante, em um ciclo vicioso.

IMUNOMODULAÇÃO E O INTESTINO

O tecido linfóide associado ao intestino (GALT) representa um sistema imune único no organismo, com funções de proteção do organismo (efeito *barreira*) contra patógenos e toxinas que entram em contato com as mucosas, mas toleram nutrientes que serão absorvidos e metabolizados *(substrato energético)*. Este tecido imune é formado por *Placas de Peyer* (tecido linfóide estruturalmente situado na intimidade da luz intestinal), lâmina própria (contém leucócitos) e linfócitos intra-epiteliais.

A aderência bacteriana é uma condição indispensável para a ação de bactérias ou outros patógenos que eventualmente invadam o tubo digestivo. Com a finalidade de evitar a aderência bacteriana, existe um conjunto de mecanismos imunes e não imunes. Entre eles incluem-se a produção de muco, a descamação celular, a peristalse, o movimentação ciliar e secreção de água. A ação imune antiaderência compreende a produção e secreção da IgA secretora (IgA-s), a mais abundante imunoglobulina em secreções externas.

Muitos estudos demonstram a redução dessa imunoglobulina em situações de importante estresse (queimados, politraumatizados, sepse, pancreatite). Por outro lado, tem sido documentada aumentada aderência bacteriana em situações em que a produção de IgA-s é diminuída. Finalmente, durante estresse, também documenta-se redução da IgA-s nas secreções pulmonares com incidência aumentada de pneumonia.

A manutenção de uma barreira intestinal íntegra parece desejável em população de pacientes de risco, como queimados, vítimas de trauma e sépticos, e isto inclui alguns cuidados que repousam basicamente na precocidade da ação de nutrir, especialmente utilizando o trato gastrintestinal, e na oferta de nutrientes que possam incrementar as ações da mucosa digestiva. Esses nutrientes compreendem membranas lipídicas, fosfolipídeos, fibras solúveis (fermentação a ácidos graxos de cadeia curta, adequação do trânsito e produção de muco) e insolúveis (formação de bolo fecal e produção de muco) e ecoimunonutrição (flora probiótica, especialmente *Lactobacilos plantarum*, especializado em metabolizar a arginina e competir contra bactérias enteropatogênicas pela síntese de óxido nítrico).

Os mecanismos específicos pelos quais a nutrição intraluminal realça a função imune também envolvem ação do sistema nervoso no tubo digestivo e a síntese de neuropeptídeo (somatostatina, polipeptídeo vasoativo intestinal, substância P e peptídeos relacionados a calcitonina) com ação reguladora no sistema imune. Essa ação neuroendócrina pode justificar os potenciais efeitos imunossupressivos da nutrição parenteral. Um aporte enteral mínimo concomitante à nutrição parenteral pode atenuar essa ação imunossupressiva.

NUTRIENTES ESPECÍFICOS E SUAS AÇÕES IMUNOLÓGICAS

A literatura que tem abordado a ação de elementos da nutrição na imunidade é vasta. Infelizmente, ainda faltam comprovadas evidências para o uso regular desses nutrientes, embora revisões e estudos atuais, mais bem desenhados, apontem para uma positiva expectativa em relação aos potenciais benefícios desses nutrientes. Os mais estudados são a glutamina, arginina, ácidos graxos poliinsaturados ômega 3, taurina e nucleotídeos.

Glutamina: é o mais abundante aminoácido no organismo, sendo considerado não essencial no indivíduo saudável. É primariamente sintetizado no músculo esquelético e pulmões e serve a um grande número de propósitos, incluindo a manutenção do equilíbrio ácido-básico, combustível para enterócitos e leucócitos e precursor da síntese de nucleotídeos e *glutation* (antioxidante). Durante estresse com catabolismo, a avidez por glutamina pelos enterócitos e leucócitos pode exceder a síntese, tornando esse aminoácido condicionalmente essencial. A síntese de glutamina muscular é altamente sensível à regulação por glicorticóides e a resposta ao estresse determina um elevado consumo do aminoácido, diminuindo sua produção no *pool* intracelular e implicando na síntese *de novo*. Aproximadamente 60% da glutamina consumida provêm dessa neo-síntese. Com a evolução do processo exaurem-se as reservas naturais e a síntese diminui, tornando bastante atraente a correção através de sua administração exógena.

Uma variedade de estudos investigou os efeitos da suplementação nutricional de glutamina na sepse. Os primeiros relatos que documentaram benefícios com a suplementação de glutamina em humanos foram publicados no início desta década e reportavam-se a administração parenteral deste aminoácido. Atualmente há carência de informações como melhor via, dose e o momento de sua utilização. Acredita-se que a administração enteral limita suas ações ao nível do tubo digestivo sem o impacto sistêmico demonstrado em modelos animais e humanos quando da oferta parenteral. Embora os benefícios da suplementação de glutamina sejam mais evidentes a partir de estudos em modelos experimentais, estudos clínicos sobre seus efeitos existem e sugerem efeitos benéficos no desfecho dos pacientes. A dose proposta oscila na faixa de 0,3 g/kg/dia.

Arginina: é considerado um aminoácido não essencial em indivíduos normais com potenciais propriedades realçadoras da resposta imune em função de ações como estimulação da síntese de hormônio do crescimento, glucagon, prolactina e liberação de insulina. Adicionalmente, é um precursor da síntese de óxido nítrico, um potente reagente do oxigênio e com funções que abrangem a síntese protéica hepática, redução do tono muscular, vasodilatação e redução do crescimento bacteriano e tumoral. Promove retenção nitrogenada e tem papel fundamental no metabolismo do nitrogênio, creatina e síntese de poliaminas, importantes na transcrição do DNA e translação do RNA. Todos esses dados foram demonstrados em estudos em modelos experimentais ou "*in vitro*". Estudos em humanos demonstraram isoladamente algumas dessas propriedades com o aumento da massa do timo, a melhora do ritmo e da qualidade da cicatrização e da melhora de testes imunológicos. Ainda há necessidade de definitiva comprovação e evidência sobre os benefícios da suplementação de arginina na nutrição de pacientes graves no que concerne a mortalidade. Quando administrada, não deve exceder a dose de 5% do valor energético total administrado, evitando-se assim os riscos de pronunciada síntese de óxido nítrico.

Taurina: é um aminoácido sulfurado derivado do metabolismo da metionina e cisteína. Está presente em elevadas concentrações na maioria dos tecidos e em particular nas células que medeiam a resposta inflamatória, tais como os fagócitos polimorfonucleares. Suas funções biológicas ainda permanecem amplamente desconhecidas. Postulam-se ações como estabilização de membranas, síntese de sais biliares, ações antioxidantes, manutenção da homeostasia do cálcio, estimulação da glicólise e glicogênese, modulação do crescimento, osmorregulação e visão.

Estudos *in vitro* demonstram que a taurina mantém a viabilidade de linfócitos cultivados, mantém a capacidade fagocítica de neutrófilos em condições adversas (hiperlipidemia) e possui propriedades antioxidativas em diversas células. Recentemente demonstrou-se que ofertada em uma dose de 3 g/dia para pacientes com diminuída fração de ejeção do ventrículo esquerdo determinava melhora do rendimento cardíaco em relação aos controles após 6 semanas de uso. Portanto, embora considerada como uma molécula inerte, a taurina preenche critérios como importante elemento na regulação das respostas pró-inflamatórias durante o estresse.

Nucleotídeos: servem de unidades estruturais para a síntese de DNA, RNA, ATP e AMP cíclico, além de moléculas responsáveis pela transferência de energia (NAD, NADP e FAD). Essas características permitem a inferência sobre suas propriedades imunomoduladoras. No entanto, não existem evidências de que a suplementação de dietas com nucleotídeos interfira favoravelmente na evolução dos pacientes. Relatos recentes apontam para benefícios na reparação intestinal em doença inflamatória do cólon com a administração parenteral de nucleotídeos

Ácidos graxos ω-3: lipídeos dietéticos são componentes fundamentais para a sobrevivência celular, basicamente na preservação estrutural e funcional das membranas celulares. Ácidos graxos ω-3 e ω-6 não podem ser sintetizados pelo organismo e portanto são componentes essenciais da dieta em humanos. Muitos dos mediadores inflamatórios associados à sepse e à disfunção múltipla de órgãos e sistemas incluem a síntese de prostaglandinas, leucotrienos e fatores plaquetários, os quais são metabólitos de ácidos graxos ω-6. No geral, eicosanóides formados a partir de ácidos graxos ω-3 são menos potentes nas respostas biológicas, incluindo o estímulo a produção de citocinas e respostas inflamatórias. Tem sido bem documentado através de estudos clínicos bem controlados que intervenção dietética com aumentadas quantidades de ácidos graxos ω-3 altera o desenvolvimento de doença cardiovascular, processos inflamatórios, desordens autoimunes, infecção, rejeição a enxertos e doenças renais. Não existe consenso sobre as doses de lipídeos na composição da dieta e a proporção entre esses dois diferentes tipos de ácido graxo. Especula-se uma relação entre ω-6: ω-3 de 3 a 10:1.

Carnitina: é responsável pelo transporte de triglicerídeos de cadeia longa ao interior da mitocôndria para oxidação. Sua síntese está diminuída durante o estresse (não é uma proteína de fase aguda), o que pode comprometer o metabolismo desse tipo de lipídeo e gerar o seu acúmulo plasmático e, portanto, riscos de imunossupressão e piora da função respiratória. Também pode estar diminuída em pacientes submetidos a diálise peritoneal. Nessas situações pode ser necessária a repleção de carnitina. As Figs. 7-1 a 7-4 demonstram diferentes produtos utilizados em terapia nutricional.

ASPECTOS PEDIÁTRICOS

A desnutrição no paciente pediátrico afeta o sistema imunológico contribuindo de forma importante para o aumento da morbimortalidade.

Desde o nascimento é o intestino o grande órgão imunitário da criança. Verifica-se, em fases precoces do desenvolvimento fetal, a presença de placas de Peyer e linfócitos intra-epiteliais (12ª a 14ª semanas de gestação); elementos imunológicos específicos (IgA secretória) e não específicos (acidez gástrica) estão presentes no recém-nascido pré-termo. O leite humano tem primordial importância na ontogenia do trato gastrintestinal do recém-nascido, especialmente pré-termo, auxiliando o desenvolvimento imunológico do intestino através de hormônios (ex.: fator de crescimento epitelial), nutrientes (aminoácidos, ácidos graxos, nucleotídeos). É fonte de imunoglobulinas e leucócitos vivos que atuam diretamente na proteção da criança. Assim, amamentar também é desenvolver o sistema imunológico.

A nutrição enteral na criança apresenta efeito imunomodulador, promove o trofismo intestinal e evita a translocação bacteriana tal como verificado em adultos. A adição às fórmulas infantis de probióticos, aminoácidos (glutamina, taurina, arginina), nucleotídeos, ácidos graxos de cadeia longa (LC-PUFA) tem o primordial objetivo de nutrir melhor a criança; no entanto, discute-se a ação promotora da imunidade desses nutrientes.

PONTOS-CHAVES

1. A tentativa da manutenção de um epitélio digestivo trófico parece adequada em pacientes submetidos a doenças graves com catabolismo. A nutrição específica do tubo digestivo compreende a administração precoce de substratos energéticos, modulada com fibras solúveis e insolúveis e possivelmente agentes probióticos (ecoimunonutrição).

2. O uso de dietas imunomoduladoras, associando glutamina, arginina, taurina, ácido graxo ω-3, carnitina e nucleotídeos, não obteve dos estudos clínicos suficiente nível de evidência que suporte seu uso rotineiro em pacientes de risco com intuito de redução de mortalidade, embora haja dados convincentes quanto a cada um deles proporcionar benefícios como melhorar a cicatrização, melhorar a resposta imune e a retenção nitrogenada. Um problema na avaliação desses nutrientes é a ausência de ensaios que estudem a resposta desses agentes imunomoduladores isoladamente e não combinados em uma mesma dieta, mesmo que suas ações combinadas teoricamente pareçam complementar e incrementar efeitos.

3. É bem estabelecido que a ação de tais nutrientes exige rotas metabólicas viáveis, com enzimas e co-fatores em quantidades adequadas. Estes são muitas vezes representados por vitaminas e oligoelementos, os quais devem compor a prescrição de suporte nutricional.

LEITURAS SUGERIDAS

Alverdy JC, Faber EM. Nutrition and immunity. *In:* Zaloga GP (Ed.): *Nutrition in Critical Care*. Mosby: St Louis, 1994. pp. 545–56.

Andoh A, Bamba T, Sasaki M. Physiological and anti-inflammatory roles of dietary fiber and butyrate in intestinal functions. *JPEN.* 23(Suppl.):S70–S73, 1999.

Barton RG. Immune-enhancing enteral formulas: Are they beneficial in critically ill patients? *NCP.* 12:51–62, 1997.

Bengmark S. (Guest Editor). Imunonutrition. *Nutrition.* 14:563–647, 1998.

Furlano RI, Walker WA. Immaturity of gastrointestinal host defense in newborns and gastrintestinal disease states. *Advances in Pediatrics.* 45:201–22, 1998.

Heyland DK, Cook DJ, Guyatt GH. Does the formulation of enteral feeding products influence infectious morbidity and mortality rates in the critically ill patient? A critical review of the evidence. *Crit Care. Med.* 22:1192–1202, 1994.

Lowry SF, Thompson III WA. Nutrient modification of inflammatory mediator production. *New Horizons.* (Frontiers in Critical Care Nutrition) 2:164–74, 1994.

Mainous MR, Block EFJ, Deitch EA. Nutritional support of the gut: How and why. *New Horizons.* (Frontiers in Critical Care Nutrition) 2:193–201, 1994.

McVay LD. Imunology of the gut. *In* Rombeau JL, Takala J (Eds.): *Gut Disfunction in Critical Illness*. Berlin/Heidelberg/New York: Springer, 1996. pp. 76–101.

Saito H, Furukawa S, Matsuda T. Glutamine as an immunoenhancing nutrient. *JPEN.* 23(Suppl.):S59–S61, 1999.

Tsujinaka T, Kishibuchi M, Lijima S et al. Nucleotides and intestine. *JPEN.* 23(Suppl.):S74–S77, 1999.

Van Acker BAC, Van Meyenfeldt MF, Van der Hulst RRW et al. Glutamine: The pivot of our nitrogen economy? *JPEN.* 23(Suppl.):S45–S48, 1999.

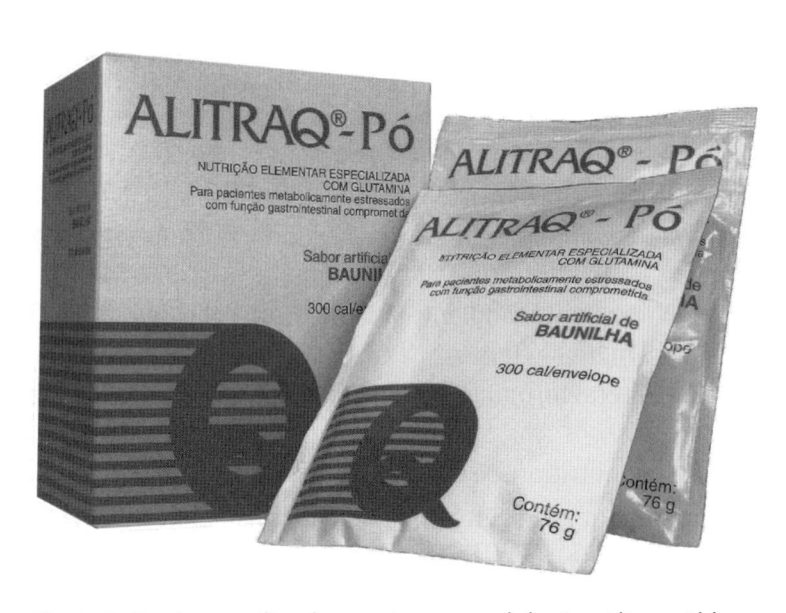

Fig. 7-1. Produtos utilizados em imunomodulação. Alitraq Abbott.

Fig. 7-2. Produtos Support.

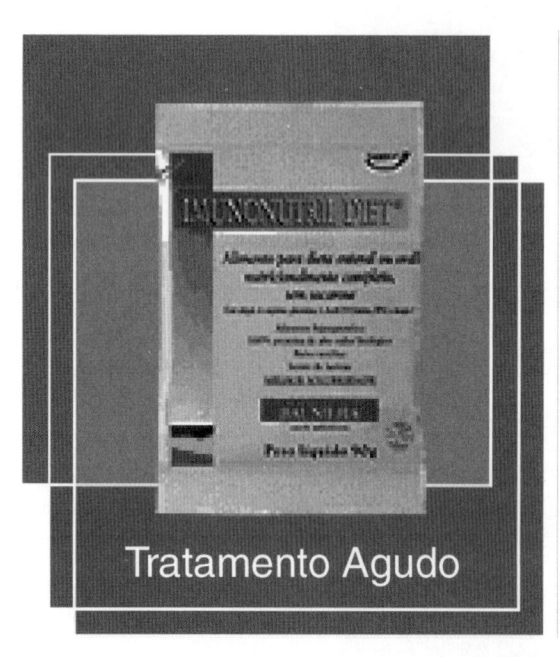

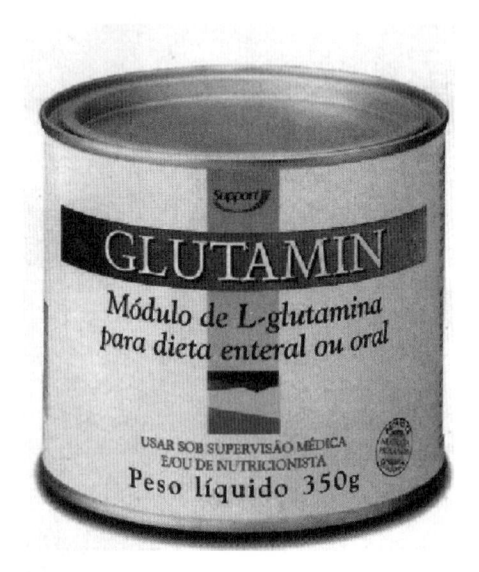

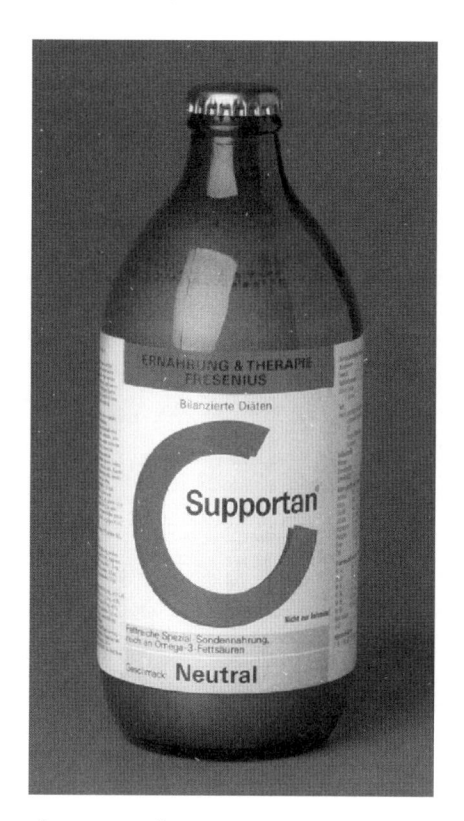

Fig. 7-3. Produto Fresenius – Supportan.

74 Terapia Nutricional no Paciente Grave

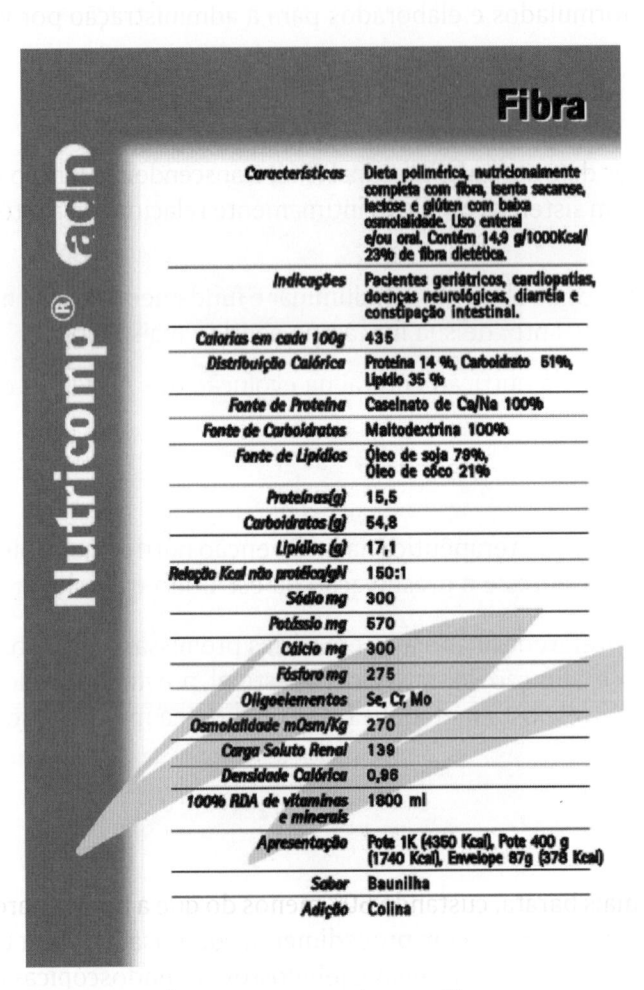

	Fibra
Características	Dieta polimérica, nutricionalmente completa com fibra, isenta sacarose, lactose e glúten com baixa osmolalidade. Uso enteral e/ou oral. Contém 14,9 g/1000Kcal/ 23% de fibra dietética.
Indicações	Pacientes geriátricos, cardiopatias, doenças neurológicas, diarréia e constipação intestinal.
Calorias em cada 100g	435
Distribuição Calórica	Proteína 14 %, Carboidrato 51%, Lipídio 35 %
Fonte de Proteína	Caseinato de Ca/Na 100%
Fonte de Carboidratos	Maltodextrina 100%
Fonte de Lipídios	Óleo de soja 79%, Óleo de côco 21%
Proteínas(g)	15,5
Carboidratos (g)	54,8
Lipídios (g)	17,1
Relação Kcal não protéica/gN	150:1
Sódio mg	300
Potássio mg	570
Cálcio mg	300
Fósforo mg	275
Oligoelementos	Se, Cr, Mo
Osmolalidade mOsm/Kg	270
Carga Soluto Renal	139
Densidade Calórica	0,96
100% RDA de vitaminas e minerais	1800 ml
Apresentação	Pote 1K (4350 Kcal), Pote 400 g (1740 Kcal), Envelope 87g (378 Kcal)
Sabor	Baunilha
Adição	Colina

Fig. 7-4. Produto nutricomp adn com fibra.

Capítulo 8

Nutrição Enteral

A nutrição enteral compreende um conjunto de procedimentos terapêuticos para manutenção ou recuperação do estado nutricional do paciente, através da ingestão controlada de nutrientes, na forma isolada ou combinada, especialmente formulados e elaborados para a administração por via oral ou por sonda.

OBJETIVOS

1. Entender que as funções do trato gastrintestinal (TGI) transcendem a função de simples absorção de alimentos, e que o TGI é um sistema complexo intimamente relacionado à integridade metabólica e imunológica do organismo.
2. Reconhecer que a presença do alimento intraluminar é fundamental para a manutenção da integridade da parede intestinal e, portanto, de sua função no sentido mais amplo.
3. Reconhecer a importância da nutrição enteral na evolução dos pacientes de UTI.

INTRODUÇÃO

A nutrição enteral é a primeira opção terapêutica na intervenção nutricional, pois existe íntima relação entre a presença intraluminar de nutrientes e a preservação da estrutura e fisiologia do trato gastrintestinal.

O uso da via enteral como a preferencial apóia-se em várias premissas: é mais barata, mais fisiológica, mais segura, mantém a morfologia e a função do trato gastrintestinal, previne a translocação bacteriana e propicia melhor evolução, atenuando a resposta metabólica e auxiliando na manutenção da imunidade local e sistêmica.

CUSTO

A nutrição por via enteral é mais barata, custando 50% menos do que a por via parenteral. Deve-se considerar que algumas vezes, no entanto, os gastos com procedimentos que visam a obter um acesso jejunal, como colocação de sondas por endoscopia, gastrostomias e jejunostomias endoscópicas ou cirúrgicas propriamente ditas, elevam os custos finais do suporte nutricional enteral.

SEGURANÇA

Em que pesem problemas relacionados à intubação inadvertida das vias respiratórias por sondas nasoentéricas, deslocamento das mesmas e a conseqüente aspiração de dieta ou alterações relativas à permanência prolongada de sondas nasoenterais, como sinusites, rinites, lesões esofágicas, ou ainda complicações advindas da colocação e manutenção de vias para alimentação enteral, como gastrostomias e jejunostomias, a via enteral mostra-se mais segura uma vez que não rompe barreiras de defesa importantes como faz a parenteral e mantém o principal sistema regulador da absorção e metabolismo dos nutrientes — o trato gastrintestinal e o fígado. Por essas razões é mais fisiológica e segura.

MANUTENÇÃO DA MORFOLOGIA E DA FUNÇÃO DO TRATO GASTRINTESTINAL

Há evidências incontestáveis em animais de laboratório de que o jejum e a nutrição parenteral relacionam-se com atrofia da parede intestinal (diminuição da altura dos microvilos) e conseqüente alteração de sua função expressa em aumento da permeabilidade a alguns solutos como o manitol e a lactulose e diminuição das dissacaridases, alterações essas reversíveis com a introdução de suporte nutricional enteral. Quando transpostos para o homem, os estudos mostram evidências menos convincentes de que, a curto prazo, o jejum ou a nutrição parenteral levem a alterações significativas na estrutura e na função da parede intestinal. Sabe-se, porém, que a presença intraluminar de alguns nutrientes específicos são relevantes para a manutenção do trofismo e função da parede intestinal. São exemplos a glutamina (ou talvez mais precisamente o glutamato) — importante substrato para oxidação à energia e síntese protéica na parede do intestino delgado —, os ácidos graxos de cadeia ultracurta, como o ácido butírico e valérico exercendo papel destacado como fonte de energia para o colonócito, auxiliando a manutenção do trofismo e da função absortiva da parede do cólon. A manutenção do trofismo como um todo é responsável, por exemplo, pela menor incidência de úlceras de estresse, de colecistite alitiásica, etc. Portanto, parece convincente que a NE mantém as funções de absorção, endócrina e de barreira imunológica do trato gastrintestinal.

PREVENÇÃO DA TRANSLOCAÇÃO BACTERIANA

A permeabilidade seletiva da parede intestinal está diretamente ligada à sua integridade. Nos doentes agudamente graves, alterações na permeabilidade da parede intestinal podem levar à translocação bacteriana, explicando a persistência de um quadro séptico na ausência de foco infeccioso definido. Em animais de laboratório, mais uma vez, consegue-se relacionar com clareza as alterações estruturais e funcionais com a presença de translocação bacteriana.

EVOLUÇÃO

Existem inúmeros trabalhos comparando a evolução de doentes graves de acordo com o suporte nutricional que recebem, enteral ou parenteral. Dentre eles os mais recentes e bem estruturados são unânimes em mostrar que os doentes graves em nutrição enteral apresentam índices de infecção muito menores do que os que recebem nutrição parenteral. Tal benefício é mais evidente nos pacientes mais graves, com suporte nutricional precoce, e não parece depender de menor translocação bacteriana. Apesar do grupo alimentado enteralmente ter recebido menos nutrientes (por intolerância digestiva) do que o grupo parenteral, isso não parece ter influenciado sua melhor evolução.

Que outro fator poderia estar influenciando a melhor evolução infecciosa nesses pacientes? Praticamente 50% do sistema reticuloendotelial (SRE) e das células imunológicas são oriundos do intestino; 80% das imunoglobulinas são produzidas no intestino; 50% dos linfócitos T *helper* circulantes com receptores D14 para endotoxinas vêm do intestino. O tecido linfóide intestinal funciona como um braço aferente imunológico. Linfócitos B sensibilizados por estímulo antigênico saem das placas de Peyer, circulam pelo corpo aumentando a defesa da mucosa local e sistêmica através do aumento na produção de IgA na lâmina própria; a IgA passa à mucosa e daí para a luz onde se aglutina com microorganismos, facilitando sua eliminação (reduz a aderência bacteriana). Há evidências cada vez maiores que a manutenção da massa tecidual linfóide do intestino preserva a imunidade local e sistêmica.

Estudos como os de Cerra têm mostrado uma correlação positiva entre nutrição enteral e aumento do número de linfócitos T circulantes, aumento da imunidade intestinal e respiratória. Os nutrientes intraluminares favorecem a preservação do Sistema Nervoso Intestinal, que é um adjuvante importante na manutenção do trofismo do trato gastrintestinal.

A nutrição enteral relaciona-se ainda a maior produção de colecistocinina que por sua vez aumenta o Ca^{++} nos linfócitos (o cálcio é um co-fator para a multiplicação dos linfócitos), regula a produção de mediadores inflamatórios nos monócitos e aumenta a produção de IgA intraluminar.

A aderência bacteriana à mucosa é um pré-requisito para a invasão e o evento inicial da infecção. É mediada por adesinas que são estruturas presentes na camada externa das bactérias que se ligam a receptores específicos nas células epiteliais do hospedeiro. Inúmeras circunstâncias aumentam a formação de adesinas bacterianas como: alterações do pH, osmolaridade, perfusão, temperatura etc. A falta de nutrientes na luz intestinal, como ocorre no suporte nutricional exclusivamente parenteral ou na administração de dietas elementares que são absorvidas no jejuno proximal, aumenta a expressão das adesinas, fazendo com que a aderência bacteriana seja mais importante com o intuito de extrair alimento das camadas mais profundas da parede intestinal. Portanto, aumenta a virulência bacteriana.

A detoxificação hepática é um mecanismo importante que transforma produtos metabólicos, toxinas etc. em produtos hidrossolúveis, menos tóxicos e passíveis de excreção pela urina ou bile. Consiste em duas fases:

Fase 1: depuração de substâncias através de reações de oxidação, hidrolisação ou redução.

Fase 2: depuração através de reações de conjugação.

Em muitas circunstâncias, os produtos formados após a Fase 1 são mais tóxicos que os produtos originais e sua detoxificação só será completa após a Fase 2. Isso significa que é necessário equilíbrio entre as duas fases. Tanto a Fase 1 como a 2 dependem de uma série de nutrientes como bioflavonóides, alguns aminoácidos como cisteína, N-acetil cisteína, taurina, glutamina, freqüentemente ausentes nas soluções mais comuns para suporte nutricional parenteral e mesmo em algumas fórmulas de nutrição enteral. Nas situações de sepse ou SIRS, onde há formação de muitas substâncias tóxicas para o organismo, a suplementação desses nutrientes parece importante e é mais viável pela via enteral.

INDICAÇÕES E CONTRA-INDICAÇÕES PARA NUTRIÇÃO ENTERAL

O reconhecimento da importância da NE como adjuvante decisivo no tratamento de várias situações mórbidas em UTI, o desenvolvimento de fórmulas cada vez mais sofisticadas e diversificadas, os avanços no campo de acessos enterais, fazem com que se possa usar a NE na imensa maioria das situações clínicas encontradas, ainda que em regime apenas parcial, como na nutrição parenteral associada à administração de pelo menos parte dos nutrientes por via enteral.

Existem situações clínicas em que o tubo digestivo está íntegro mas o paciente não quer, não pode ou não deve se alimentar pela boca.

A alimentação enteral é a melhor escolha em relação à parenteral sempre que as funções digestivas e absortivas do TGI estiverem ainda íntegras. Seu custo é consideravelmente menor, e estão envolvidas menos complicações técnicas, metabólicas e infecciosas.

Na Figura 8-1 está o algoritmo do SN e as vias de administração.

Suporte nutricional: vias de administração
Algoritmo de condutas

Avaliação nutricional

Decisão para iniciar suporte nutricional especializado

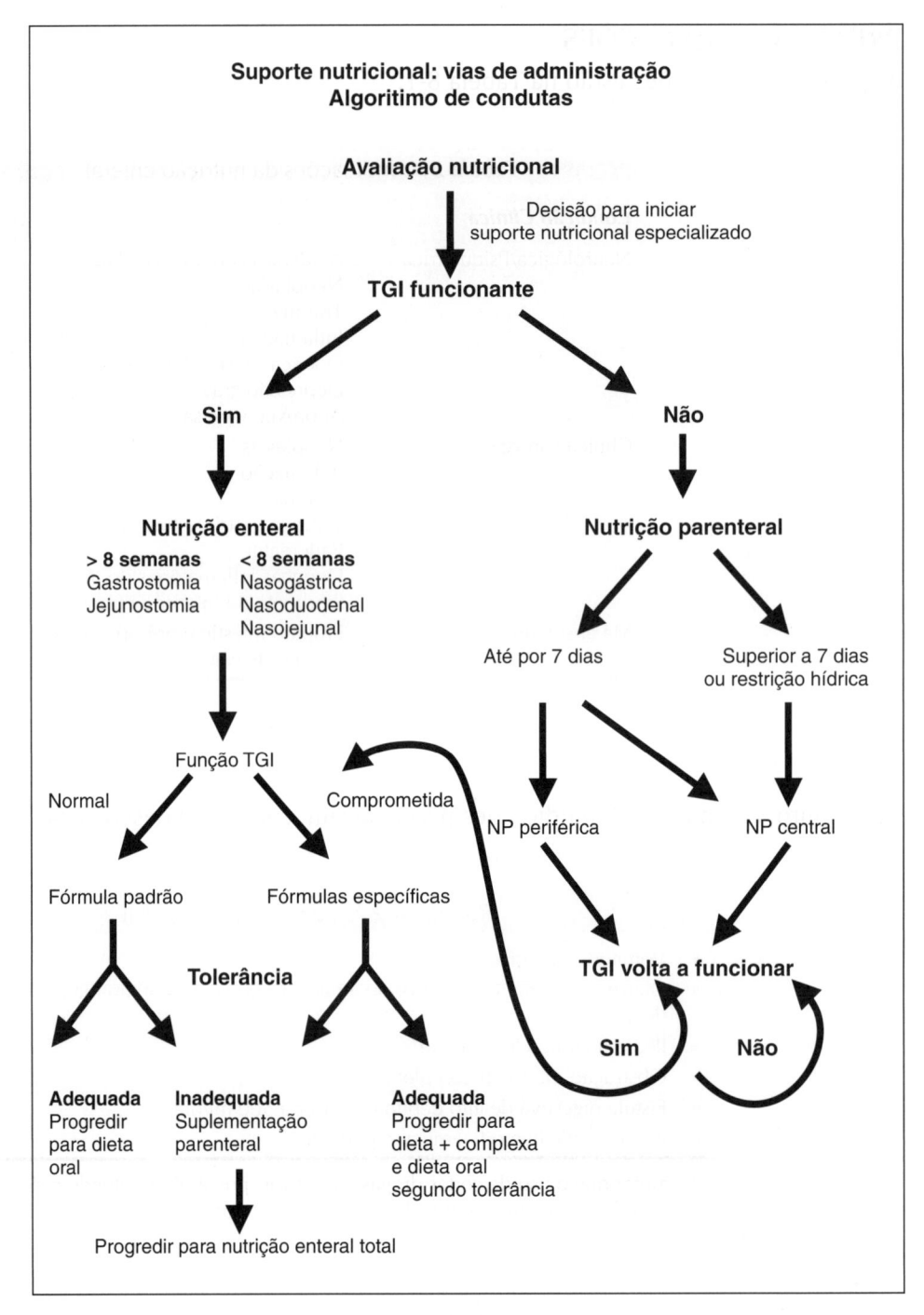

TGI funcionante

- **Sim** → **Nutrição enteral**
  - **> 8 semanas**: Gastrostomia, Jejunostomia
  - **< 8 semanas**: Nasogástrica, Nasoduodenal, Nasojejunal

  Função TGI
  - Normal → Fórmula padrão
  - Comprometida → Fórmulas específicas

  Tolerância
  - **Adequada**: Progredir para dieta oral
  - **Inadequada**: Suplementação parenteral → Progredir para nutrição enteral total
  - **Adequada**: Progredir para dieta + complexa e dieta oral segundo tolerância

- **Não** → **Nutrição parenteral**
  - Até por 7 dias → NP periférica
  - Superior a 7 dias ou restrição hídrica → NP central

  TGI volta a funcionar
  - Sim
  - Não

Fig. 8-1. Algoritmo do suporte nutricional e as vias de administração.

PRINCIPAIS INDICAÇÕES

As principais indicações estão na Tabela 8-1.

Tabela 8-1. Indicações da nutrição enteral

Condição Clínica	
Neurológica/Psiquiátrica	Acidentes cerebrovasculares
	Neoplasias
	Trauma
	Inflamação
	Doenças desmielinizantes
	Depressão grave
	Anorexia nervosa
Clínica/Cirúrgica	Neoplasias
	Inflamação
	Trauma
	Cirurgia gastrintestinal
	Pancreatite
	Doenças inflamatórias do intestino
	Síndrome do intestino curto
Má absorção	Preparo intestinal pré-operatório
	Fístulas digestivas

No entanto, algumas contra-indicações permanecem, como está descrito na Tabela 8-2.

Tabela 8-2. Contra-indicações a NE

- Vômitos incoercíveis
- Diarréia importante (superior ou igual a 1.500 ml/dia) originária do intestino delgado
- Íleo adinâmico importante
- Obstrução intestinal completa
- Fístula digestiva de alto débito (superior a 500 ml/dia)
- Instabilidade hemodinâmica importante*

*Lembrar que o uso de certas drogas vasoativas, por si só, mantendo o doente em situação hemodinâmica e metabólica controladas, não é uma contra-indicação para NE.

ESCOLHA E CLASSIFICAÇÃO DAS DIETAS

Classificação das Dietas

Pelo Modo de Preparo

1. Artesanais ou naturais: são preparadas a partir de alimentos *in natura* e/ou industrializados.
2. Industrializadas ou quimicamente definidas: são formuladas e preparadas integralmente por laboratórios especializados, exigindo ou não pequena manipulação prévia à administração da dieta.

Pelo Fornecimento dos Macronutrientes

Nutricionalmente Completa: fornecem proteínas, hidratos de carbono, lipídeos, vitaminas e minerais em quantidades suficientes para manter o estado nutricional de um indivíduo sadio e normal, sem que se utilize qualquer outra fonte de nutrição.

Nutricionalmente incompleta: são chamados de suplementos dietéticos ou alimentação suplementar, não satisfazem às necessidades anteriormente citadas, verificando-se ausência ou acréscimo de um ou mais nutrientes.

Pela Complexidade dos Nutrientes

Elementares ou Monoméricas

São aquelas em que os macronutrientes se apresentam na sua forma mais simples e hidrolisadas. As proteínas se apresentam principalmente na forma de aminoácidos livres, os hidratos de carbono na forma simples e os lipídeos em forma de ácidos graxos essenciais, vitaminas e minerais.

Oligoméricas ou Peptídicas

São aquelas em que principalmente as proteínas estão na forma de hidrolisado, como no hidrolisado de lactoalbuminas, no hidrolisado de soja e outros.

Os hidratos de carbono podem ser complexos ou não e os lipídeos estão em sua maior concentração na forma de TCM e AGE.

Poliméricas

São aquelas em que os macronutrientes se encontram na sua forma intacta, necessitando de sofrer digestão prévia à sua absorção.

As proteínas estão na forma de caseinatos, soja, lactoalbuminas; os lipídeos na forma de óleo de milho, canola, girassol, podendo ter ou não adição de TCM, AGE, e os hidratos de carbono na forma de maltodextrina, sacarose, podendo ou não ter a presença de fibras.

Dietas Modulares

São aquelas que usam como base da sua formação os módulos de macro e micronutrientes (proteínas intactas ou aminoácidos, hidratos de carbono, lipídeos, vitaminas, minerais, fibras, glutamina e outros).

Os módulos de nutrientes também podem ser utilizados para complementar uma dieta já formulada ou como complemento alimentar.

Especial ou Especializada

Indicada para pacientes com tubo gastrintestinal funcionante, mas que requerem formulações especiais em virtude das doenças de base.

Podem ter características polimérica, oligomérica ou elementar bem como serem nutricionalmente completas ou incompletas.

Quanto à Osmolaridade

Hipotônicas: são aquelas cuja osmolaridade está abaixo de 350 mOsm/l.

Isotônicas: são aquelas cuja osmolaridade é cerca de 350 mOsm/l.

Hipertônicas: são aquelas cuja osmolaridade é > 550 mOsm/l.

Quanto à Contribuição dos Nutrientes sobre o Valor Calórico Total da Dieta (VCT)

Normocalóricas: carboidratos de 55 a 65% do VCT, lipídeos de 30 a 35% do VCT e proteínas de 10 a 15% do VCT.

Hipercalóricas: acima dos valores descritos no item 1 (dietas hiperglicídicas, hiperprotéicas, hiperlipídicas).

Hipocalóricas: abaixo dos valores descritos no item 1 (dietas hipoglicídicas, hipoprotéicas, hipolipídicas).

O papel das fórmulas enterais nos dias atuais na TN é extremamente importante, não havendo dúvidas dos benefícios da utilização das vias enterais nos seus diferentes aspectos. A seleção correta da dieta enteral de acordo com a função gastrintestinal do paciente, a presença de doenças específicas como o diabetes melito, de condições metabólicas específicas no paciente crítico e a real modificação nos resultados finais dos processos da doença em parte determinam o sucesso da terapia nutricional.

Com a variedade de fórmulas no mercado o paciente precisa receber quantidades exatas de nutrientes com características apropriadas para a adaptação da capacidade funcional do TGI para que ele possa obter os benefícios esperados da TN.

CRITÉRIOS BÁSICOS DEVEM SER USADOS PARA A SELEÇÃO DA FÓRMULA ENTERAL

Fatores a serem considerados na escolha de uma dieta:

- Integridade do trato gastrintestinal.
- Presença de doença específica.
- Situação metabólica.
- Tipo de macronutriente da dieta em relação à capacidade absortiva e digestiva do paciente.
- Densidades calóricas e protéicas (cal/ml, g de proteína/ml, relação N:cal).
- Capacidade da dieta, ingerida dentro das quantidades toleradas, para atingir as necessidades nutricionais do paciente.
- Conteúdo de minerais e eletrólitos especialmente para pacientes com disfunções renais, hepática e cardíaca.
- Custo/benefício da dieta.

ACESSO ENTERAL

Para a escolha do acesso enteral deve-se levar em conta uma série de variáveis:

1. Duração prevista da nutrição enteral. Geralmente, quando a terapia nutricional tiver duração maior do que 6-8 semanas, indica-se uma estomia, gastro ou jejunostomia de acordo com a situação.
2. O risco de broncoaspiração (problemas de deglutição, nível de consciência).
3. Limitações estruturais do trato digestivo.
4. Disponibilidade de acesso cirúrgico ou endoscópico para a sonda em questão.
5. Estado nutricional.
6. Diagnóstico do paciente.
7. Tipo de dieta a ser utilizada.

Dentre os acessos mais freqüentes estão:

Acesso nasoenteral: geralmente através de sondas de alimentação de poliuretano, disponíveis em vários diâmetros (8, 10, 12, 14 e 16 *French*), colocadas em posição nasogástrica, nasoduodenal ou nasojejunal, havendo ainda a sonda nasogastrojejunal, que reúne duas vias separadas de calibres diferentes permitindo ao mesmo tempo a drenagem do estômago e a alimentação no jejuno.

Gastrostomia: geralmente através de sondas de alimentação de silicone, com diâmetros que variam de 14 a 26 *French*, com âncora ou balão de fixação interna e discos de fixação externa, que são colocadas por diversas técnicas: gastrostomia percutânea endoscópica (GEP), gastrostomia radiológica percutânea, gastrostomia cirúrgica aberta (Stamm, Witzel, Janeway), gastrostomia laparoscópica.

Jejunostomia: geralmente através de sondas de alimentação de poliuretano com diâmetro de 8 a 10 *French*, que podem ser colocadas pela técnica endoscópica percutânea (JEP), ou através de uma sonda de gastrostomia, ou por técnica cirúrgica aberta (Witzel). Há ainda a possibilidade de acesso jejunal por cateter através de agulha, utilizando cateter de polivinil de 16 Ga ou de jejunostomia em Y de Roux, usando cateter de silicone com balão.

A Tabela 8-3 reúne os acessos enterais mais comuns e suas peculiaridades.

TÉCNICAS PARA ACESSO ENTERAL

O cuidado inicia-se na escolha do tipo de sonda e do local onde esta será inserida, considerando-se o tempo de infusão planejado. As de poliuretano e silicone, por serem biocompatíveis, flexíveis, macias e de fino calibre (6 a 12 Fr), podem permanecer por tempo prolongado e diminuir a incidência de efeitos adversos como erosões nasais, necrose e abscesso de septo nasal, sinusites, rouquidão, esofagite e ruptura de varizes esofágicas, entre outros problemas. Deverão ser evitadas as sondas de material plástico tipo polietileno ou polivinil, mesmo de calibre mais fino.

Sondagem Gástrica ou Enteral

Tem por objetivo viabilizar a administração de medicamentos e alimentação a pacientes impossibilitados de deglutir.

Material necessário: sonda, xilocaína gel (2%), seringa de 20 ml, gaze, cadarço e benjoim, estetoscópio, 1 copo com água, extensão de látex, saco coletor (caso a sonda permaneça aberta), fita adesiva, luvas de procedimento não estéreis, toalha.

Método
- Lavar as mãos para evitar infecção cruzada.
- Reunir o material e levar para junto do paciente.
- Explicar o que vai ser feito e solicitar sua colaboração, caso o paciente esteja consciente.
- Colocar o paciente em posição de Fowler, se houver condições.
- Proteger o tórax com a toalha.
- Pacientes com suspeita de lesão de coluna devem ser sondados em decúbito dorsal horizontal.
- Medir o comprimento da sonda a ser introduzido: da ponta do nariz ao lóbulo da orelha e até o apêndice xifóide. Marcar com uma tira de fita adesiva.
- Calçar as luvas.
- Lubrificar com xilocaína gel mais ou menos 10 cm da sonda, apoiando-a sobre a gaze.
- Introduzir a sonda por uma das narinas (previamente selecionada) e, após a introdução da parte lubrificada, flexionar o pescoço de tal forma que o queixo se aproxime do tórax. Pedir para o paciente deglutir durante a passagem da sonda pelo esôfago.
- Observar se a sonda não está na cavidade bucal.
- Observar durante o procedimento: dispnéia, cianose, tosse, que podem indicar que a sonda está na traquéia. Nesse caso deverá ser retirada imediatamente e o procedimento deverá ser reiniciado.
- Aspirar com uma seringa o fluido gástrico até observar a presença de secreção na sonda; medir o pH do aspirado e anotar o resultado. A determinação do pH do conteúdo aspirado pela sonda é o método mais apurado de confirmar a colocação da sonda. O pH do aspirado gástrico é ácido, aproximadamente 2 a 3; o pH do aspirado intestinal é aproximadamente 5; o pH do aspirado respiratório é mais alcalino, 7 ou mais.

Tabela 8-3.

Tipos	Indicações	Vantagens	Tipos de sonda	Contra-indicações	Complicações pela sonda enteral
SNG/SOG	Neuropatias, câncer de boca e hipofaringe, pancreatite, quando o paciente não tem condições de deglutir	É de fácil acesso, curto prazo, via mais fisiológica, baixo custo e mantém a proteção da mucosa gástrica	Poliuretano nº 8, 10, 12, 14 e 16	Coagulopatia Paciente com agitação psicomotora Trauma fácil com fraturas Obstrução nasal	Erosão nasal e necrose Abscesso septo nasal Sinusite aguda Faringite/esofagite Obstrução da sonda
Duodenal/Jejunal	Nutrição mais precoce Refluxo gastroesofágico Anomalia congênita do trato gastrintestinal	Menor risco de aspiração Menor estímulo pancreático	Poliuretano nº 8, 10, 12, 14 e 16	Obstrução esofágica grave Recusa do paciente CA esofágico	Ruptura de varizes esofágicas Aspiração pulmonar Descolamento da sonda Otite média Atelectasia
Gastrostomia	Dificuldade de acesso do tubo digestivo pelas vias oral, nasal ou esofágica por obstrução mecânica, trauma ou inflamação	Utilizada para uso prolongado (> 6 semanas) de nutrição enteral e também para administração de medicamentos	Sonda de silicone nº 14 a 26 F, com anteparo interno nº 14 a 26 F e disco externo com ou sem fixador em T	Ascite Coagulopatia Impossibilidade de transiluminação Obstrução intestinal Hepatomegalia importante	Lesão ao redor da inserção da sonda Necrose da parede abdominal Diarréia Obstrução do cateter Soltura do estômago da parede abdominal
Jejunostomia	Na esofagectomia, esofagogastrectomia total e por deiscência de anastomoses ou fístula digestiva	Também para longo tempo de nutrição enteral Menor risco de aspiração Menor risco de deslocamento da sonda	Sonda alimentar francesa de poliuretano nº 8, 10 Cateter com balão de silicone	Obesidade mórbida Diálise peritoneal Metástase peritoneal Hipertensão	Hemorragia gastrintestinal Pneumoperitônio Saída acidental da sonda Vazamento da ostomia

- A localização da sonda pode ser verificada também através da ausculta de ar (20 a 40 ml), que é injetado pela sonda e concomitantemente auscultado por estetoscópio na região epigástrica.
- Colocar a extremidade da sonda em um copo com água. Se borbulhar, retirar a sonda e reiniciar o procedimento. A tosse durante a passagem da SNG pode ser um importante aviso de que a sonda esteja entrando nas vias respiratórias; no entanto, pode não estar presente no paciente com rebaixamento importante do nível de consciência.
- Na colocação da sonda em posição pós-pilórica às cegas alguns autores indicam a insuflação do estômago com ar. Deve-se manter o paciente em decúbito lateral direito e introduzir a sonda mais 15 cm.
- Retirar as luvas.
- Fixar a sonda.
- A asa do nariz não deve permanecer tracionada.
- Manter o paciente em decúbito elevado de no mínimo 35 graus.
- A verificação final da posição da sonda pode ser feita por radiografia simples à beira do leito.
- A posição da sonda enteral deve ser checada diariamente e, sempre que necessário, por ausculta, aspecto do material drenado e/ou medida do pH. A verificação radiológica deve ser feita apenas quando houver dúvida quanto ao posicionamento real.

Após a inserção e verificação do posicionamento da sonda (gástrica, duodenal ou jejunal), é importante a sua fixação de modo a não tracionar as narinas, impedir seu deslocamento, permitir conforto visual e mobilidade ao paciente. Vale ressaltar que uma das complicações mais freqüentes relacionadas às sondas é o deslocamento acidental e a sua migração para locais indesejáveis, como o esôfago, provocando muitas vezes broncoaspiração. Isto é particularmente freqüente no doente de UTI que, sendo submetido sistematicamente a aspirações das vias aéreas superiores e boca, apresenta náuseas e reflexos antiperistálticos.

Para a manutenção da permeabilidade da sonda, deve-se observar se não há dobras ou acotovelamento na sua fixação ou seu trajeto. Retardo do trânsito e depósito de nutrientes podem ocorrer nesses locais, obstruindo a luz. A lavagem da sonda com água após a infusão de dietas e principalmente após a administração de medicamentos sólidos macerados, ou a aspiração de conteúdo gástrico, deve ser feita sistematicamente.

A limpeza e a conservação externa da sonda são cuidados que sempre devem ser lembrados, sendo que a troca de adesivos e/ou cadarços utilizados na fixação da sonda deve ser feita de acordo com a necessidade.

Um dos cuidados mais importantes relacionados às estomias é o curativo do local de inserção da sonda. Deve-se limpar, diariamente e sempre que necessário, a pele ao redor da sonda com água morna e sabão neutro, observando cuidadosamente se há vazamento de suco gástrico ou duodenal ou tensão da sonda sobre a pele, que podem causar irritação e ulceração (dermatite periestomal). Sinais como eritema, edema e drenagem purulenta no local podem indicar a presença de infecção. Caso ocorra a dermatite periestoma, existem no mercado vários produtos que constituem barreiras protetoras da pele, como resina mista ou sintética, placas, pastas ou pós, utilizados para proteger os tecidos expostos ao efluente, a pele escoriada ou para absorver a secreção antes de se aplicar outros protetores.

Nas gastrostomias, preconiza-se a limpeza diária da sonda e da pele periestomal com soluções anti-sépticas, além do uso da placa protetora de pele e curativo suboclusivo. Até completar o período de cicatrização, evitar a mobilização da sonda, prevenindo falsos trajetos ou mesmo derrame de suco gástrico na cavidade peritoneal. Após a quarta semana, a sonda pode ser substituída pelo dispositivo de gastrostomia de baixo perfil. Esses dispositivos de silicone, com válvula unidirecional e tampa, imperceptíveis sob a roupa, são selecionados de acordo com a consistência da dieta e com a espessura da parede abdominal, de maneira a promover total adaptação, impedindo vazamentos. A troca de dispositivos pode ser feita a cada 6 ou 8 meses ou então quando a válvula apresentar problemas.

No caso da jejunostomia, a ausência de barreira contra germes, constituída pela secreção gástrica, aumenta a susceptibilidade à infecção, principalmente em crianças. Devem ser observados, ainda, obstrução intestinal por acotovelamento da alça ou uso de sondas muito calibrosas e o *desabamento* da jejunostomia, por fixação inadequada da alça no peritônio. A sonda pode ser trocada delicadamente, após 5 ou 7 dias, tempo suficiente para uma boa aderência da alça jejunal ao peritônio.

MÉTODOS DE ADMINISTRAÇÃO DE ALIMENTAÇÃO POR SONDA

Administração Intermitente

O gotejamento por gravidade intermitente (gavagem) é um dos métodos existentes para administrar a alimentação pela sonda no estômago, sendo mais comumente usado quando o paciente está em seu domicílio. O refluxo gástrico deve ser verificado antes de se iniciar cada dieta, observando a drenagem espontânea ou aspirando gentilmente o conteúdo gástrico com seringa de 20 ou 50 ml até que se encontre resistência. Lembrar que as sondas de alimentação são feitas de material macio e colabarão com uma sucção intempestiva.

- Se o volume aspirado for menor do que a metade do volume que foi infundido no paciente, nas últimas duas horas, o refluxo deverá ser desprezado e a próxima dieta será administrada ao paciente normalmente. A menos que o volume do refluxo seja desprezível, é o momento para se estabelecer uma estratégia anti-refluxo.
- Se o retorno aspirado for maior ou igual à metade do volume de dieta infundido nas últimas duas horas, o conteúdo deverá ser reintroduzido pela sonda e o volume devolvido será descontado da próxima dieta.

Administração Contínua

No método de infusão contínua, a dieta é administrada por gotejamento lento e contínuo ou preferencialmente através de bomba de infusão, tanto volumétrica (ml/h) quanto peristáltica (gotas/h). É utilizado sempre que a sonda estiver em posição pós-pilórica, ou pode ser empregado quando houver dificuldades de esvaziamento gástrico, distensão e risco de aspiração. A diarréia pode ser também uma indicação para a administração contínua. Permite que a alimentação seja dada em pequenas quantidades, por um longo período, iniciando-se geralmente com 25 ml/h para possibilitar o desenvolvimento gradual de tolerância ao volume e à osmolaridade da fórmula. A velocidade final de cerca de 80 a 125 ml/h é geralmente eficaz para induzir balanço nitrogenado positivo e progressivo ganho de peso, sem produzir cólicas abdominas ou diarréia. O refluxo deve ser medido antes de cada alimentação intermitente ou a cada 4 ou 8 horas durante alimentações contínuas. Se o volume aspirado for igual ou maior do que a metade do volume infundido nas últimas 2 horas, a alimentação é atrasada e as condições do paciente são reavaliadas em 1h. Se isto ocorrer 2 vezes, o problema é comunicado.

A infusão contínua pode ser feita respeitando-se uma pausa noturna de geralmente 6 horas com os objetivos de:

- Mimetizar a pausa noturna habitual.
- Reduzir a população bacteriana intragástrica. Durante a pausa noturna, o pH do estômago, não bloqueado pela dieta, cai aos níveis bactericidas, auxiliando o controle da população bacteriana do estômago e do trato gastrintestinal. Esta medida teria implicações na redução dos índices de pneumonia nosocomial por ascensão bacteriana. A pausa noturna usada para evitar o crescimento bacteriano no estômago perde o valor nos pacientes que recebem drogas bloqueadoras do pH gástrico continuamente.
- Durante a infusão contínua, é aconselhável a lavagem da sonda, por abertura lateral preferencialmente, a cada 4 a 6 horas, com 20 a 50 ml de água, sob pressão. O volume de água ou a freqüência da lavagem podem ser reduzidos, ajustando-se às necessidades de restrição hídrica do paciente.
- Antes e após cada dose de medicação e a cada alimentação pela sonda, serão administrados, sob pressão, 20 ml de água, para garantir a permeabilidade e diminuir a possibilidade de crescimento bacteriano e formação de crostas ou a oclusão da sonda.

- A sonda deverá ser lavada com 20 ml de água, quando diferentes tipos de medicamentos forem administrados; cada um é dado separadamente, usando-se uma administração que seja compatível com a sua preparação. A sonda é lavada internamente com 20 ml de água após cada dose. Os medicamentos não devem misturar-se uns com os outros, nem com a fórmula alimentar.
- As fórmulas, após o preparo, podem permanecer até 4 h em temperatura ambiente e até 24 h em refrigerador de 4 a 8°C.
- Nas fórmulas de alimentação envasadas no hospital, o volume total diário deve ser dividido em alíquotas para serem administradas no máximo em 4 horas. Os frascos devem ser então trocados para reduzir a contaminação e a multiplicação bacteriana. Quando utilizamos fórmulas industriais envasadas em sistema fechado, o limite de tempo para a troca do frasco é dado pela empresa que produz a dieta e varia de 24 a 48 horas.
- Conferir no frasco:
    1. Nome do paciente.
    2. Número do leito.
    3. Composição e volume total.
    4. Data e hora da instalação.
    5. Precipitação e separação de fases.
- Manter decúbito elevado em 30 a 45 graus para evitar broncoaspiração.
- Avaliar a colocação da sonda, a posição do paciente e a velocidade do fluxo.
- Caso a sonda esteja em posição gástrica, deverá ser feita uma pausa na administração da dieta 30 minutos antes do banho e da fisioterapia.

MONITORIZAÇÃO GERAL DE ENFERMAGEM

- Observar se o paciente tolera a fórmula (avaliar sensação de plenitude, náuseas, vômitos e diarréia).
- Avaliar as condições gerais do paciente, observando o aspecto da pele (turgor, ressecamento, cor) e das membranas mucosas, débito urinário, hidratação e ganho e perda de peso.
- Registrar e quantificar quando possível incidentes como vômito, refluxo, diarréia ou distensão abdominal.
- Monitorizar a ingestão e a eliminação.
- Verificar o peso do paciente, se possível, a cada 24 horas, preferencialmente no mesmo horário e pela manhã. Nos pacientes acamados, usar cama balança ou balanças apropriadas. Para os pacientes que deambulam, usar balanças comuns de boa precisão. A freqüência da medida do peso pode ser ajustada às necessidades do paciente para no mínimo uma vez por semana.
- Verificar o pH gástrico pelo menos uma vez por plantão, em horários distantes da administração de antiácidos. O uso do pH gástrico para localização da sonda não tem valor para os pacientes recebendo bloqueadores do pH gástrico.
- Trocar os equipos da nutrição enteral a cada 24 horas.
- Fazer a limpeza da bomba de infusão diariamente com álcool a 70%; em casos de isolamento, limpar com glutaraldeído.

Algumas recomendações úteis para a prevenção de diarréia em nutrição enteral são:

- Sempre que possível, especialmente se os riscos de aspiração não forem aumentados, manter a sonda em posição gástrica.
- Não infundir dieta gelada, mas à temperatura ambiente.
- Aumentar o tempo de administração da dieta, sendo preferível a administração por bomba infusora, especialmente se a sonda estiver em posição intestinal.
- Na ocorrência de diarréia, é fundamental a coleta de fezes para a seqüência diagnóstica. Há no mercado bolsas aderentes ao ânus que podem facilitar a obtenção do material. O intervalo de tempo entre coleta e envio ao laboratório deve ser o menor possível.

MEDICAMENTOS E NUTRIÇÃO ENTERAL

As drogas podem alterar o processo nutricional e interferir na ingestão, função e requerimento de nutrientes, com modificação do apetite, prejuízo da digestão, inibição da absorção, alteração funcional, mudança no metabolismo e excreção. Por outro lado, a dieta pode afetar o metabolismo, a ação e potência, a absorção e a excreção da droga.

A prática de ministrar medicamentos junto com as refeições tem como objetivo reduzir os efeitos colaterais sobre o trato gastrintestinal, entretanto poderá causar redução, retardo ou modificação da ação do medicamento.

A via preferencial para a utilização de drogas é a oral. Na impossibilidade de usar essa via, a melhor opção para a administração por sonda é a forma líquida, seguida pelas formulações que sejam mais completamente solúveis, deixando o mínimo de resíduos que possam entupir as sondas. Deve-se observar cuidadosamente a interação droga–nutriente e nutriente–droga, como, por exemplo, a diminuição na absorção de drogas como a fenitoína, aspirina, metildopa, quando administradas com nutrientes. Outras drogas (cefalexina, cimetidina) apresentam absorção retardada ou absorção aumentada (propranolol, hidroclorotiazida).

Por apresentarem um fácil acesso ao trato gastrintestinal, as sondas são muito utilizadas para veicular drogas, porém o impacto sobre a eficácia da droga deve ser cuidadosamente avaliado. A localização da extremidade distal da sonda deve ser considerada. Drogas administradas após o piloro são, em geral, absorvidas mais rapidamente. Algumas drogas não devem ser veiculadas diretamente no jejuno ou têm sua absorção alterada quando isso é feito. Por outro lado, deficiências específicas de nutrientes também podem interferir no metabolismo das drogas. Alguns estudos relacionam claramente drogas e compatibilidade com dieta enteral.

- No uso de nutrição enteral e fenitoína, observou-se redução do nível sérico de fenitoína em associação com dieta enteral polimérica isosmolar em gotejamento contínuo, preconizando-se portanto o ajuste posológico da droga baseado em determinações de níveis séricos. A administração de ciprofloxacina com dieta polimérica sob gotejamento contínuo também demonstrou redução da biodisponibilidade da droga, atribuída à presença de alguns nutrientes presentes na dieta como: alumínio, magnésio, cálcio, ferro e zinco (Barriere, 1995).

As sondas enterais apresentam várias especificações, como diâmetro, comprimento, número de vias, composição do material, que podem influenciar diretamente na oferta da droga. Do seu lado, as drogas também variam sua apresentação com relação a tamanho de partículas, viscosidade, pH e concentração osmótica. As relações entre tipo de sonda e a apresentação da droga podem, dessa forma, afetar o fluxo físico ou aderência do fármaco através da sonda, obstruindo a mesma com prejuízo clínico e nutricional. As fórmulas injetáveis, por sua apresentação líquida, podem ser administradas por sonda enteral. Devem-se avaliar, entretanto, o custo e a osmolaridade elevados, além da possibilidade de induzir cólicas e diarréia. Muitas drogas são preparadas para liberação em local programado no trato gastrintestinal ou uma droga de absorção retardada, quando macerados, perdem sua efetividade por determinado tempo.

Recomendações para administração de medicamentos via sonda parenteral e mecanismos preventivos da oclusão da sonda:

- Não administre medicamentos misturados a fórmulas enterais.
- Administre a medicação separadamente.
- Faça uma monitorização contínua no paciente, observando a resposta à terapêutica medicamentosa.
- Formulações líquidas são as preferidas. Se hipertônicas, viscosas, na presença de sonda fina ou posicionadas em jejuno, reconstituir com 15 a 60 ml de água antes da administração. Formulações líquidas podem causar incompatibilidade fisiológica: diarréia, distensão abdominal, cólicas.
- Não macerar formulações com revestimento entérico ou para liberação programada e comprimidos sublinguais. Este procedimento poderia causar um aumento na velocidade de absorção da droga (liberação programada) ou degradação da droga (revestimento entérico).

- Cápsulas gelatinosas devem ser abertas, e o pó reconstituído com 15 a 30 ml de água, antes da administração.
- Cada medicamento deve ser administrado separadamente e em seguida a sonda deve ser lavada com 3 a 5 ml de água entre as doses.
- Lavar a sonda com 20 ml de água, sob pressão, para remoção de resíduos antes e após a administração do medicamento.
- Se nutrição enteral for administrada intermitentemente, os horários devem ser ajustados considerando-se a recomendação para administração dos medicamentos antes ou após as refeições.
- Se nutrição enteral for administrada continuamente, interromper 30 minutos antes da administração da droga até 30 minutos após.
- Consulte sempre um farmacêutico; alguns medicamentos em tabletes e em cápsulas não devem ser amassados.

ASPECTOS CLÍNICOS

Quando Iniciar?

Há poucos dados concretos disponíveis sobre quando deva ser iniciado o suporte nutricional. A literatura não é conclusiva a respeito dos benefícios da alimentação precoce, embora estudos recentes como os de Moore e Kudsk sugiram que a alimentação precoce leve a uma melhor evolução dos doentes quanto à morbidade infecciosa. Consensualmente acredita-se, no entanto, que quanto antes se iniciar o suporte nutricional, melhor será, principalmente naqueles doentes previamente desnutridos ou em que se prevê uma desnutrição rápida e importante, como o doente com sepse ou SIRS.

Em doentes hemodinamicamente muito instáveis pelo menos 30% do fluxo sangüíneo esplâncnico é desviado para a irrigação de territórios mais nobres; a circulação intestinal é muito sensível a angiotensina e a drogas como a norepinefrina ou epinefrina. Portanto, naqueles pacientes com instabilidade hemodinâmica importante, necessitando de grandes quantidades de drogas vasopressoras, principalmente norepinefrina, epinefrina e mesmo dopamina, o fluxo sangüíneo intestinal pode estar reduzido a um valor limítrofe, e a introdução de suporte nutricional enteral pode desencadear sofrimento isquêmico intestinal, chegando mesmo à necrose já que não há possibilidade de aumento do fluxo intestinal em resposta à introdução do alimento. Embora seja uma complicação infreqüente (1 em cada 500 ou 1.000 doentes), advoga-se o início da nutrição enteral apenas quando o doente esteja convenientemente ressuscitado do ponto de vista volêmico. A dificuldade está em se determinar quando isso acontece. A dosagem de lactato sérico seria uma possibilidade, mas sujeita às limitações do método. Hoje, inclusive, põe-se em dúvida a acuidade da tonometria gástrica para aferir o fluxo esplâncnico. É provável que métodos como a quantificação de compostos altamente energéticos na mucosa intestinal (ATP) sejam mais fidedignos em aferir o fluxo sangüíneo visceral, mas necessitam de ser desenvolvidos para a prática clínica.

Enquanto não parece haver dúvidas que em situações de hipovolemia absoluta, como no choque hemorrágico, o fluxo visceral está muito diminuído (50–70%), discute-se, na sepse ou SIRS, se o que existe na realidade é um aumento de fluxo visceral associado à dificuldade da célula intestinal em extrair o O_2, analogamente ao que acontece no restante do organismo.

Há, ainda, uma corrente de autores que estuda os benefícios da introdução precoce da nutrição enteral como fator que protege a mucosa intestinal da isquemia, em situações de fluxo sangüíneo limítrofe. Segundo eles, os nutrientes, em seu processo de absorção, levam obrigatoriamente a uma vasodilatação da mucosa, protegendo-a da isquemia e auxiliando a manutenção da barreira intestinal. Alguns trabalhos bem desenhados usando modelos de sepse em animais mostram efeitos protetores impressionantes da nutrição enteral precoce na preservação do fluxo esplâncnico, o que poderia representar menor incidência de insuficiências orgânicas, pela preservação da integridade da parede intestinal.

Outro fator que freqüentemente retarda a introdução de suporte enteral precoce é a falta de acesso jejunal. Pacientes graves em pós-operatório imediato, geralmente com paresia gástrica, deveriam chegar à UTI já com acesso jejunal, definido no intra-operatório, para nutrição precoce. Quando isto não acontece, o acesso ao jejuno deve lograr-se através de métodos endoscópicos ou fluoroscópicos que retardam o início do suporte enteral, além de aumentarem os custos.

COMPLICAÇÕES DA NUTRIÇÃO ENTERAL

As complicações relacionadas à NE podem ser gastrintestinais, mecânicas e metabólicas.

Complicações Gastrintestinais

Doentes recebendo NE podem apresentar uma série de sintomas indesejáveis, como diarréia, cólicas, distensão abdominal, náusea, vômito, obstipação intestinal etc. O que é importante saber é que na maioria das vezes tais intercorrências são atribuídas à NE, mas, na verdade, devem-se muito mais à condição clínica do paciente ou ao tratamento que lhe é instituído ou ainda a uma interação NE–terapia medicamentosa–condição clínica.

Assim, a suspensão da dieta, a mudança da fórmula ou a redução da velocidade de infusão podem não resolver o problema e ainda dificultar a terapia nutricional.

Diarréia

Um dos obstáculos mais incômodos à NE em UTI é a diarréia. Sua freqüência varia muito na literatura (2,3% a 68%), em função da diversidade de definições do que considerar diarréia. Um grande número de estudos apontam a freqüência de diarréia em pacientes de UTI sob terapia nutricional em torno de 25 a 28%.

Uma definição plausível é considerar-se diarréia um número de evacuações superior a 3 ao dia, com fezes líquidas ou semilíquidas.

Apenas 20% de todas as diarréias podem ser imputadas exclusivamente à NE. Um passo diagnóstico importante é definir a causa da diarréia. A diarréia pode ser osmótica e secretora. A primeira é causada por solutos osmoticamente ativos na luz intestinal. Várias situações podem estar associadas à diarréia osmótica:

- Medicamentos osmóticos ou em veículos osmóticos, como xaropes contendo sorbitol, lactulose, laxantes osmóticos como o manitol etc.
- Intolerância à lactose.
- Atrofia da mucosa intestinal, levando ao déficit de absorção e fazendo com que sobrem nutrientes osmóticos na luz intestinal.
- Superalimentação ou velocidade de infusão acima da capacidade absortiva.

A diarréia secretora é causada pela secreção ativa de eletrólitos e água pelo epitélio intestinal. Está mais comumente relacionada a enterotoxinas, *Clostridium difficile*, laxantes irritantes, sais biliares (irritantes), ácidos graxos de cadeia longa etc.

A manipulação da intervenção nutricional enteral geralmente não resolve a diarréia secretora, que se manipula freqüentemente com medicamentos que ajam na causa de base.

Cabe aqui abrir um parênteses para discutir a estreita relação entre a antibioticoterapia, tão usada em UTI, e a diarréia. Os antibióticos podem levar à diarréia por diferentes motivos:

- Redução da flora bacteriana nativa, favorecendo a superinfecção por bactérias patogênicas. Dentre essas é muito importante a proliferação do *Clostridium difficile*, bacilo anaeróbio, Gram$^+$, habitante normal do intestino, mas que, em situações de desequilíbrio de flora, produz grandes quantidades de toxinas, atacando a mucosa intestinal e causando diarréia secretora — enterocolite pseudomembranosa. Penicilinas, cefalosporinas e clindamicina são os antibióticos mais comumente ligados à infecção pelo *C. difficile*. A diarréia se inicia geralmente 4 a 9 dias após o início da antibioticoterapia.

- Redução da flora bacteriana nativa que normalmente age sobre fibras solúveis da dieta, formando ácidos graxos de cadeia ultracurta, como valérico, butírico, muito importantes para o trofismo da parede colônica e sua função de absorção de água e sódio.
- Redução de microbiota bacteriana nativa que agiria sobre as fibras polissacarídeas da dieta, que seriam metabolizadas. Não ocorrendo tal ação, as fibras passam a ter efeito osmótico intraluminar.

Portanto, antes de se atuar sobre a dieta de um paciente com diarréia, é importante uma abordagem diagnóstica que inclui:

1. Checar a prescrição em busca de medicamentos osmóticos.
2. Avaliar duração e extensão da antibioticoterapia.
3. Afastar infecção por microorganismos patogênicos, com especial atenção para a pesquisa da toxina do *C. difficile*.
4. Checar condições abdominais. Afastar pseudodiarréia por fecaloma.
5. Determinar o hiato osmolar fecal, dosando-se em fezes líquidas o Na^+ e o K^+. A fórmula usada pode ser:
    - $290 - [2 \times (Na^+ + K^+ \text{ fecais})]$, onde 290 é a osmolaridade normal das fezes e a segunda porção da equação corresponde à osmolaridade calculada a partir do K^+ e Na^+ fecais. Um hiato maior do que 100 mOm significa uma diarréia osmótica, enquanto que, um hiato menor do que 100 mOm, diarréia secretora.
6. Checar hipoalbuminemia que pode ser causa de diarréia, por edema da parede intestinal, dificultando absorção.
7. A diarréia causada por NE geralmente é de natureza osmótica e pode ser corrigida, selecionando-se uma fórmula mais apropriada (menos osmótica, sem lactose, que contenha fibras solúveis e insolúveis etc.), diminuindo a velocidade de infusão ou mudando a maneira de infundir (passando de intermitente para contínua, com o auxílio de uma bomba de infusão, por exemplo) (Tabela 8-4).

Tabela 8-4. *Check list* para diarréia durante a terapia nutricional enteral

- Checar história clínica
- Checar exame físico (abdominal)
- Checar drogas associadas
- Checar antibioticoterapia
- Checar fecaloma (toque retal e RX simples de abdome, se necessário)
- Checar diarréia infecciosa (pesquisa de leucócitos, fungos e toxina do *C. difficile* nas fezes)
- Cálculo do *hiato osmolar fecal* (mais factível para fezes líquidas)
- Checar tipo de dieta (considerar tipo de nutrientes fibras e osmolaridade)
- Checar tipo de administração (considerar velocidade e administração contínua)
- Checar via de administração

- A utilização de antidiarréicos deve ser evitada até que se tenha certeza de não se tratar de diarréia infecciosa, que deve ser tratada especificamente. A utilização de *Lactobacilos* acidófilos pode beneficiar pacientes com antibioticoterapia de longa duração.
- Lembrar que a contaminação da fórmula empregada pode ser uma causa de diarréia que deve ser descartada.
- A suspensão da dieta como primeira medida não é uma atitude recomendável, uma vez que ela não é a causa determinante em 80% dos casos, e sua suspensão inadvertida prejudica o aporte nutricional consideravelmente.

Na Figura 8-2 está o algoritmo da NE e diarréia.

Algoritmo – Diarréia e nutrição enteral

Definição: nº de evacuações superior a 3 ao dia, fezes líquidas ou semilíquidas.

Checar fecaloma (palpação abdominal, toque retal)

Prover equilíbrio hidroeletrolítico adequado

Reduzir perdas hidroeletrolíticas

Administrar fibras
Reduzir velocidade de infusão

Infusão contínua jejunal (BI)

Determinar a etiologia

Colher: PPf, cultura de fezes e antibiograma, pesquisa de fungos, leucócitos e toxina de *Cl. difficile* nas fezes. Na e K fecais.
Osm fecal = $290 - 2(Na_f + K_f) < 100$ – Secretora

Patógenos entéricos, inflamação, doença?

Sim
Trate de acordo

Não
Farmacológica

Patógenos entéricos mudança de medicação
C.difficile
Salmonella
Shigella
Campylobacter
Yersinia
E.coli

Inflamação / Doença
Má absorção
Diabetes
Ins. pâncreas
Disabsorção biliar
Fecaloma

Considerar
Antibióticos
Medicações / Sorbitol
Bloqueadores H_2
Antiácidos com Mg
Suplemento de K e P
QT, Quinidina

Diarréia persiste?

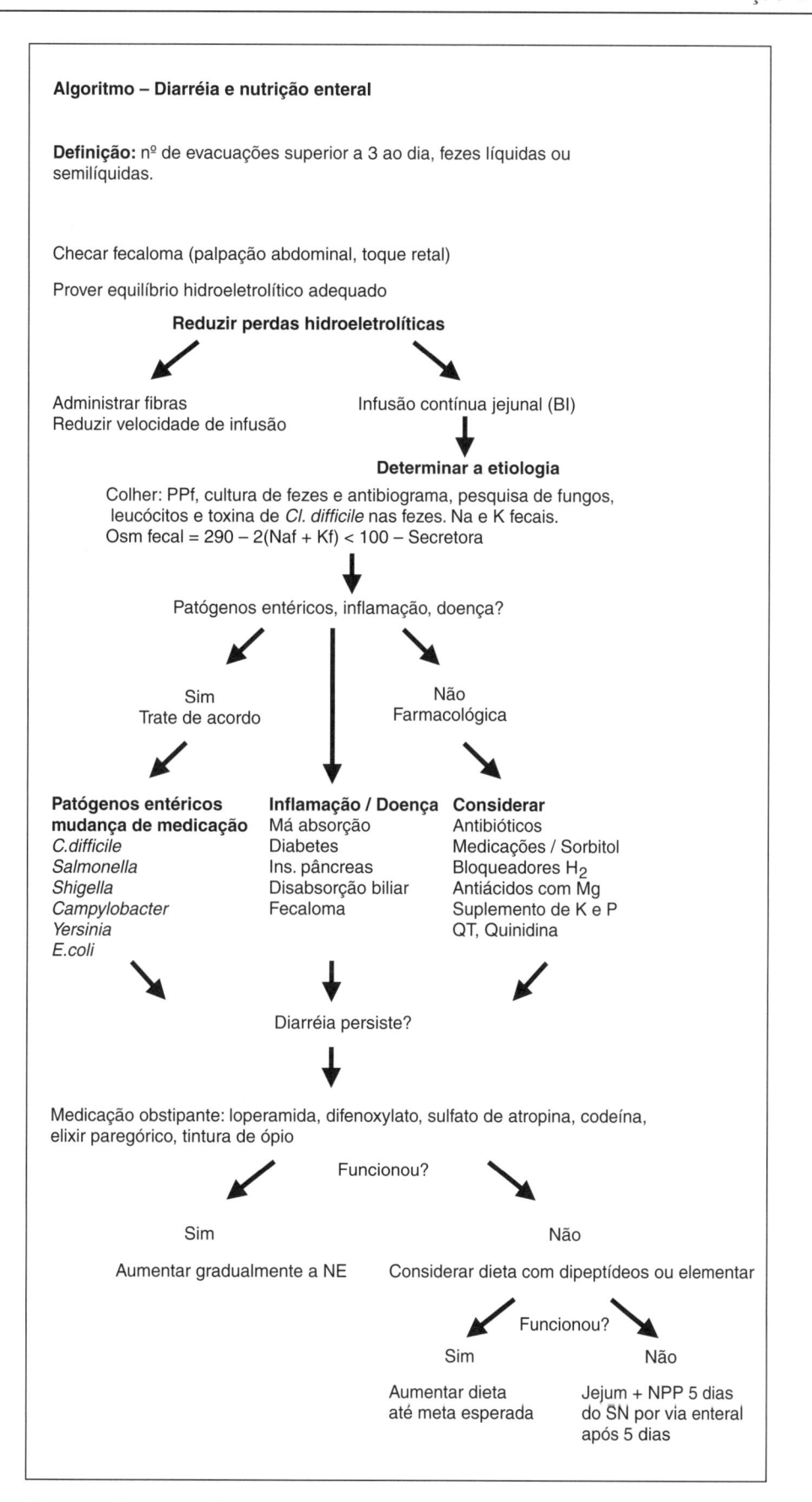

Medicação obstipante: loperamida, difenoxylato, sulfato de atropina, codeína, elixir paregórico, tintura de ópio

Funcionou?

Sim
Aumentar gradualmente a NE

Não
Considerar dieta com dipeptídeos ou elementar

Funcionou?

Sim
Aumentar dieta até meta esperada

Não
Jejum + NPP 5 dias do SN por via enteral após 5 dias

Fig. 8-2. Algoritmo da NE e diarréia.

Refluxo

Também aqui há divergências sobre como definir refluxo; alguns o consideram a partir de um volume fixo como 100 a 150 ml, outros 200 ml quando se tratar de SNG e 100 ml para gastrostomia. A definição mais eclética, a nosso ver, é a que considera refluxo o retorno de mais de 50% do infundido nas últimas 2 horas. Talvez seja uma das complicações mais freqüente sem pacientes de UTI.

Sua causa deve-se muitas vezes ao uso de drogas usuais no tratamento intensivo, como sedativos e analgésicos, fundamentalmente opiáceos com reconhecido poder de reduzir o esvaziamento gástrico e a motilidade intestinal como um todo. São ainda imputáveis anestésicos como o tiopental às vezes usados para proteção cerebral em casos neurológicos.

Devemos lembrar que são comuns situações clínicas e condições pré-mórbidas dos pacientes que colaboram para o menor esvaziamento gástrico, tais como: cirurgias ocorridas durante a internação ou prévias (gastrectomia distal com vagotomia troncular, por exemplo); íleo gástrico prolongado, como nas pancreatites, gastroparesia do diabetes melito; e outras situações clínicas menos freqüentes, como miopatias, neuropatias, amiloidose, doenças do colágeno, trauma cranioencefálico, alterações metabólicas e eletrolíticas (Tabela 8-5).

Tabela 8-5. Check list para refluxo gástrico

- Checar condições clínicas
- Checar medicações
- Checar condições abdominais (fecaloma, íleo total, etc.)
- Checar via de administração (considerar via pós-pilórica)
- Checar velocidade de administração (considerar administração contínua)

A abordagem para o refluxo deve identificar as causas mais prováveis, considerar o uso de medicamentos pró-cinéticos, como metoclopramida, cisaprida, eritromicina, e o uso de sonda pós-pilórica. Freqüentemente, nas gastroparesias o simples uso da sonda nasojejunal resolve o problema, desde que o delgado esteja utilizável. Em situações em que o débito gástrico é muito alto, como nas pancreatites necrosantes, por exemplo, sugere-se o uso da sonda nasogastroenteral que, ao mesmo tempo, drena o estômago, permitindo alimentação jejunal. Lembrar que o uso adaptado de uma SNG em uma narina e outra SNJ em outra leva à sinusite com maior freqüência. A suspensão pura e simples da dieta em caso de refluxo também não é atitude recomendável, porque acaba por prejudicar a médio prazo a nutrição do paciente. A medida louvável é procurar a causa e vencer o obstáculo que se impõe. A suspensão da dieta deve ser medida de exceção.

Cólicas, Distensão Abdominal e Flatulência

Esses problemas geralmente relacionam-se com dificuldades absortivas, administração de dieta fria e em *bolus*. A adaptação da fórmula da dieta, com nutrientes mais facilmente absorvidos (dieta semi-elementar), e da maneira de administração (contínua em bomba de infusão) atenuam os problemas. Lembrar que, no regime de ventilação não invasiva, a nutrição enteral não é uma contra-indicação formal; no entanto, alguns doentes desenvolvem distensão gástrica, o que pode facilitar náuseas, vômitos e aspiração. Recomenda-se em pacientes mecanicamente ventilados a checagem rotineira das condições abdominais e se o balonete da cânula traqueal está adequadamente insuflado.

Obstipação Intestinal

Deve-se geralmente à situação clínica do doente, mas pode ser influenciada por alterações eletrolíticas, falta de ingestão adequada de água e fórmulas com baixo teor de fibras. A correção desses fatores muitas vezes soluciona o problema. Quando necessário, incluir um laxativo suave na prescrição.

Pneumonia Nosocomial Relacionada à Nutrição Enteral

Acredita-se que, nos doentes graves que freqüentemente recebem antiácidos e/ou antagonistas da histamina para alcalinização gástrica como prevenção da hemorragia digestiva alta, a manutenção do pH gástrico em níveis acima de 4,0 facilite a proliferação bacteriana na luz do estômago, favorecendo a ocorrência de pneumonia por ascensão bacteriana a orofaringe e vias aéreas inferiores.

O papel do pH gástrico na patogênese da pneumonia nosocomial é controvertido. Em dois estudos por metanálise recentemente publicados o uso de sucralfato, que protege a parede gástrica sem elevar o pH, para prevenção da hemorragia digestiva alta, levou a menores índices de pneumonia do que o uso de antiácidos isolados ou em combinação com antagonistas da histamina; no entanto, é discutível se o uso isolado de antagonistas da histamina relaciona-se com maiores índices de pneumonia nosocomial. No entanto, não só o pH intraluminar mas também o volume gástrico deve ser considerado como fator de risco para aspiração e conseqüente pneumonia, e o suporte nutricional enteral, quando por via gástrica, atua elevando o pH e o volume gástrico, contribuindo para a ocorrência de pneumonias, seja por aspiração, seja por ascensão bacteriana.

O impacto do suporte nutricional enteral na aspiração leva em conta vários fatores:

1. Posição do paciente: o decúbito elevado, por volta de 30 graus, é de extrema importância na redução do refluxo gastroesofágico e deve ser a norma para todo doente recebendo nutrição enteral.
2. Via de administração: embora alguns estudos não mostrem diferença significativa nos índices de aspiração entre a alimentação gástrica ou jejunal, outros mostram que a via gástrica associa-se a aspirações mais freqüentes, o que parece lógico uma vez que a pressão do esfíncter esofágico inferior (PEEI) diminui tanto pela presença de sondas gástricas (principalmente de grosso calibre) quanto pela distensão do estômago. Montecalvo estudando doentes graves mostrou que a via gástrica relaciona-se com níveis mais altos de intolerância e de pneumonia nosocomial.

A alimentação jejunal, com a sonda localizada além da terceira porção do duodeno, deve ser a escolha para pacientes com alto risco para aspiração como aqueles com paresia ou intolerância gástrica (diabéticos, sedação profunda, elevação da pressão intracraniana etc.), alteração da função do esfíncter esofágico inferior, ou com episódios prévios de aspiração associados a nutrição enteral. A via gástrica pode e deve ser usada para aqueles que tenham alterações da deglutição de diversas causas, alterações de motilidade esofágica, falta de iniciativa para se alimentar etc.

- Lembrar que a participação do estômago na digestão e, portanto, no aproveitamento dos alimentos é importante, não devendo ser desprezada a menos que necessário. A gastrostomia percutânea ou convencional parece relacionar-se com índices mais baixos de aspiração, pelo menos a médio prazo, e pode ser uma alternativa nos doentes em que a permanência de sondas naso ou orogástricas seja um problema. O posicionamento da sonda enteral em posição jejunal é muito mais eficiente quando se usa a endoscopia ou a fluoroscopia ou quando ele é feito no intra-operatório pelo cirurgião. O posicionamento na UTI auxiliado apenas pelo decúbito lateral direito e por drogas que estimulem o peristaltismo costuma ser decepcionante. Nos doentes com paresia gástrica importante e prolongada ou com vômitos de difícil controle é possível a nutrição enteral através de uma sonda de duplo lúmen: o primeiro que se abre no estômago, drenando-o; e o segundo, menos calibroso; que se abre no jejuno, possibilitando a nutrição e a drenagem gástrica simultaneamente.

3. Modo de administração: a administração intermitente parece ser mais fisiológica, mas, quando o estômago é utilizado, aumenta rapidamente o volume gástrico o que poderia favorecer a aspiração. No entanto, há estudos que mostram não haver diferença na freqüência de aspiração segundo a administração intermitente ou contínua. A administração contínua no estômago mantém o pH luminar constantemente alto, o que favoreceria a pneumonia, a menos que se utilizasse uma pausa noturna para acidificar o estômago ou se acidificasse o alimento administrado. A administração contínua de dieta por via jejunal em geral aumenta a tolerância, não se relaciona com elevação do pH gástrico e deve ser a norma, sempre que se opta por essa via, lançando-se mão de preferência de bomba de infusão.

Complicações Mecânicas

Com freqüência se associam a problemas relacionados com a sonda de alimentação. A Tabela 8-6 reúne as principais complicações mecânicas, sua prevenção e tratamento.

Tabela 8-6. Diretrizes para condutas mediante complicações em nutrição enteral. (ASPEN, 1993)

Problemas	Possíveis causas	Prevenção e terapia
↑ resíduo gástrico	Demora esvaziamento gástrico Cabeça não elevada ≥ 30° durante e 30 minutos após a administração da dieta	• Checar distensão abdominal • Posicionamento pós-pilórico, usar administração contínua • Considerar administração procinética, manter até tolerância nutrição enteral • Manter decúbito elevado, quando possível
Irritação nasofaríngea	Uso prolongado de sondas, e materiais não biocompatíveis	• Uso de sondas macias, de materiais biocompatíveis (silicone, poliuretano), < 10Fr • Considerar gastrostomia, gastrostomia jejunal ou jejunostomia
Otite/Sinusite Aguda	Sonda nasoenteral ocluindo trato sinusal, e ou pressão sonda ao tubo de eustáquio; Prolongado uso de SNE, de materiais não biocompatíveis	• Uso de sondas macias, de materiais biocompatíveis (silicone, poliuretano), < 10Fr • Considerar gastrostomia, gastrostomia jejunal ou jejunostomia
Ulceração e estenose esofageal e laríngea	Pressão da sonda à área Prolongado uso de SNE, de materiais não biocompatíveis	• Uso de sondas macias, de materiais biocompatíveis (silicone, poliuretano), < 10Fr • Considerar gastrostomia, gastrostomia jejunal ou jejunostomia • Troca de narina
Irritação da pele e escoriação da ostomia	Vazamento de secreção gástrica ou intestinal	• Uso de terapia enterostomal apropriada • Assegurar que o cateter da inserção da ostomia, não foi deslocado
Obstrução da sonda	Inadequada irrigação da sonda Componentes insolúveis e interação droga-nutriente, que altera a estabilidade da nutrição enteral Fórmulas não homogeneizadas adequadamente Precipitação do caseinato da fórmula causada pela alteração pH das soluções injetadas na sonda (sucos de frutas e bebidas carbonatadas)	• Lavar sonda com "bolus" de água 20–30 ml antes e depois de medicações • Na infusão contínua, proceder a lavagem da sonda com 20–30 ml de água a cada 4 horas • Consulte famacêutico sobre interações, diluições • Homogeneizar adequadamente • Injetar 1 ml de água destilada e/ou 1 ml de solução de papaína
Náuseas e vômitos	Retenção gástrica	• Usar fórmulas isotônicas, quando possível • Manter decúbito elevado 30° • Considerar uso drogas procinéticas (Metoclopramida) • Iniciar com menor infusão de dieta 9 20–25 ml/hora), e aumentar gradativamente a cada 08 a 24 horas, aumentar até atingir necessidades, conforme tolerância;
	Infusão rápida de dietas hiperosmolares Intolerância a dietas hiperlipídicas Intolerância à lactose Dietas aromatizadas	• Considerar posição alternativa de alimentação sondas em duodeno e jejuno • Administrar dieta em infusão contínua, com evolução gradativa, observando a tolerância • Usar baixas concentrações de lípides nas dietas, < 30%–40%, do total de calorias • Utilizar dietas sem lactose na composição • Utilizar dietas flavorizadas preferencialmente, porém pode afetar osmolaridade da dieta. Evitar dietas aromáticas excessivamente

Tabela 8-6. Diretrizes para condutas mediante complicações em nutrição enteral. (ASPEN, 1993) (cont.)		
Problemas	Possíveis causas	Prevenção e terapia
Distensão abdominal, gases	Infusão Rápida e/ou dieta fria Retardo esvaziamento gástrico Mal absorção de nutrientes Rápida infusão de TCM	• Administar mais lentamente, preferencialmente em infusão contínua e a temperatura ambiente • Usar fórmulas com hidrolizados, para facilitar absorção • Administrar TCM gradualmente observando tolerância
Retardo do esvaziamento gástrico	Gastroparesia diabética Vagotomia Gastrectomia Medicamentos (analgésicos e anticolinérgicos) podem diminuir a mobilidade gástrica	• Checar resíduo gástrico antes de iniciar a nutrição enteral, e a cada 4 horas em infusão contínua, quando em posicionamento gástrico, se resíduo > 100 ml, interromper por 1 hora e checar novamente • Posição da sonda distal ao ligamento de Treitz • Administração contínua • Consultar farmacêutico para introdução medicamento para auxiliar esvaziamento gástrico • Aumentar gradativamente a dieta, conforme tolerância • Considerar medicamentos procinéticos para estimular mobilidade gastrointestinal, induzindo a hipersecreção dos sucos digestivos
Obstipação	Desidratação Fecaloma Obstrução gastrintestinal Inadequada atividade física	• Avaliar estado hídrico, suplementar com líquidos se necessário • Exame retal e digital • Pode requerer descompressão e intervenção cirúrgica • Favorecer ambulação quando possível
Diarréia (fatores não relacionados à dieta)	Medicamentos Antibioticoterapia (contribuindo para hipercrescimento de *Clostridium difficile* e colites pseudomembranosas) Antiácidos contendo magnésio Sorbitol como componentes de medicamentos Suplemento de Fósforo Hipoalbuminemia Distúrbios gastrointestinais e/ou outras doenças (incluindo síndrome intestino curto e pancreatite)	• Consultar farmacêutico para rever prescrição médica e considerar descontinuidade do possível agente causador • Providenciar cultura para *Clostridium difficile* • Consultar farmacêutico para rever medicamentos prescritos • A quantidade de sorbitol nos medicamentos podem variar, mas deve ser considerado como agente • Consultar farmacêutico para ver prescrição e interações • Usar fórmulas isotônicas, se possível, infusão lenta e gradativa 10–25ml/hora a evolução a cada 8 a 24 horas, conforme tolerância • Se necessário, suplementar com enzimas pancreáticas • Considerar fórmulas elementares, considerar nutrição parenteral, para manutenção até a adequada tolerância da nutrição enteral

Complicações Metabólicas

As complicações metabólicas relativas à nutrição enteral são semelhantes às da nutrição parenteral (vide nutrição parenteral).

As Figuras 8-3 a 8-8 mostram diferentes produtos para SN enteral.

PONTOS-CHAVES

1. A NE é a primeira opção em termos de intervenção nutricional por ser mais fisiológica, manter o trofismo intestinal e melhorar a relação custo-benefício.

2. Pacientes com possibilidade de receber terapia nutricional por via enteral apresentam menor morbidade quando comparados com os que recebem nutrição parenteral.

3. A terapia nutricional enteral está indicada em todos os casos em que o paciente não tem condição de se alimentar, não consegue atingir suas necessidades calóricas e apresenta tubo digestivo pérvio e funcional.

4. As dietas podem ser classificadas por diferentes parâmetros, como preparo, fornecimento e complexidade dos nutrientes e osmolaridade. Cada tipo de dieta deve ser indicada de acordo com a situação clínica. A administração pode ser contínua ou intermitente.

5. O trato GI pode ser acessado por SNE ou ostomias.

6. As complicações durante a NE incluem diarréia, refluxo, pneumonia por aspiração, cólicas, distensão, obstipação, obstrução mecânica da sonda e lesões periorificiais pela sonda.

LEITURAS SUGERIDAS

Brennan MF, Pisters PWT, Posner M. A prospective randomized trial of total parenteral nutrition after major pancreatic resection for malignancy. *Ann Surg.* 220:436–44, 1994.

Brunner, Suddarth. *Tratado de Enfermagem Médico-Cirúrgica*. 8ª ed. Rio de Janeiro: Guanabara-Koogan, 1998.

Cook DJ, Laine LA et al. Nosocomial pneumonia and the role of gastric pH: A meta-analysis. *Chest.* 100:7–13. 1990.

Inoue Y, Espat NJ, Frohnapple DJ. Effect of total parenteral nutrition on amino acid and glucose transport by the human small intestine. *Ann Surg.* 217:604–17, 1993.

Jacobs S, Chang RWS et al. Continuous enteral feeding: A major cause of pneumonia among ventilated ICU patients. *JPEN.* 14:353–6, 1990.

Kazamias P, Kotzampassi K, Koufogiannis D, Eleftheriadis E. Influence of enteral nutrition-induced splanchnic hyperemia on the septic origin of splanchnic ischemia. *World J Surg.* 22:6–11, 1998.

Kudsk KA, Croce MA, Fabian TC. Enteral vs. parenteral feeding: Effects on septic morbidity following blunt and penetrating trauma. *Ann Surg.* 215:503–13, 1992.

Kudsk KA, Li J, Renegar KB. Loss of upper respiratory tract immunity with parenteral feeding. *Ann Surg.* 223(6):629–38, 1996.

Li J, Kudsk KA, Gocinsky B. Effects of parenteral and enteral nutrition on gut associated lymphoid tissue. *J Trauma.* 39(1):44–52, 1995.

Marshall JC. An intensivist's dilemma: Support of the splanchnic circulation in critical illness. *Crit Care Med.* 26:1637–8, 1998.

Montecalvo MA, Steger KA *et al.* Nutrition outcome and pneumonia in critical care patients randomized to gastric versus jejunal tube feeding. *Crit Care Med.* 20:1377–87, 1992.

Moore FA, Moore EE, Kudsk KA. Clinical benefits of an immune-enhancing diet for early post injury enteral feeding. *J Trauma.* 37:607–15, 1994.

Murphy JM *et al.* Proline is sinthesized from glutamate during intragastric infusion but not during intravenous infusion in neonatal pigs. *J Nutr.* 126:878–86, 1996.

Reeds PJ, Wykes LJ *et al.* Enteral glutamate is almost completely metabolyzed in first pass by the gastrointestinal tract of infant pigs. *Am J Physiol.* 270:E413–418, 1996.

Vander Meer TJ, Wang H, Fink MP. Endotoxemia causes ileal mucosal acidosis in the absence of mucosal hypoxia in a normodynamic porcine model of septic shock. *Crit Care Med.* 23:1217–26, 1995.

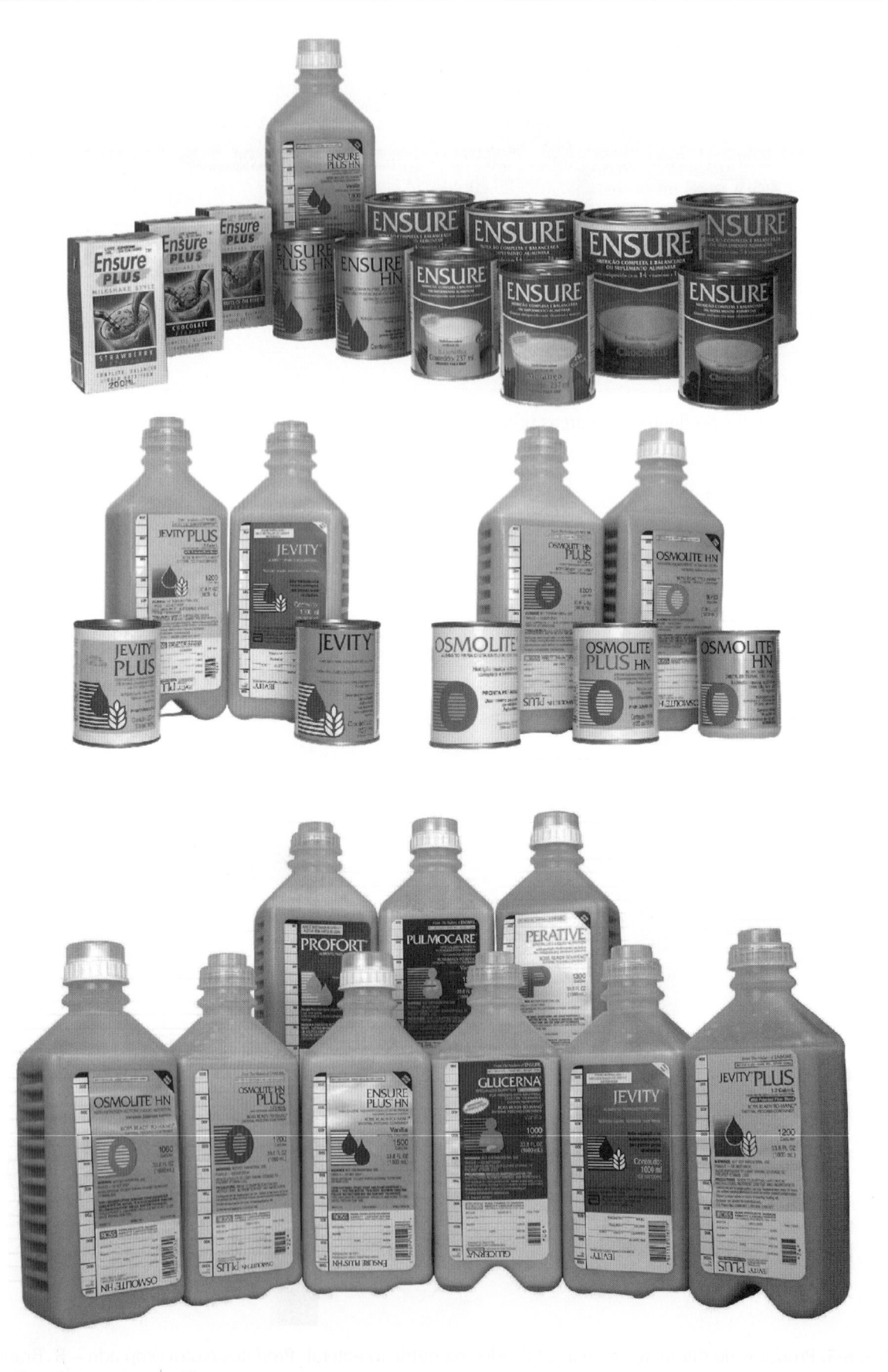

Fig. 8-3. Produtos Abbott.

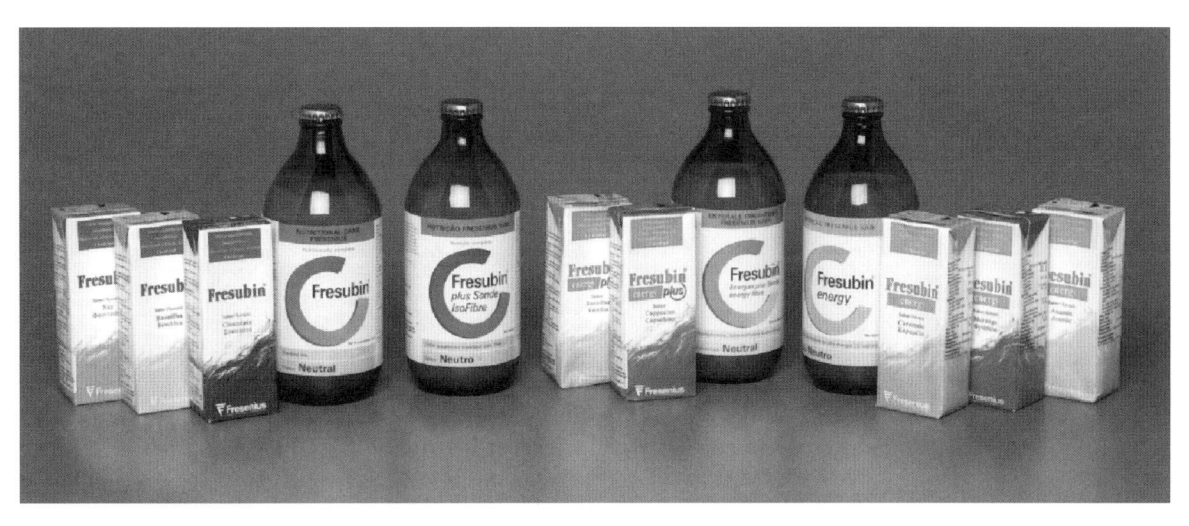

Fig. 8-4. Produtos de diferentes marcas utilizados na nutrição enteral. Produtos Fresenius.

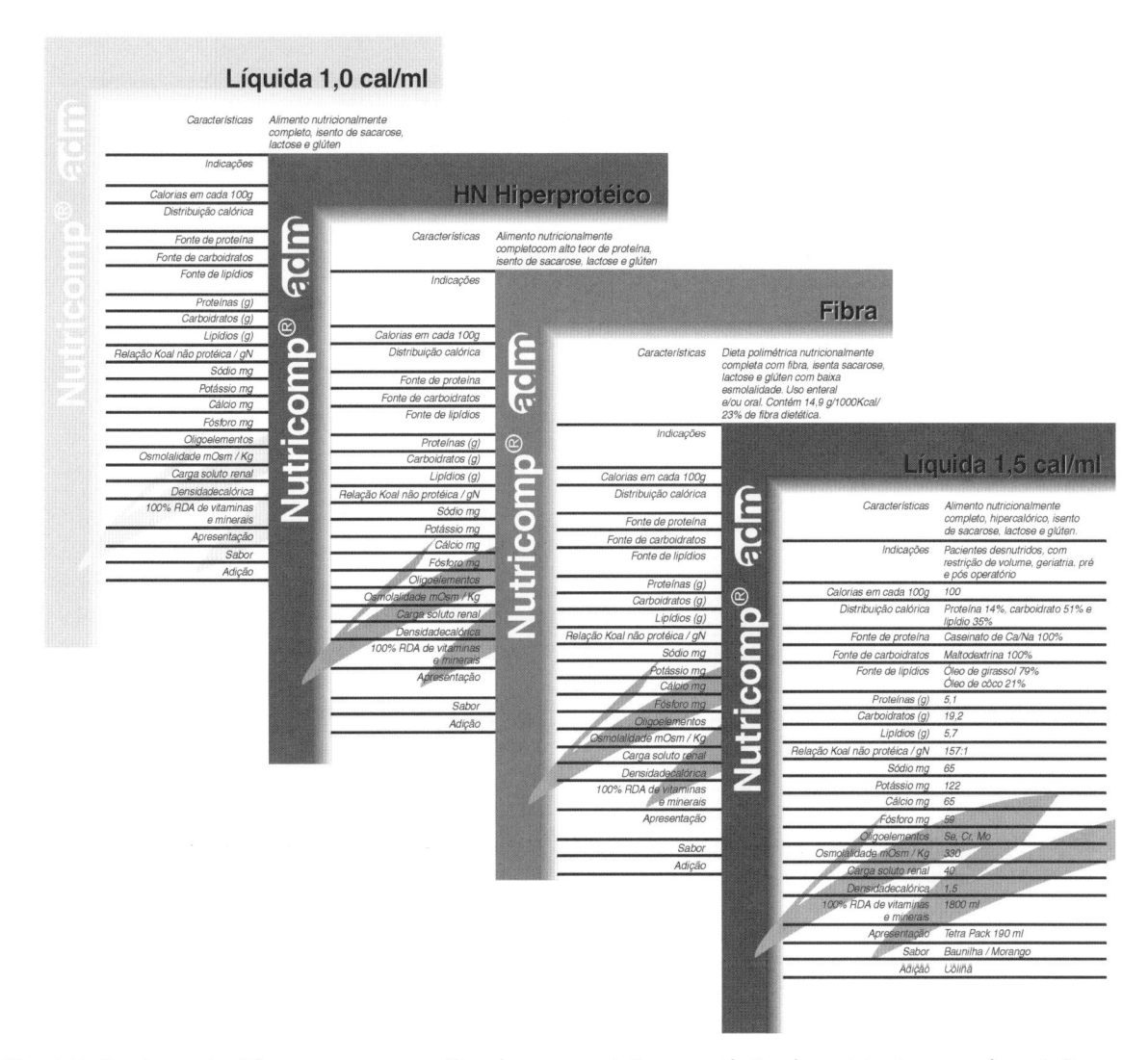

Fig. 8-5. Produtos de diferentes marcas utilizados na nutrição enteral. Produtos Nutricomp adn – B. Braun.

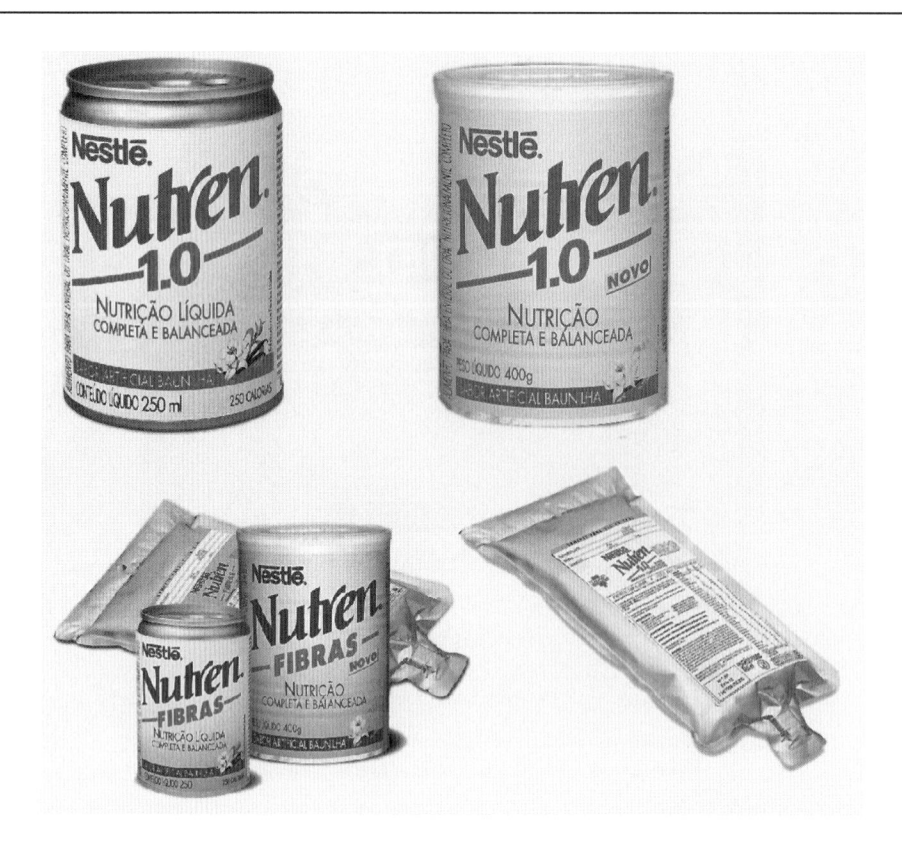

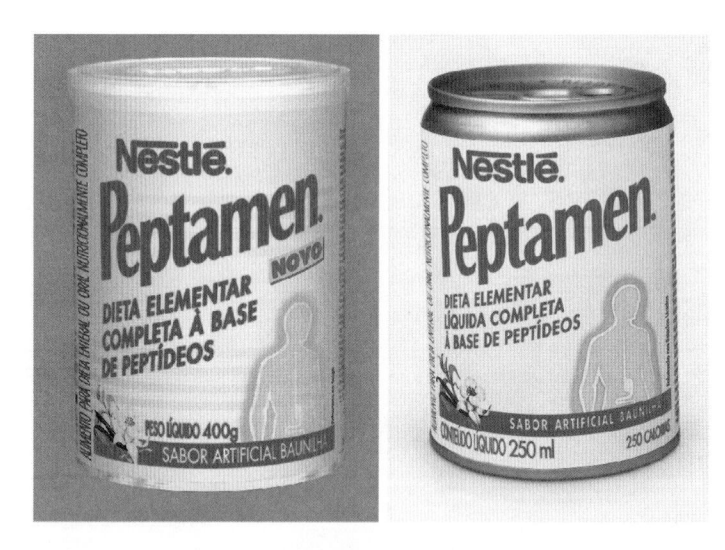

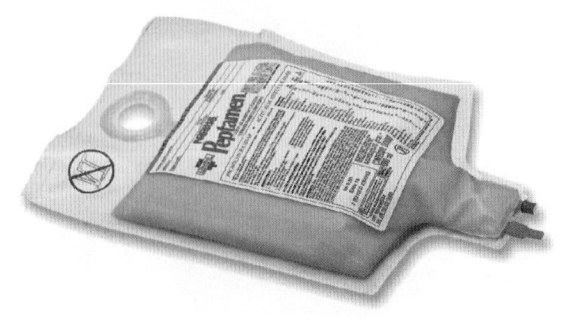

Fig. 8-6. Produtos de diferentes marcas utilizados na nutrição enteral. Produtos Nestlé.

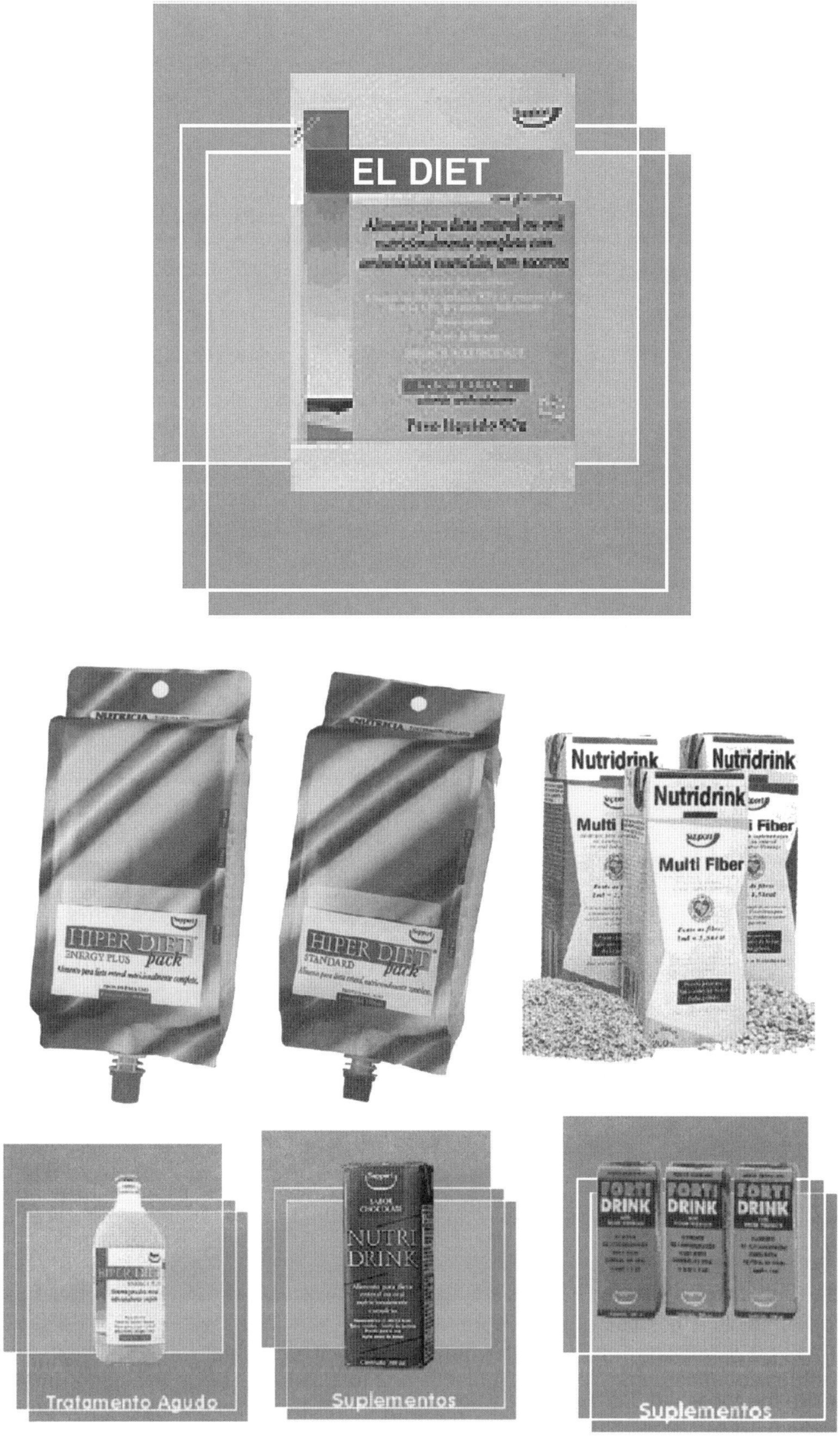

Nutrição Enteral **101**

Fig. 8-7. Produtos Support usados em NE e suplementos.

Capítulo 9

Nutrição Enteral em Pediatria

OBJETIVOS

1. Identificar as principais indicações de nutrição enteral em pediatria.
2. Caracterizar o uso e as complicações das principais nutrições enterais.
3. Diferenciar as principais dietas em pediatria.

INTRODUÇÃO

A terapia nutricional-metabólica de crianças distróficas com distúrbios digestivo-absortivos teve importante progresso nas últimas décadas. A nutrição dessas crianças com doenças graves impulsionou o avanço tecnológico de novas fórmulas dietéticas e de soluções enterais, possibilitando sua nutrição, até mesmo quando o trato gastrintestinal é parcial ou quase não funcionante. Paralelamente ao surgimento das novas dietas enterais, cresceu o interesse pelas técnicas de administração, desenvolvendo-se bombas de infusão mais precisas, sondas enterais menos calibrosas, possibilitando a localização pós-pilórica. Além disso, novas técnicas de administração de dietas têm sido executadas, como as gastrostomias endoscópicas.

O alimento constitui importante estímulo para manter a função e a estrutura da mucosa intestinal, liberando secreções pancreáticas, biliares e fatores hormonais. O jejum prolongado causa atrofia da mucosa intestinal rompendo a integridade imunológica do trato gastrintestinal (TGI), aumentando o risco de translocação bacteriana. Com base nesses conceitos, o uso precoce de dietas enterais tem sido cada vez mais utilizado. Recomenda-se iniciar a dieta enteral em pequenos volumes, inclusive para as crianças que recebem nutrição parenteral total, respeitando a tolerância do TGI.

Na atualidade podemos escolher o tipo de dieta mais adaptada às necessidades específicas de adultos e de crianças. Essas dietas podem ser modificadas progressivamente de acordo com a tolerância, respeitando as necessidades nutricionais. Podemos dizer que a prática da nutrição enteral exige amplo conhecimento das soluções, das técnicas e dos materiais empregados e da avaliação nutricional-metabólica do paciente. É oportuno lembrar que as fórmulas para adultos não devem ser utilizadas para crianças abaixo de 10 anos, porque podem ser muito concentradas e não fornecer as necessidades de minerais e vitaminas requeridas para essa faixa etária. Nesse caso, por exemplo, suplementos de cálcio e fósforo podem ser necessários.

Neste artigo, aborda-se a composição do leite materno em diferentes fases, discute-se também a fortificação do leite materno para recém-nascidos pré-termo e os diferentes tipos de fórmulas e soluções enterais para lactentes e crianças com necessidades especiais.

TIPOS DE FÓRMULAS

O leite materno é a melhor fonte de nutrição para o recém-nascido a termo nos primeiros meses de vida, por sua composição bioquímica, componentes imunoquímicos e celulares. Existem situações em que não se recomenda o aleitamento materno, como infecções maternas graves (hepatite B, hepatite C, vírus da imunodeficiência humana, varicela-zoster), alguns erros inatos do metabolismo e o uso de determinados medicamentos prejudiciais ao recém-nascido.

Com relação à composição do leite, existem diferenças entre o leite materno do recém-nascido a termo e pré-termo; assim como o leite humano obtido por meio da expressão das mamas não tem a mesma composição do leite mais adaptado às necessidades nutricionais do recém-nascido, com maior teor de energia, de gordura, proteínas e outros nutrientes (Tabela 9-1), porém sem ainda suprir todas as suas necessidades. Para corrigir as inadequações do leite materno de recém-nascidos prematuros, foram desenvolvidos os aditivos com múltiplos nutrientes. Nas situações em que não se recomenda o aleitamento materno indicam-se fórmulas comerciais para prematuros, cuja composição assemelha-se ao leite materno fortificado de crianças prematuras. As características comuns dessas fórmulas para prematuros são o uso predominante de proteínas do soro de leite, de carboidratos na forma de polímeros de glicose e lactose, além de combinações de gorduras na forma de triglicerídeos de cadeia longa (Tabela 9-2).

Os tipos básicos de fórmulas podem ser resumidos em fórmulas completas (poliméricas, semi-elementares e elementares) e incompletas (Tabelas 9-3 a 9-9).

As fórmulas poliméricas são compostas de macronutrientes (proteína, gordura e carboidratos) em sua forma natural ou purificada. São de baixa osmolaridade por conterem nutrientes de alto peso molecular. Fazem parte desse grupo as fórmulas poliméricas com base no leite de vaca, com proteínas não modificadas (Tabela 9-3); as fórmulas não lácteas que contêm proteínas purificadas, como os caseinatos, proteínas solúveis do soro de leite (Tabela 9-4) e as fórmulas com base de proteína da soja (Tabela 9-5).

Fórmulas enterais suplementadas com arginina, RNA e óleo de peixe, denominadas imunonutricêutica, podem melhorar a função imune em situações infecciosas que aumentam o metabolismo. Essas dietas são utilizadas para crianças maiores (Tabela 9-6).

As fórmulas semi-elementares são muito utilizadas em pediatria para lactentes. São fórmulas completas com proteínas hidrolisadas, na forma de hidrolisado de caseína ou de lactalbumina. A gordura é de origem vegetal ou animal com quantidades variadas de TCM e com os polímeros de glicose como fonte de hidratos de carbono (Tabela 9-6). As fórmulas elementares contêm proteínas altamente hidrolisadas e compostos de aminoácidos cristalinos, triglicerídeos de cadeia média (fonte de gordura) e monossacarídeos como fonte de carboidratos (Tabela 9-7). Em geral, quanto maior a hidrólise, menor a antigenicidade do produto e maior o preço.

Os módulos de nutrientes como carboidratos, gorduras e proteínas intactas podem ser combinados para adicionar mais nutrientes ou alterar a composição da dieta. Os carboidratos podem ser adicionados na forma de polímeros de glicose. São menos edulcorantes que outros dissacarídeos e têm a vantagem de alterar menos a osmolaridade que os dissacarídeos com a mesma densidade calórica. Os lipídeos têm maior densidade calórica e influem pouco na osmolaridade. Estes podem ser suplementados com triglicerídeos de cadeia longa e média (TCM). Os TCM são absorvidos sem a necessidade de formação de quilomícron, mas não contém ácidos graxos essenciais. Situações clínicas que requeiram mais proteínas, como queimados extensos e trauma, podem ser complementadas com módulos de proteínas (Tabela 9-8).

Quando os módulos de nutrientes são utilizados, a composição final da dieta deve ser recalculada, pois poderá ser deficiente ou exceder em um nutriente. A dieta final deve suprir 35–65% das calorias por meio de carboidratos, 7–16% de proteínas, 30–55% de gordura. Dietas com mais de 55% das calorias, por meio da gordura, podem desenvolver cetose. Excesso de CH pode exceder a capacidade de absorção e causar diarréia. Se a ingestão protéica for superior a 5 g/kg/dia, pode causar azotemia. A osmolalidade e a carga de soluto renal das fórmulas e soluções enterais de lactentes e crianças menores devem ser próximas ao leite materno. Quanto às fibras, essas podem ser adicionadas às fórmulas para evitar constipação.

Hoje dispõe-se de fórmulas especiais que podem garantir a nutrição de crianças com erro inato do metabolismo (Tabela 9-9). Atualmente, pode-se ter um estado praticamente normal de crianças com defeitos congênitos do metabolismo. Esses alimentos são nutricionalmente incompletos e não devem ser utilizados por lactentes e crianças normais.

Tabela 9-1. Componentes do leite materno de mães de recém-nascidos pré-termo (LMPT) com e sem aditivação e de fórmulas para recém-nascidos pré-termo (100 ml)

LMPT	Proteína (g)	Gordura (g)	Carboidrato (g)	Cálcio (mg)	Fósforo (mg)	Ca/P	Sódio (mEq)	Osmolalidade (mOsm/kg)	Energia (kcal)
3 dias	3,2	1,6	5,9	20	9,5	2,1	2,6	300	51
28 dias	1,8	1,6	5,9	20	9,5	2,1	2,6	300	51
Banco	1,2	3,8	7,2	28	15,5	1,8	0,7	300	71
LMPT aditivado FM85 (Nestlé)	2,6	3,6	10,6	73	48	1,5	1,1	400	85
Enfamil HMF (Mead Johnson)	2,3	3,6	10	115	60	1,9	1	425	85
Fórmulas para PT Pré Nan 14,3% (Nestlé)	2	3,4	8	70	45	1,6	1,1	264	70
Pré Nan 16,3% (Nestlé)	2,3	3,9	9,1	80	52	1,5	1,2	340	80
Enfamil Prematuro (Mead Johnson)	2,4	4,1	8,9	95	49	1,4	1,9	300	81
Aptamil Pré (Support)	2,3	4,3	7,7	98	49	2	1,1	240	79
Similac Special Care (Abbott)	2,2	4,4	8,6	144	72	2	1,5	300	81

Tabela 9-2. Classificação dos tipos de fórmulas

Completas
- Poliméricas
    - Proteínas naturais
        - *Base leite de vaca*
    - Proteínas purificadas
        - *Base Caseína*
        - *Base proteínas do soro de leite*
        - *Não lácteas (soja)*
        - *Especiais (prematuros)*
        - *Nutricêuticas*
- Elementares e semi-elementares
    - Quimicamente constituídas

Incompletas
- Modulares
- Suplementos

CONSIDERAÇÕES FINAIS

Hoje existem inúmeras dietas enterais para uso terapêutico geral e específico, como as alergias alimentares graves, síndrome do intestino curto e cardiopatias congênitas, entre outras, em que existe alta demanda durante o crescimento da criança. A avaliação metabólica nutricional completa e a atualização constante dos conhecimentos nessa área resultarão no uso criterioso dessas soluções, com resultados cada vez mais promissores.

Nas Figuras 9-1 a 9-5 estão vários produtos utilizados SN enteral em Pediatria.

Tabela 9-3. Fórmulas poliméricas para crianças no primeiro ano de vida à base de leite de vaca com exclusão de lactose (100 ml)

	P (g)	G (g)	CH (g)	P	Fonte G	CH	Energia (kcal)	Comentários (Osm:mOs/kg)
Al 110 (Nestlé)	2	3	7	Caseína	Gordura láctea 87% Óleo vegetal 20%	Dextrinomaltose	67	Osm: 170 Fe 0,8 mg/100 ml
O Lac (Mead Johnson)	2,2	5,3	7,2	Proteína integral leite de vaca	Óleo de palma Óleo de coco Óleo de soja Óleo de girassol	Polímero de glicose 100%	67	Osm: 180 isenta de lactose isenta de sacarose

Tabela 9-4. Fórmulas completas poliméricas à base de proteínas purificada (100 ml)

	P (g)	G (g)	CH (g)	P	Fonte G	CH	Energia (kcal)	Comentários (Osm:mOsm/kg)
Pediatric Diet Standard (Support)	2,75	4,5	12,2	Caseinato 100%	Óleo de girassol 40% Óleo de canola 60%	Maltodextrina 100%	100	Osm: 245 S/lactose enteral > 1 ano
Pediatric Diet Energy Plus (Support)	3,38	6,83	18,81	Caseinato 100%	Óleo de girassol 40% Óleo de canola 60%	Maltodextrina 100%	150	Osm: 370 > 1 ano
Pediasure (Abbott)	3	4,97	10,97	Caseinato 82% Soro 18%	TCM 20% Óleo vegetal 80%	Sacarose 30% Polímero de glicose 70%	100	Osm: 310 Oral e enteral (líq. e pó) > 1 ano
Total Nutrition (Nuteral)	3,45	5,79	13,25	Caseinato 60% Hidrolisado protéico 40%	TCM 20% Óleo de canola 40% Óleo de girassol 40%	Amido de milho hidrolisado 70% Sacarose 30%	150	Osm: 376 Oral e enteral (pó) crianças maiores

Tabela 9-5. Fórmulas para crianças no primeiro ano de vida à base de proteína purificada de soja

	(P)	(G)	(CH)	P	Fonte G	CH	Energia (Kcal)	Comentários (Osm:mOsm/kg)
Aptamil soja (Support)	1,8	3,6	6,7	Isolado protéico de soja	Óleo de soja	Maltodextrina	66	Isento de lactose Fe 0,8 mg/100 ml
Alsoy (Nestlé)	2,1	3,7	6,7	Isolado protéico de soja	Óleo de soja	Sucrose Tapioca Amido	66	Osm: 206 Isento de milho Isento de lactose
Pro Sobee (Mead Johnson)	2	3,5	6,7	Isolado protéico de soja	Palm. oleína Óleo de girassol Óleo de coco/Óleo de soja	Xarope de milho hidrolisado	66	Osm: 200 Isento de lactose e sacarose
Isomil (Abbott)	1,6	3,6	6,9	Isolado protéico de soja	Óleo de coco Óleo de soja	Polímero de glicose 60% Sacarose 40%	66	Osm: 240 Isento de lactose Fe 1,2 mg/100 ml
Nursoy (Wyeth)	1,8	3,5	6,8	Isolado protéico de soja	Saflower Coconut Óleo de soja	Polímero de glicose 75% Sacarose 25%	66	Osm: 244 Fe 1,2 mg/100 ml Isento de lactose e xp. de milho
Total nutrition soy (Nuteral)	4,7	4,1	19,4	Proteína isolada da soja 40% Caseinato de Na 30% e de Ca 30%	Óleo de canola 35% Óleo de girassol 34% TCM 28% Lecitina de soja 1,8%	Amido de milho hidrolisado 80% Sacarose 20%	138	Osm: 370

Tabela 9-6. Fórmulas completas imunonutricêuticas/100 ml (para crianças maiores)

	P (g)	G (g)	CH (g)	P	Fonte G	CH	Energia (kcal)	Comentários (Osm:mOsm/kg)
Hiper Diet HP HG (Support)	7,5	4,8	13	Caseinato 50% hidrolisado protéico trigo 50% glutamina 40%	Óleo vegetal 60% TCM 40%	Maltodextrina 100%	130	Osm: 367 Hiperproteína com glutamina
Imunonutil (Support)	4,7	3,3	13	Lactalbumina 27%; caseinato hidrolisado 18% aa 32%; RNA 3%	TCM 20% TCL 43% Óleo de peixe 19%	Maltodextrina 100%	100	Osm: 378 Oral e enteral
Advera (Abbott)	6	2,2	21,5	Hidrolisado protéico soja 78%; caseinato Na 22%	TCM 20% Óleo de canola 70% Óleo de sardinha 10%	Hidrolisado amido de milho 72% polissoja 5,1%	130	Semi-elementar oral e enteral
Periative (Abbott)	6,6	3,7	17,7	Caseinato Na 65% Hidrolisado lactalbumia 25% Arginina 10%	Óleo de canola 40% Óleo de milho 20% TCM 40%	Hidrolisado de amido de milho 100%	130	Semi elementar com arginina e beta caroteno oral
Alitraq (Abbott)	5,2	1,5	16,5	Hidrolisado de soja e lactoalbumina 42% aa livres; 47% conc. prot. soro 11%	Óleo de açafrão 47% TCM 53%	Amido de milho hidrolisado 85% Sacarose 10% Frutose 5%	100	Elementar com glutamina e arginina oral e enteral
Impact (Novartis)	5,6	2,8	13	Caseinato Na e Ca 75% L-arginina 25%	TCL 73% TCM 27% Óleo de savelha	Amido de milho hidrolisado 100%	100	Osm: 375 Nucleotídeos oral e enteral

Tabela 9-7. Fórmulas completas semi-elementares para crianças no primeiro ano de vida à base de hidrolisado (100 ml)

	P (g)	G (g)	CH (g)	P	Fonte G	CH	Energia (kcal)	Comentários (Osm:mOsm/kg)
Pregomin (Abbott)	2	3,6	8,6	Proteína do leite altamente hidrolisada		Maltodextrina Amido	75	Osm: 300 Isento de lactose e sacarose Isento de glúten Fe 1,8 mg/100 ml
Pregestimil (Mead Johnson)	1,9	2,7	9,3	Caseína hidrolisada	Óleo de coco Óleo de milho TCM 40% Óleo de açafrão/Óleo de soja	Polímero glicose 85%	68	Osm: 360 Fe 1,5 mg/100 ml
Alfaré 15% (Nestlé)	2,5	3,6	7,7	Lactalbumina hidrolisada	Óleo vegetal 20% TCM 50% Gordura de leite 30%	Dextrinomal-tose	73	Osm: 220 Fe 0,9 mg/100 ml

Tabela 9-8. Fórmulas modulares

Produto	Fonte	Comentário
Carboidratos Oligossac pó (Support)	Polímero de glicose	Baixa osmolalidade, pouco doce (pó) oral ou enteral
Policose (Abbot)	Polímero de glicose	Baixa osmolalidade, pouco doce (pó). Derivado de *Corn starch*, oral ou enteral
MC módulo calórico (B. Braun)	Maltodextrina	Baixa osmolalidade, pouco doce (pó) oral ou enteral
Frutose	Frutas	Monossacarídeo para aumentar as calorias
Sacarose	Cana/beterraba	Dissacarídeos
Gorduras TCM		Triglicerídeos de cadeia média (TCM)
Tricliceril CM (Support) Tricliceril CM com AGE (Support)		Triglicerídeos de cadeia média com ácidos graxos essenciais
Maxi fat (Nuteral)	Lipídeos 56% Carboidratos 22,5% Proteínas 17,5%	Pó, oral e enteral sem lactose, sem sacarose Triglicerídeos de cadeia longa (TCL) e TCM. Os TCL são fonte de ácidos graxos essenciais
Proteínas Caseical (Support)	Caseinato de cálcio	Lipídeos 1% baixo teor de lactose, oral e enteral
Oligopep (Support)	Hidrolisado de lactalbumina	
Promod (Abbott)	Soro de leite	Contém lactose. Prot > 71%, CH < 10%, Lip. < 10%
Caseinato de Ca (B. Braun)	Caseinato de cálcio	Contém aa essencial dieta oral e enteral
Aa ramificados (Support)		Módulo de aa ramificados oral e enteral
Aa essenciais (Support)		Módulo de aa essenciais acrescido de histidina oral e enteral
Glutamin (Support)		Módulo de glutamina para dieta oral e enteral
Vitaminas, minerais, oligoelementos e fibras		
Plurivitamin (Support)		Concentrado em pó de vitaminas oral e enteral
Plurimineral macroelementos (Support)		Concentrado em pó de minerais oral e enteral
Plumineral oligoelementos (Support)		Concentrado em pó de oligoelementos oral e enteral
Profibra (Support)		Concentrado em pó de fibras solúveis e insolúveis, oral e enteral

Tabela 9-9. Fórmulas especiais para erros inatos do metabolismo

Doença metabólica	RN/lactentes até 1 ano	Crianças maiores e adultos	Comentários
Fenilcetonúria ou hiperfenilalaninemia	Phenex-1 (Abbott)	Phenex-2	Isento de fenilalanina
Atrofia girata de coróide e retina/ distúrbios do ciclo da uréia	Cyclinex-1	Cyclinex-2	Isento de aminoácidos não essenciais
Homocistinúria (não responsiva à vitamina B6) devida à deficiência de B sintetase de cistationina ou hipermetioninemia	Hominex-1 (Abbott)	Hominex-2	Isento de metionina
Acidemia metilmalônica/ acidemia propiônica	Propimex-1 (Abbott)	Propimex-2	Isento de metionina e valina; baixo teor de isoleucina e treonina
Tirosinemia tipo I	Tiromex-1 (Abbott)		Isento de fenilalanina
Tirosinemia tipo II		Tyrex-2	Isento de fenilalanina

PONTOS-CHAVES

1. A terapia nutricional enteral é a de escolha nas crianças em terapia intensiva.
2. A terapia nutricional enteral apresenta menor número de complicações em relação a parenteral.
3. A via preferencial para a administração de nutrientes é a gástrica.
4. Novas formulações podem oferecer maior adequação de nutrientes em determinadas situações.
5. A terapia nutricional enteral mínima pode ser suficiente para a manutenção da liberação de hormônios e do trofismo das células intestinais.

LEITURAS SUGERIDAS

Carrazza FR. Dieta elementar modularizada. *In:* Marcondes E & Lima IN (Eds.). *Dietas em Pediatria Clínica.* São Paulo: Savier, 1987. p. 57.

Matarese L. Enteral feeding solutions. *In:* Lightdale CJ. *Gastrointestinal Endoscopy of North America,* n. 3, 1998.

Marchand V, *et. al.* Enteral nutrition in the pediatric population. *In:* Lightdale CJ. *Gastrointestinal Endoscopy Clinics of North America,* n. 3, 1998.

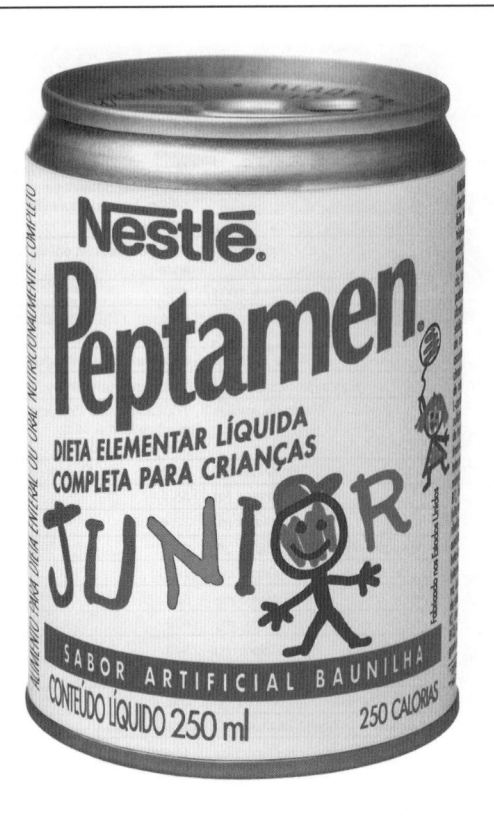

Fig. 9-1. Produtos usados na nutrição enteral de pacientes pediátricos. Nestlé.

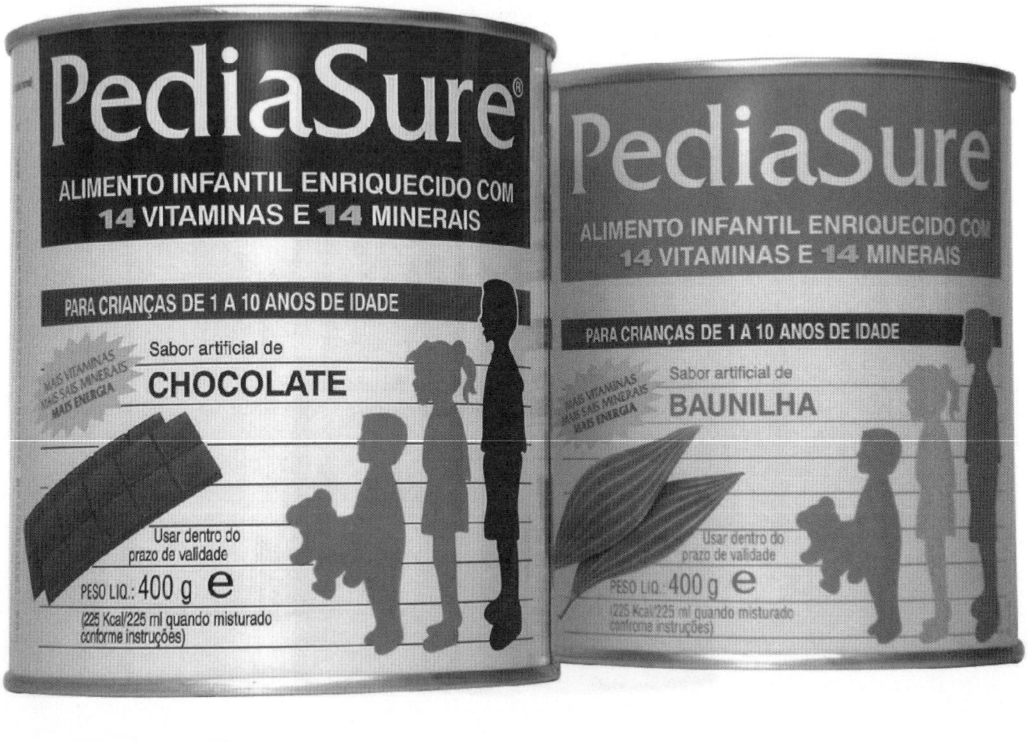

Fig. 9-2. Produtos Abbott.

Nutricomp® adm

Pediátrico

Características	Nutrição especializada para crianças. Isenta de lactose, sacarose e glúten, baixa osmolalidade. Uso enteral e/ou oral.
Indicações	Crianças na faixa etária de 1 a 10 anos
Calorias em cada 100g	488
Distribuição calórica	Proteína 11%, carboidrato 48% e lipídio 41%
Fonte de proteína	Caseinato de Ca/Na 100%
Fonte de carboidratos	Maltodextrina 100%
Fonte de lipídios	TCM 25%, óleo de côco 37% gordura láctea 18%, óleo de girassol 20%
Proteínas (g)	13,2
Carboidratos (g)	58,4
Lipídios (g)	22,4
Relação Kcal não protéica / gN	206:1
Sódio mg	195
Potássio mg	595
Cálcio mg	439
Fósforo mg	341
Oligoelementos	Se, Cr, Mo
Osmolalidade mOsm / Kg	282
Carga soluto renal	122
Densidade calórica	1,07
100% RDA de vitaminas e minerais	1100 ml
Apresentação	Pote 400g (1952 Kcal)
Sabor	Baunilha
Adição	Taurina / Carnitina

Fig. 9-3. Produtos Nutricomp adm – B. Braun.

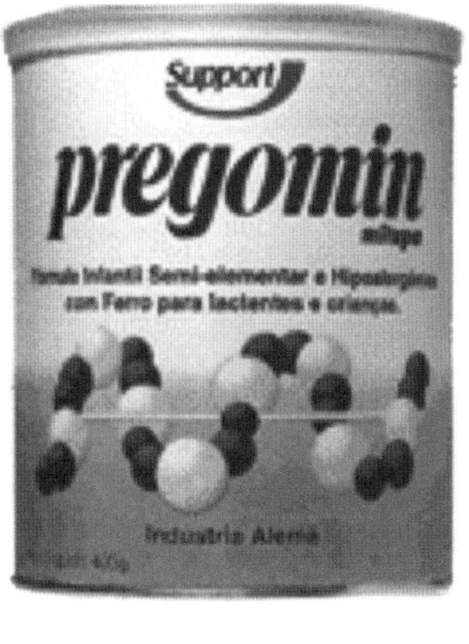

Fig. 9-4. Produto Support.

Pediamino* PLM = Padrão leite materno		
Composição (g/l)		
L - Alanina	7,00	g
L - Arginina	7,60	g
L - Cisteína HCl	1,79	g
L - Ácido glutâmico	2,32	g
L - Histidina	6,00	g
L - Isoleucina	7,60	g
L - Leucina	9,50	g
L - Lisina acetato	9,60	g
L - Metionina	2,80	g
L - Fenilalanina	4,50	g
L - Prolina	16,00	g
L - Serina	9,00	g
L - Treonina	5,20	g
L - Triptofano	1,8	g
N - Acetil L-tirosina	6,40	g
L - Tirosina	0,30	g
L - Valina	7,00	g
Água para injeção	10,00	ml
Característica da solução		
Aminoácidos totais	100,0	g/l
Nitrogênio total	15,0	g/l
Alfa-amino nitrogênio	10,9	g/l
Relação aminoácidos essenciais	1/1,2	
Conteúdo calórico	24,1%	
pH	400	Kcal/l
Osmolaridade	5,5 - 7,0	
	860mOsm/l	

Fig. 9-5. Pediamino, padrão leite materno.

Capítulo 10

Nutrição Parenteral

OBJETIVOS

1. Reconhecer as indicações de terapia nutricional parenteral.
2. Rever os cuidados com os cateteres e sítios de inserção.
3. Reconhecer aspectos farmacológicos nas formulações empregadas.
4. Reconhecer e prevenir complicações associadas à nutrição parenteral.

INTRODUÇÃO

Em nutrição parenteral, uma solução estéril de nutrientes é infundida por via intravenosa através de um acesso periférico ou central, de forma que o trato digestivo é completamente excluído no processo.

TIPOS

Nutrição parenteral periférica

Nutrição Parenteral Periférica (NPP) é um meio de terapia nutricional na qual uma solução parenteral é administrada diretamente em uma veia periférica. NPP é usualmente indicada para períodos curtos (7–10 dias) porque normalmente ela não atinge as necessidades nutricionais do paciente. A quantidade de calorias administradas normalmente fica em torno de 1.000–1.500 kcal/dia. A osmolaridade da NPP deve ser menor do que 900 mOsm/l para evitar flebite.

Nutrição Parenteral Total

Nutrição parenteral total (NPT) é um meio de terapia nutricional na qual uma solução parenteral é administrada diretamente em uma veia central (geralmente veia cava superior). A NPT é indicada para uso superior a 7–10 dias e pode oferecer aporte calórico e protéico total a um paciente que não possa tolerar ingestão via oral ou enteral. A osmolaridade da NPT é geralmente superior a 1.000 mOsm/l.

INDICAÇÕES DE TERAPIA NUTRICIONAL PARENTERAL

Em geral, nutrição parenteral (NP) é indicada se o trato digestivo não funciona, está obstruído ou inacessível e antecipa-se que esta condição continue por pelo menos 7 dias.

Durante a avaliação nutricional e médica, alguns fatores devem ser considerados na decisão de se utilizar NP, incluindo:

1. Antecipar a duração da terapia.
2. Requerimento calórico e protéico.
3. Limitação de infusão hídrica.
4. Acesso venoso disponível.

INDICAÇÕES ESPECÍFICAS

Na Tabela 10-1 estão as indicações específicas da NP.

Tabela 10-1. Indicações da nutrição parenteral

- Vômito intratável
- Diarréia grave
- Mucosite/esofagite — quimioterapia
- Íleo — grandes cirurgias abdominais
- Obstrução
- Repouso intestinal, fístula digestiva
- Pré-operatório — somente em casos de desnutrição grave na qual a cirurgia não possa ser adiada

CONTRA-INDICAÇÕES DE TERAPIA NUTRICIONAL

NP é contra-indicada em pacientes hemodinamicamente instáveis, incluindo aqueles com hipovolemia, choque cardiogênico ou séptico; pacientes com edema agudo de pulmão; anúria sem diálise ou que apresentem graves distúrbios metabólicos e eletrolíticos.

CATETER VENOSO CENTRAL

Os cateteres devem dirigir-se para veia cava superior ou inferior e serem bem documentados por raios X antes de serem utilizados.

Cateteres de duplo e triplo lúmen podem ser utilizados se uma via for destinada exclusivamente para NP. Contudo, cateteres multilúmens apresentam maior taxa de infecção do que os de único lúmen.

Cateter de artéria pulmonar (Swan-Ganz) não deve ser utilizado para infusão de NP. O cateter de NP não deve ser utilizado para monitorizar PVC, infusão de hemocomponentes ou uso de drogas vasoativas.

Na Figura 10-1 estão alguns sistemas de preparo e envases da nutrição parenteral.

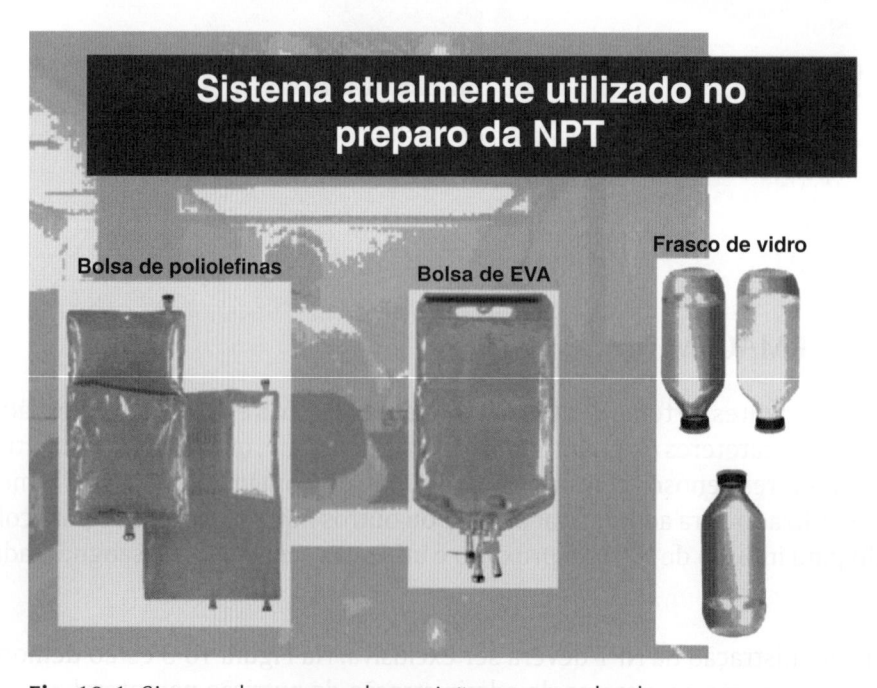

Fig. 10-1. Sistema de preparo da nutrição parenteral e de envases.

TIPOS DE CATETERES

1. Curta permanência.
2. Longa permanência (tunelizados).

SÍTIO DE INSERÇÃO

As duas veias mais utilizadas para acesso venoso central são a subclávia e a jugular interna (Fig. 10-2). Esses dois sítios apresentam relativamente baixo risco de inserção. Há também o acesso femoral, contudo esse sítio apresenta taxa de complicação infecciosa superior aos anteriores pela proximidade com áreas potencialmente contaminadas. Abaixo, estão os principais sítios disponíveis para NP:

- Veia subclávia.
- Veia jugular interna.
- Veia axilar (pediatria).
- Veia femoral.

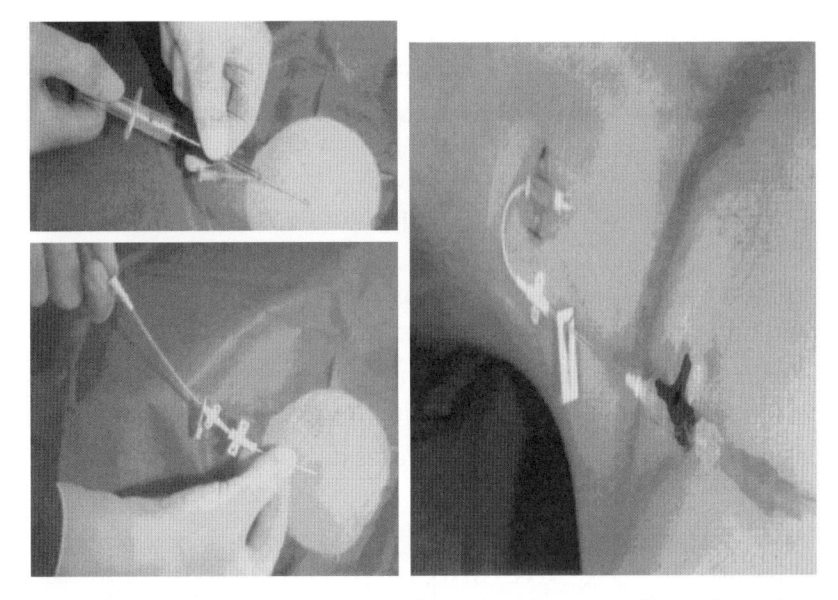

Fig. 10-2. Acesso venoso central. O acesso e a colocação do cateter devem ser feitos de modo asséptico, à semelhança de um ato cirúrgico. É importante a fixação adequada.

CUIDADOS DE ENFERMAGEM

Nutrição parenteral em pacientes de terapia intensiva aumenta o risco já existente de infecção por cateter venoso central. São utilizados cateteres de poliuretano, teflon ou silicone, que devem ser mantidos no máximo por quatro semanas. Cateteres venosos centrais estão disponíveis com um, dois ou três lúmens, para vários usos. O lúmen distal é utilizado para administrar sangue ou outros líquidos viscosos e para coletar sangue. O médio está reservado para infusão de NPT e o próximo é utilizado para coleta de sangue e administração de medicamentos.

A via de acesso para administração da NPT deverá ser exclusiva. Na Figura 10-3 estão demonstrados os freqüentes pontos de contaminação do sistema de administração da nutrição parenteral.

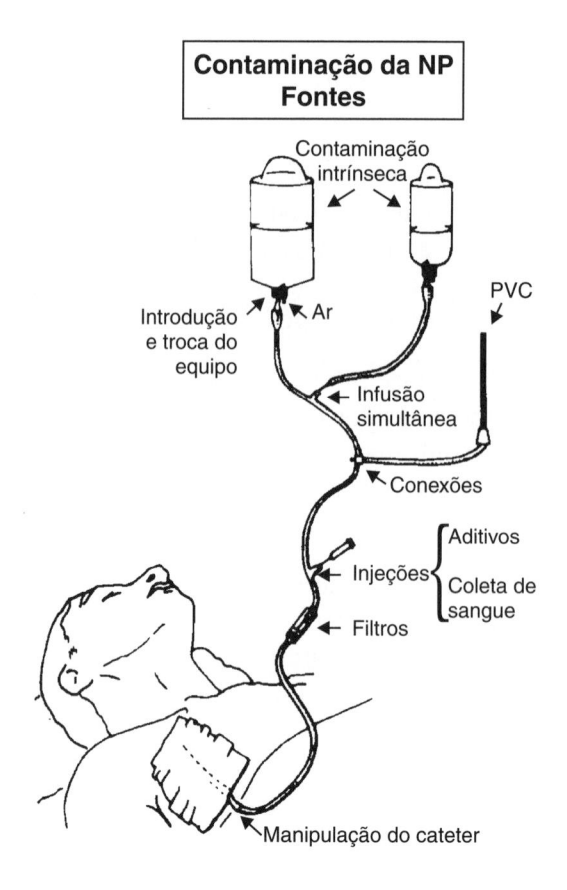

Fig. 10-3. Pontos de contaminação da nutrição parenteral. Adaptado de Walter CE.

MATERIAL E MÉTODO DE INTRODUÇÃO DO CATETER VENOSO CENTRAL

O material necessário consiste em:

1. Máscara e gorro descartáveis.
2. Par de luvas estéreis.
3. Campo fenestrado.
4. Duas agulhas 30 × 9.
5. Pacote de curativo cirúrgico.
6. Porta-agulhas.
7. Pacotes de gaze estéril (2).
8. Fio mononáilon 3-0 (1).
9. Equipo de microgotas.
10. Solução fisiológica 0,9%–500 ml.
11. Frasco de xilocaína a 2% sem vasoconstritor (1).
12. Seringas de 10 e 20 ml.
13. Fita adesiva micropore.
14. Solução anti-séptica de PVPI alcoólica ou cloroex alcoólica.
15. Cateter venoso (1).

O procedimento é explicado ao paciente. Para inserir o cateter coloca-se o paciente em posição supina. Para acessos venosos jugular ou da subclávia, coloca-se a cabeça mais baixa e virada para o lado oposto ao local a ser puncionado. O paciente deve ficar imóvel durante a punção.

A preparação da pele inclui escovação com solução de povidine ou clorexidine. Colocam-se campos estéreis na região do pescoço e do tórax. Injeta-se o anestésico para anestesiar a pele e o tecido subcutâneo no local a ser puncionado. Uma agulha própria do cateter venoso é avançada até ser puncionado o vaso. Dependendo da técnica, a seringa é destacada e um cateter radiopaco é introduzido. Após sua introdução, retira-se a agulha. Fixa-se adequadamente o cateter suturando-o à pele para evitar seu deslocamento. Para manter a via permeável, administra-se uma solução endovenosa (SF 0,9%).

Uma gaze ou curativo transparente são aplicados para ocluir a inserção do cateter e a posição do cateter é checada por meio da radiografia, para confirmar sua localização na veia cava superior. A velocidade inicial da infusão da NPT é geralmente de 25 ml/h, sendo aumentada gradualmente até a velocidade de manutenção de 80 a 125 ml/h.

A solução de nutrição parenteral deverá ser conservada em geladeira, exclusiva para medicamentos, com temperatura variando entre 2° e 8°C. Antes de sua instalação deverão ser conferidos: integridade da embalagem, precipitação e alteração da cor, presença de partículas, data e hora da fabricação, prazo de validade, composição e volume total, nome do paciente e sua identificação hospitalar. O curativo de inserção do cateter poderá ser feito oclusivo com gaze adesiva, com troca a cada 24 horas ou sempre que estiver úmido, ou com filme adesivo transparente IV3000, com troca a cada quatro dias ou antes. Na área de inserção do cateter deverá ser usado PVPI alcoólico ou cloroex alcoólico. O local de inserção do cateter é examinado durante as trocas de curativo quanto a sinais inflamatórios, edema, hipersensibilidade e vazamento.

A NPT deverá ser administrada exclusivamente através de bomba de infusão, com equipo próprio adaptado a esta em condições assépticas. A troca de equipo e suas conexões deverá ser feita a cada instalação de nova bolsa.

A NPT deverá ser protegida da incidência direta da luz e de fontes geradoras de calor durante sua administração.

Quando a NPT é interrompida, é instalada uma solução de dextrose a 10% na mesma velocidade de infusão em que estava sendo administrada a NPT.

Em hipótese nenhuma é compensado o volume de NPT em caso de atraso ou infusão rápida.

É importante que o paciente acamado tenha seu peso registrado a cada 24 horas.

O balanço nitrogenado deve ser realizado 2 vezes por semana inicialmente.

COMPONENTES DAS SOLUÇÕES DE NUTRIÇÃO PARENTERAL

Glicose

A glicose é utilizada principalmente nas formas de dextrose a 25%, 50% ou 70%.

A máxima concentração de dextrose que pode ser administrada perifericamente é 10%. Por via central, a máxima concentração final da solução é 35%.

A quantidade mínima de glicose/dia requerida é 100 a 150 g. A máxima taxa de oxidação de glicose em adultos é 7 mg/kg/min.

Aminoácidos

Uma solução padrão de aminoácidos geralmente na concentração de 8,5–15% é diluída com apropriada quantidade de glicose de modo a atingir concentração final de 3,5–5,0%. Existem formulações específicas dirigidas a situações especiais de disfunção orgânica, p. ex., para hepatopatas e nefropatas.

Emulsão Lipídica

As emulsões lipídicas são isotônicas e podem ser administradas por veia periférica. Elas são uma importante fonte calórica, especialmente se usadas em NPP.

É utilizada como fonte calórica (20–30% do VCT) e para prevenir deficiência de ácidos graxos essenciais (2–4% do VCT como ácido linoléico). Emulsões a 10% e 20% fornecem cerca de 1,1 kcal/ml e 2,0 kcal/ml, respectivamente, de acordo com o fabricante.

A taxa de infusão deve ser até 100 ml/hora para emulsões a 10% e 50 ml/hora para emulsões a 20% para prevenir sobrecarga do sistema reticuloendotelial

Não se recomenda infusão superior a 2,0 g/kg/dia (administra-se geralmente 1 g/kg/dia), para evitar sobrecarga de gordura, a qual é caracterizada por hepatomegalia, icterícia e plaquetopenia.

O uso de emulsões lipídicas contendo triglicerídeos de cadeia média (TCM) associados a triglicerídeos de cadeia longa (TCL) pode ser vantajoso no sentido de diminuir a incidência de alterações nas enzimas hepáticas e melhor utilização, uma vez que TCM não dependem de carnitina para seu metabolismo. Há também a manutenção da razão HDL/LDL, não observada em emulsões exclusivas com TCL.

Acetato e Cloreto

A farmacêutica irá balancear as concentrações de acetato e cloreto para evitar acidose metabólica hiperclorêmica (AMH) ou alcalose metabólica hipoclorêmica. Em pacientes com AMH, a concentração de acetato pode ser maximizada.

Solubilidade Cálcio–Fósforo

A solubilidade Ca–P é dependente de vários fatores:

- Relação molar entre Ca e P.
- Formulação e concentração de AA (quanto menor a concentração de AA, menor a solubilidade Ca–P).
- Concentração de glicose (quanto menor a concentração de dextrose, menor a solubilidade Ca–P).
- Temperatura (menor solubilidade a altas temperaturas).
- Ordem em que os componentes são adicionados (o cálcio deve ser adicionado por último).

Aditivos

Insulina: pode ser necessária em pacientes diabéticos ou intolerantes em razão de doença aguda (sépticos), geralmente iniciando com 1 unidade de insulina regular para cada 10 g de glicose. Recomenda-se um protocolo para tratamento de hiperglicemia em pacientes com NPT.

Heparina/hidrocortisona: 1.000 unidades de heparina ou 5–10 mg de hidrocortisona podem ser adicionados a cada litro de NPT para diminuir o risco de flebite. Entretanto, a heparina desestabiliza a solução de lipídeos e não deve ser acrescentada nessas soluções.

Na Figura 10-4 estão sistemas de NP 2 em 1 e 3 em 1.

Sistemas 3 em 1   Sistemas 2 em 1

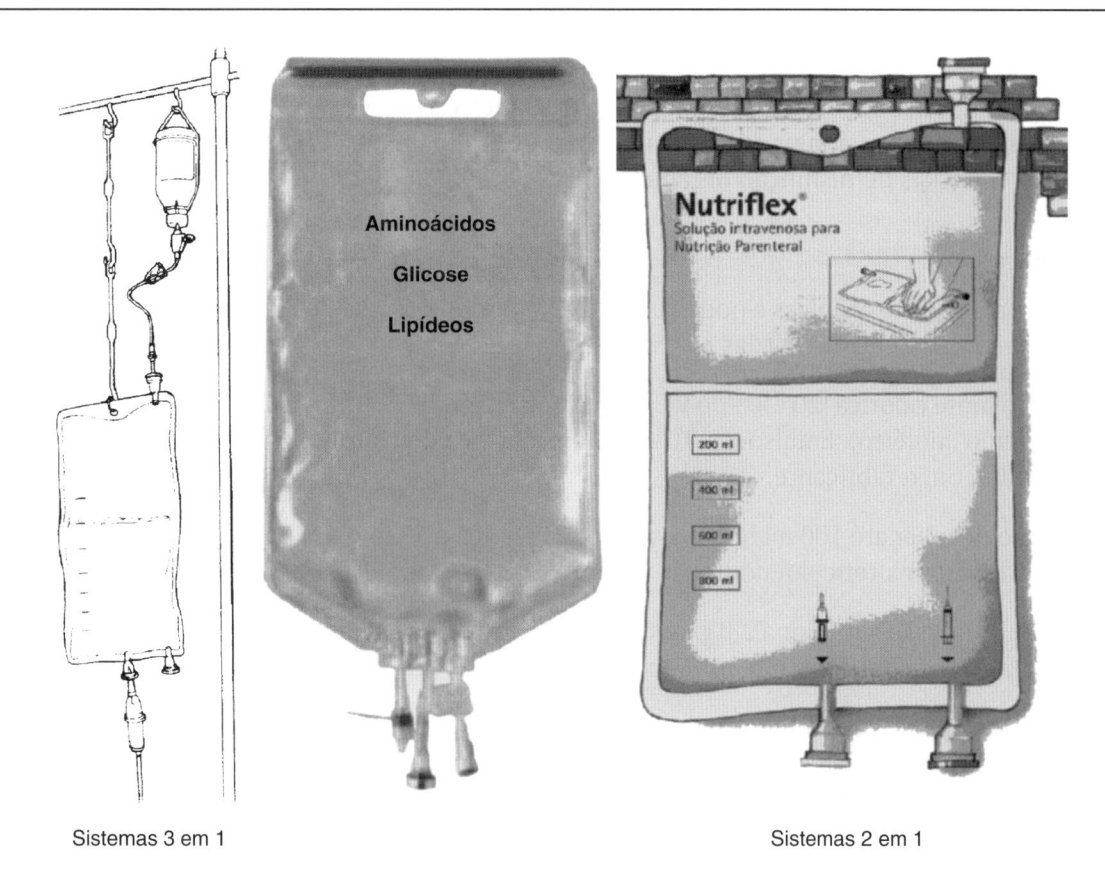

Fig. 10-4. Nutrição parenteral: sistemas 2 em 1 e 3 em 1.

MONITORIZAÇÃO

Os parâmetros a seguir devem ser monitorizados em pacientes com NPT.

Metabólicos

Controles glicêmicos. Devem ser realizados nas primeiras 24 horas a cada 8 horas; e se a glicemia se mantiver > 180 mg%, de 4/4 horas. As determinações subseqüentes dependerão das glicemias observadas.

Deve-se monitorizar inicialmente todo dia ou então uma ou duas vezes por semana uma vez que estejam estáveis: sódio, potássio, cloro, uréia, glicemia, cálcio, magnésio, fósforo, hemograma.

Outros parâmetros a serem avaliados semanalmente são: atividade de protrombina, triglicerídeos, bilirrubinas, transaminases e fosfatase alcalina.

Nutricionais: avaliação diária do peso. Albumina e/ou pré-albumina podem ser solicitadas semanalmente.

Infecção: vigilância em pacientes febris com cateteres centrais recebendo NP. Hemoculturas do cateter e sistêmica podem ser necessárias. Avaliar diariamente o local de inserção quanto a presença de sinais inflamatórios e infecciosos.

COMPLICAÇÕES DA NUTRIÇÃO PARENTERAL

Mecânicas Relacionadas à Inserção do Cateter

Incluem pneumotórax, hidrotórax e lesão vascular. É imperativo o controle radiológico antes de infundir a NP (Tabela 10-2).

Tabela 10-2. Complicações mecânicas dos cateteres

Complicações	Sintomas	Cuidados
Mau posicionamento	Regurgitação no cateter Zumbido Arritmia Oclusão do cateter Dor à infusão Palpitações	Localizar a ponta do cateter após a inserção com raios X Fixar o cateter no local de saída adequadamente
Oclusão	Inabilidade de aspirar sangue	Selecionar cateteres adequados Utilizar protocolos, técnicas e soluções de irrigação Observar precipitações nas soluções
Ruptura do cateter	Presença de sangue ou solução no curativo Dor e edema durante a infusão Refluxo de sangue na extensão do cateter	Avaliar a permeabilidade do cateter diariamente Observar também a integridade do sítio de punção

Infecciosas

Sepse relacionada ao cateter é freqüentemente causada por fungos (*Candida* spp), estafilococos ou germes Gram-negativos.

Metabólicas

Hiperglicemia

Há dois problemas relacionados com significante hiperglicemia. Um é imediato e o outro, tardio. A complicação imediata é a desidratação hiperosmolar e coma secundários a diurese osmótica.

Se o paciente é diabético, a solução parenteral pode ser alterada pela adição de insulina regular em quantidades suficientes para manter uma glicemia inferior a 200 mg/dl. Se o nível sérico de glicose é persistentemente superior a 200 mg/dl, há compromisso do sistema imune com aumento da susceptibilidade a infecção, particularmente por *Candida*. Dentre os pacientes susceptíveis a hiperglicemia, incluem-se: diabéticos, sépticos e aqueles em uso de drogas hiperglicemiantes (p. ex., corticosteróides). Segue abaixo uma sugestão de como abordar esses *pacientes de risco* recebendo NPT.

Inicialmente, deve-se avaliar alguns aspectos no controle da glicemia:

- Ingesta calórica prescrita: manter entre 25–30 kcal/kg/dia.
- Taxa de infusão de glicose: limitar em 3–5 mg/kg/min.
- Porcentagem de macronutrientes em relação às calorias totais: talvez seja necessário aumentar a porcentagem de calorias lipídicas de 40 para 50% do total.
- Uso de insulina previamente ao início da NPT: adicionar à NPT 50% da quantidade de insulina administrada nas últimas 24 h.
- Quando a quantidade de insulina adicionada na NP ultrapassar 30–40 UI/l, considerar uso de insulina (paralelamente) através de bomba de infusão contínua.
- Pode-se considerar o uso de insulina regular periférica em infusão contínua.

Balanço Ácido-básico e Eletrolítico

Sempre que houver uma correção eletrolítica a ser feita na NP, por exemplo, aumentar ou retirar sódio e/ou potássio da formulação, checar o cloro e bicarbonato séricos para saber como adicionar os cátions à NP, ou seja, na forma de acetato ou cloreto. Por exemplo, se todos os cátions da NP forem adicionados na forma de cloreto, o frasco irá conter uma solução de aminoácidos em ambiente rico em cloro, podendo causar ou agravar um estado de acidose metabólica do paciente. Nunca utilizar bicarbonato de sódio em NPT devido ao risco de precipitação com cálcio e liberação de microbolhas de dióxido de carbono.

Acidose respiratória pode ser secundária a sobrecarga de carboidratos. Toda caloria em excesso é estocada como gordura. Esse processo metabólico produz dióxido de carbono quando há excesso de calorias, particularmente na forma de carboidratos. O coeficiente respiratório (QR) para oxidação de açúcares é superior a 1 e aumenta com a maior oferta de calorias. O paciente desenvolve acidose respiratória, prejudicando o desmame da ventilação mecânica.

Disfunção Hepática

Praticamente todo paciente recebendo NPT após 6 semanas apresenta moderada elevação das enzimas hepáticas. A contínua oferta de carboidratos e persistente hiperinsulinemia leva à esteatose hepática. Em determinadas situações, este risco pode ser minimizado administrando a NP de forma cíclica, de modo que haja um período de jejum onde os níveis de insulina diminuam e os de glucagon aumentem, mobilizando assim os estoques de gordura. Emulsões lipídicas dadas em excesso podem sobrecarregar o sistema reticuloendotelial, comprometendo o sistema imune.

Pacientes com NPT exclusiva diminuem a produção de colecistocinina com perda da estimulação biliar. A conseqüência é colestase. Esse problema pode ser minimizado com a manutenção da via enteral ativa, mesmo que seja com pequenas quantidades.

Síndrome da Realimentação

Durante o jejum prolongado, o organismo se adapta a usar menos o metabolismo dos carboidratos e mais o de gorduras. Com o início da NPT ocorre uma rápida passagem de líquidos e eletrólitos (particularmente fósforo e potássio) para o intracelular com queda nos níveis séricos. A conseqüência dessa hipofosfatemia e hipopotassemia é um quadro de insuficiência respiratória e disfunção cardíaca observado nas primeiras 24–48 h após iniciada a NPT. Recomenda-se que, em pacientes gravemente desnutridos, a NPT seja iniciada lentamente (25 ml/h) e os eletrólitos sejam checados periodicamente nas primeiras 48 horas.

Nas Figuras 10–5 a 10–8 estão vários produtos utilizados em NPT.

PONTOS-CHAVES

1. A nutrição parenteral é indicada se o TGI não funciona, está obstruído ou é inacessível.
2. A nutrição parenteral periférica pode ser usada para curtos períodos — 7 a 10 dias.
3. A nutrição parenteral é contra-indicada em pacientes hemodinamicamente instáveis.
4. A monitorização da nutrição parenteral deve incluir aspectos metabólicos, nutricionais e infecciosos.
5. A complicação metabólica mais freqüente associada a nutrição parenteral é a hiperglicemia.

LEITURAS SUGERIDAS

Brunner & Suddarth. *Tratado de Enfermagem Médico-Cirúrgica*. 8. ed. Rio de Janeiro: Guanabara-Koogan, 1988.

Monografias em Nutrição Clínica — GANEP. Grupo de Apoio de Nutrição Enteral e Parenteral. São Paulo, 2000.

Waitzberg DL. Nutrição parenteral total. *In:* Waitzberg DL (Ed.): *Nutrição Enteral e Parenteral na Prática Clínica*. São Paulo: Atheneu, 1995. pp. 237–92.

Zaloga G. Parenteral Nutrition. *In:* Zaloga G (Ed.): *Nutrition in Critical Care*. St Lous: Mosby Yearbook, 1994. pp. 37–398.

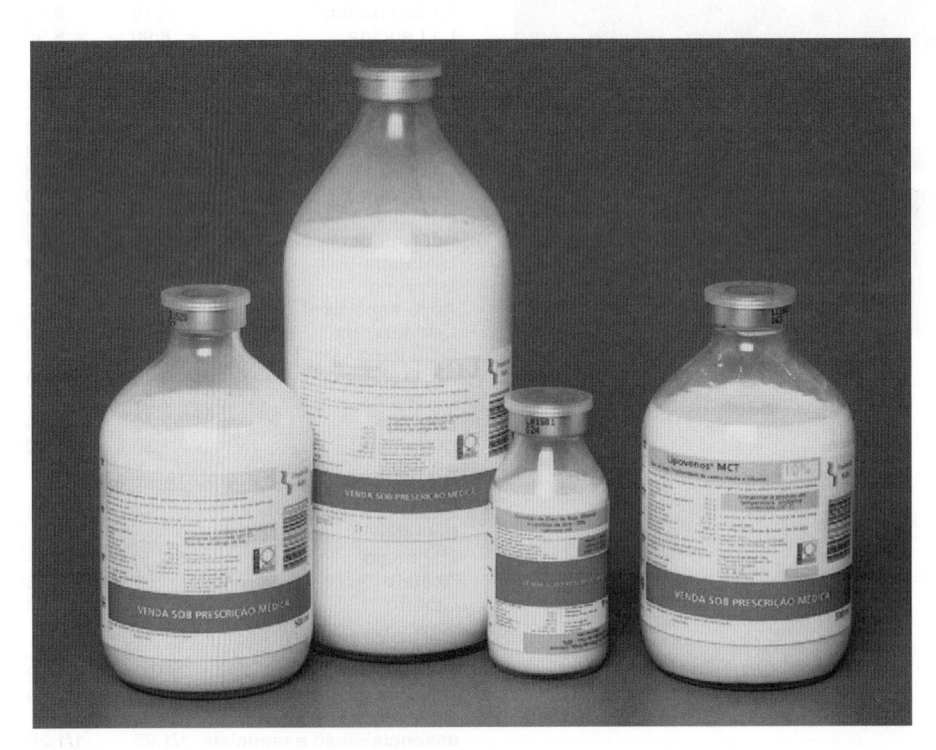

Fig. 10-5. Nutrição parenteral. Fontes de lipídeos.

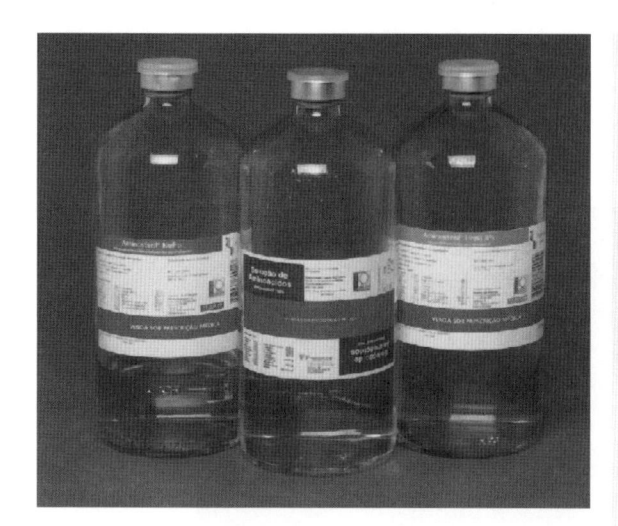

Aminoplasmal*			
• Composição (g/l)	LS10As	LS10A	L5A
L - Isoleucina	5,10	5,10	2,55
L - Leucina	8,90	8,90	4,45
L - Lisina	5,60	5,60	2,80
L - Metlonina	3,80	3,80	1,90
L - Fenilalanina	5,10	5,10	2,55
L - Treonina	4,10	4,10	2,05
L-Triptofano	1,80	1,80	0,90
L-Valina	4,80	4,80	2,40
L-Arginina	9,20	9,20	4,60
L-Histidina	5,20	5,20	2,60
Ác. aminocético (glicina)	7,90	7,90	3,95
L-Alanina	13,70	13,70	6,85
L-Prolina	8,90	8,90	4,45
Ác. L-aspártico	1,30	1,30	0,65
L-asparagina	3,30	3,30	1,65
L-Cisteína	0,50	0,50	0,25
Ác. L-glutâmico	4,60	4,60	2,30
L-Ornitina	2,50	2,50	1,25
L-Serina	2,40	2,40	1,20
L-Tirosina	1,30	1,30	0,65
• Eletrólitos mEq/l (mmol/l)			
Sódio	34	-	-
Potássio	25	-	-
Magnésio	5(2,5)	-	-
Acetato	91	38	19
Cloreto	23	23	11,50
• Carboidratos (g/l)			
Sorbitol	100	100	-
Aminoácidos totais (g/l)	100	100	50
Aminoácidos essenciais/não essenciais	1/1,25	1/1,25	1/1,25
Nitrogênio total (g/l)	16,06	16,06	8,03
Alfa-amino nitrogênio (g/l)	11,56	11,56	5,78
Conteúdo (kcal/l)	800	400	200
Calórico (kI/l)	(3400)	(1700)	(850)
Osmolar teórica (mOsm/l)	1541	890	445
pH	6,0 - 7,0	6,0 - 7,0	6,0 - 7,0

Fig. 10-6. Nutrição parenteral. Fontes de aminoácidos.

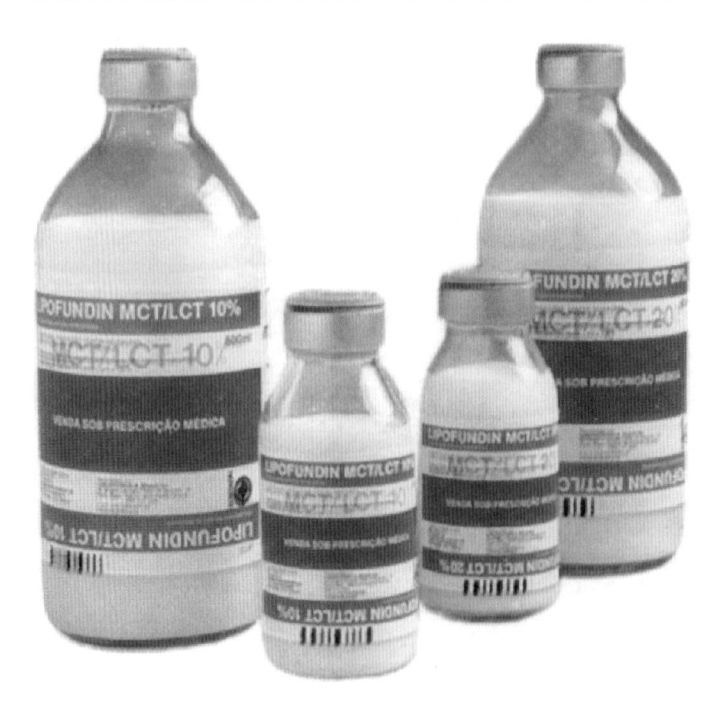

Fig. 10-7. Nutrição parenteral. Fonte de lipídeos.

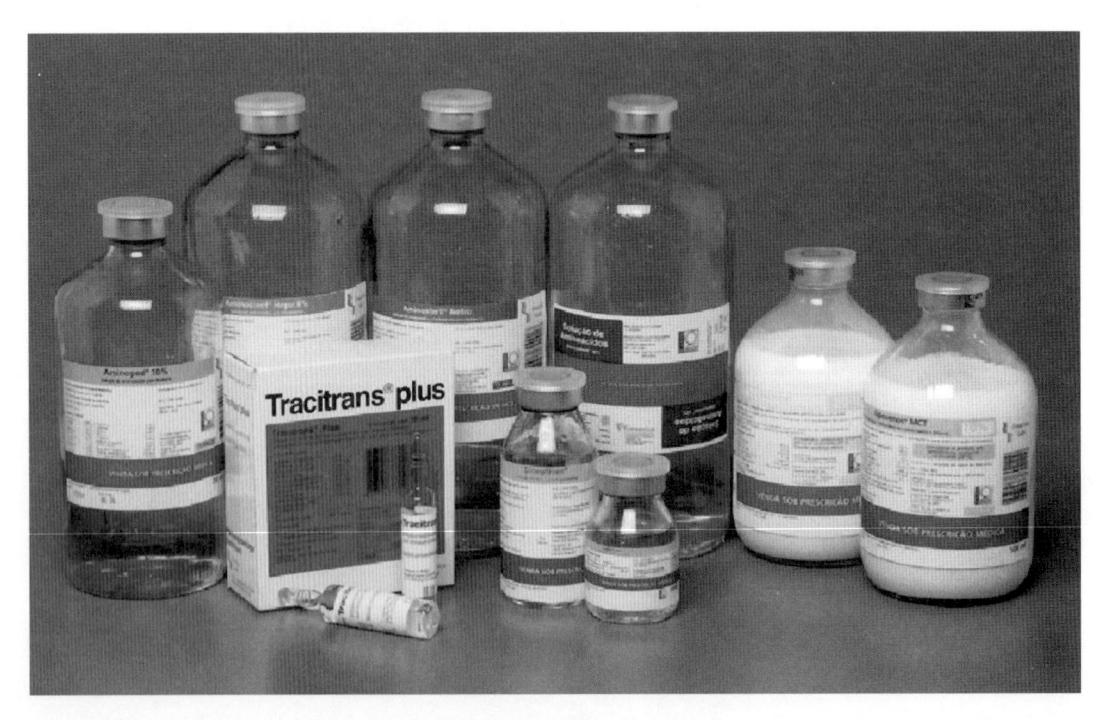

Fig. 10-8. Nutrição parenteral. Aminoácidos e fontes de energia.

Capítulo 11

Nutrição Parenteral em Pediatria

OBJETIVOS

1. Identificar as diferenças entre a NE do adulto e a do paciente pediátrico.
2. Conhecer as recomendações básicas para a formulação da nutrição parenteral em pediatria.

INTRODUÇÃO

As formulações de nutrição parenteral devem atender às necessidades individuais estimadas para cada paciente. Devem ser utilizadas soluções balanceadas, isto é, com quantidades de proteínas, carboidratos, lipídeos, vitaminas e oligoelementos dentro das recomendações aceitáveis para cada faixa etária.

Oferta Hídrica

A oferta hídrica vai depender da situação clínica. A avaliação diária de peso, estado de hidratação, débito urinário e balanço hídrico fornece uma boa estimativa do estado de hidratação. As necessidades hídricas basais diárias são de 100 ml por 100 calorias metabolizadas. Fatores como febre, aumento de temperatura ambiente, hipermetabolismo e perda de líquidos por diarréia ou sucos do tubo digestivo implicam em perda adicional de água, o que requer aumento da oferta hídrica.

Na vigência de insuficiência renal aguda ou edema por alteração da permeabilidade capilar, que pode ocorrer na sepse e no trauma, deve-se administrar o volume adequado para suprir as necessidades protéico-energéticas, associando-se a diálise peritoneal para a retirada do excesso de líquidos. Não havendo necessidade de restrição, um acréscimo de até 50% sobre este volume pode ser efetuado, objetivando aumentar a oferta de nutrientes.

Oferta de Energia

Devem ser fornecidas calorias suficientes na forma de carboidratos e de gordura, para evitar o uso de proteínas somáticas e viscerais ou da solução de aminoácidos para a obtenção de energia. A oferta excessiva de calorias na forma de carboidratos, por outro lado, associa-se a aumento da taxa metabólica, hiperglicemia e alterações hepáticas. Em neonatos uma oferta de glicose superior a 18 g/kg/dia (equivalente à taxa de infusão de glicose de 12,5 mg/kg/minuto) pode levar a menor aproveitamento energético e aumento da produção de CO_2, que é prejudicial à criança com redução da ventilação alveolar.

Cálculo da Oferta Energética

As necessidades basais diárias podem seguir a regra de Holliday e Segar:

1. Para peso corpóreo entre 1 e 10 kg, 100 kcal/kg.
2. Entre 11 e 20 kg, 1.000 kcal mais 50 kcal/kg peso acima de 10 kg.
3. A partir de 20 kg, 1.500 kcal mais 20 kcal/kg peso acima de 20 kg.

Alternativamente pode ser utilizada a regra de Wilmore:

$$\text{Necessidades energéticas} = \text{consumo energético basal} \times \text{fator de estresse}$$

O consumo energético basal (não incluindo a atividade) é de 55 kcal/kg para recém-nascidos e lactentes jovens, diminuindo para 30–35 kcal/kg em pré-escolares.

As quantidades de nutrientes podem variar dependendo da função orgânica, e eventual alteração metabólica, e velocidade de crescimento. Isto se aplica particularmente aos neonatos prematuros e lactentes jovens.

Em crianças sem estresse metabólico, deve ser acrescentado para o crescimento: 30 kcal/kg para neonatos, 20 kcal/kg para lactentes e 5–10 kcal/kg para crianças maiores. O gasto com a atividade é variável, situando-se entre 15 e 25 kcal/kg. A distribuição das calorias não protéicas deve ser a seguinte: 60% na forma de glicose e 40% na forma de lipídeos, havendo possibilidade de se aumentar a proporção de lipídeos e reduzir a de glicose, caso haja necessidade de reduzir o quociente respiratório do paciente.

Em situações de estresse metabólico, não há crescimento e, além disso a redução da atividade e a sedação reduzem ainda mais o gasto de energia. O estresse metabólico não é revertido com a hiperalimentação; ao contrário, a hiperalimentação nessa fase pode aumentar o gasto energético, o quociente respiratório, o risco de esteatose hepática e deprimir a função imunológica. Para se evitar a hiperalimentação nessa fase, deve-se limitar a oferta energética em 1,1 a 1,2 vezes as necessidades metabólicas basais, provendo 60 a 70 kcal/kg, oferecendo 2,5 g/kg de aminoácidos e 1 a 2 g/kg de lipídeos. Recomenda-se que a distribuição das calorias totais siga as seguintes proporções: carboidratos (30% a 50%), lipídeos (30% a 40%) e proteínas (10% a 20%)

Glicose

Na solução de nutrição parenteral, a glicose, em sua forma aquosa monoidratada, fornece 3,4 kcal/g.

As soluções para nutrição parenteral periférica, em geral, limitam-se a concentrações de 10 e 12,5%, que, junto com o uso de lipídeos, fornecem uma oferta energética adequada na maioria das situações. A taxa de infusão de glicose deve ser inicialmente de 5 a 8 mg/kg por minuto (4–5 no RNPT e 5–6 no RNT), podendo ser aumentada até a oferta de 12,5 g/kg/min (máximo de 18 g/kg/dia). Se ocorrer hiperglicemia (pode ser um sinal de sepse), deve-se tratar a causa e reduzir a concentração ou a velocidade de infusão de glicose.

O uso de insulina não aumenta a captação periférica de glicose nem aumenta a sua utilização pela célula em situações de estresse metabólico, sendo contra-indicado.

Lipídeos

Para prevenir a deficiência de ácidos graxos essenciais, 2 a 4% das calorias devem ser ofertadas como ácido linoléico. A utilização de emulsões lipídicas tem como vantagens o efeito poupador de nitrogênio e a redução do quociente respiratório.

Recomendações

- Iniciar com 1 g/kg/dia, aumentando 0,5 a 1 g/kg/dia até oferecer 30 a 50% das calorias totais como gordura. A infusão lipídica endovenosa rápida pode reduzir a PO_2 por:
    1. Alteração na relação ventilação:perfusão pela produção de eicosanóides que alteram o tônus vascular. A vasodilatação em alvéolos pouco ventilados ocasiona *shunt* intrapulmonar e hipoxemia.
    2. Deposição de gordura na membrana alvéolo-capilar. A infusão em 20 a 24 horas não tem efeito prejudicial sobre a função pulmonar.
- Como *o clearance* no plasma pode estar diminuído no trauma e na sepse, a trigliceridemia deve ser monitorizada regularmente; um valor inferior a 200 mg/dl permite que se prossiga a sua administração.
- Nas situações em que o *clearance* lipídico é deficiente, pode haver deposição de gordura nos capilares pulmonares, causando alterações da relação ventilação:perfusão; e no sistema reticuloendotelial, com prejuízo da função imunológica. Devem ser utilizadas preferencialmente as emulsões a 20% que, por terem a relação fosfolipídeo:triglicerídeos menor, são mais facilmente depuradas e causam menor risco de hiperlipemia.

- Emulsões lipídicas, por conterem ácidos graxos poliinsaturados, são susceptíveis a oxidação e níveis elevados de hidroperóxidos lipídicos podem ser formados, especialmente se forem infundidas na presença de fototerapia. Além de serem citotóxicos, os hidroperóxidos lipídicos podem causar vasoconstrição em território pulmonar por interferência na síntese de prostaglandinas vasoreguladoras sendo, portanto, potencialmente prejudiciais ao recém-nascido. Para minimizar o problema, recomenda-se proteger a emulsão da exposição à fototerapia, cobrindo-se o frasco e o equipo de infusão com papel alumínio.
- Quando a concentração de cálcio na solução for superior a 8,5 mEq/litro, recomenda-se que a emulsão lipídica seja infundida em frasco separado, para se evitar o risco de separação da solução em duas fases.

Taxa de Infusão

Recomenda-se limitar a taxa de infusão da emulsão lipídica em função da situação clínica. Em lactentes, não ultrapassar 0,25–0,5 g/kg/h; em casos de sepse 0,08 g/kg/h; em recém-nascidos a termo 0,25 g/kg/h; nos prematuros 0,16 g/kg/h e nos de muito baixo peso 0,08 g/kg/h.

As emulsões lipídicas devem ser utilizadas com cautela em: insuficiência hepática, sepse, distúrbios da coagulação, pancreatite, hipertensão pulmonar, síndrome do desconforto respiratório. No caso de sepse ou insuficiência respiratória, utilizar preferencialmente a emulsão do tipo MCT/LCT, com a infusão em 20–24 horas. Em geral, nos neonatos pequenos para a idade gestacional e nos prematuros de idade gestacional inferior a 32 semanas, o limite é de 3 g/kg/dia.

Aminoácidos

As soluções de aminoácidos ditas pediátricas devem ter utilização restrita em neonatos e lactentes até 3 meses. A oferta protéica é de 2,5–3 g/kg/dia para neonatos; para lactentes, 2–2,5 g/kg/dia; e para crianças maiores de 1,5–2 g/kg/dia; e adolescentes, 0,8–2 g/kg/dia. Nos prematuros em uso de nutrição parenteral com soluções padronizadas para adultos, a imaturidade das vias metabólicas pode acarretar concentrações tóxicas de aminoácidos plasmáticos, como fenilalanina e metionina, e deficiência de outros, como cisteína, tirosina e taurina.

Alguns aminoácidos que não podem ser sintetizados em quantidades inadequadas são considerados condicionalmente essenciais para os recém-nascidos:

- A atividade da fenilalanina-hidroxilase é baixa, podendo acarretar aumento dos níveis séricos de fenilalanina e deficiência de tirosina.
- A atividade da cistationase é baixa e a cisteína não é sintetizada a partir da metionina.
- As necessidades de aminoácidos essenciais — incluindo a histidina e a arginina — são maiores em neonatos do que em adultos.
- A taurina é provavelmente também um aminoácido condicionalmente essencial para os recém-nascidos.

As soluções especiais para uso pediátrico podem ser vantajosas no período neonatal, por conterem maiores quantidades de aminoácidos semi-essenciais, como cisteína e tirosina, e menores quantidades de fenilalanina e metionina.

Oferta de Eletrólitos

A oferta de eletrólitos deve atender às necessidades basais da criança, tomando-se o cuidado de repor as perdas anormais, que devem ser corrigidas utilizando-se uma linha venosa paralela à da nutrição parenteral. Os processos de desnutrição e realimentação podem estar associados a alterações do balanço hidroeletrolítico. Na desnutrição há perda de potássio intracelular, magnésio e fósforo e ganho de sódio e água. Atenção especial deve ser dada ao magnésio e ao fósforo, especialmente em crianças desnutridas, objetivando prevenir a disfunção dos músculos da respiração e retardo na retirada gradual da ventilação pulmonar mecânica.

As necessidades básicas diárias de eletrólitos em soluções parenterais podem ser vistas na Tabela 11-1.

Tabela 11-1. Necessidades diárias de eletrólitos			
Eletrólito	**Neonatos**	**Lactentes/crianças**	**Adolescentes**
Sódio	2–5 mEq/kg	2–6 mEq/kg	Individualizada
Cloro	1–5 mEq/kg	2–5 mEq/kg	Individualizada
Potássio	1–4 mEq/kg	2–3 mEq/kg	Individualizada
Cálcio	3–4 mEq/kg	1–2,5 mEq/kg	10–20 mEq
Fósforo	1–2 mmol/kg	0,5–1 mmol/kg	10–40 mmol
Magnésio	0,3–0,5 mEq/kg	0,3–0,5 mEq/kg	10–30 mEq

ASPEN. *JPEN* 22:49, 1998.

Oferta de Cálcio e de Fósforo

Em recém-nascidos a termo e particularmente em prematuros é desejável aumentar a oferta de cálcio e de fósforo na nutrição parenteral. A oferta desses íons obedece à relação cálcio:fósforo 1,3:1 e as recomendações para a oferta de cálcio, fósforo e magnésio vistas na Tabela 11–2 são descritas em mg/l de solução de nutrição parenteral visando a prevenir a administração inadvertida de altas concentrações de cálcio e fósforo, quando há necessidade de restrição hídrica, o que pode levar à precipitação desses dois íons na solução. Os fatores que reduzem a solubilidade do cálcio e do fósforo na solução de nutrição parenteral são:

- Baixo teor de glicose.
- Baixo teor de aminoácidos, pH alto (a oferta de 20–25 g/l de solução pediátrica de aminoácidos favorece a solubilidade — estas soluções contêm cisteína, que reduz o pH e aumenta a solubilidade).
- Exposição prolongada da solução à temperatura da incubadora.
- Concentração e ordem de mistura do cálcio e do fósforo na solução de nutrição parenteral.

Estas recomendações pressupõem uma oferta hídrica de 120 a 150 ml/kg/dia e o uso de 25 g/l de solução pediátrica de aminoácidos. Em RN prematuros tais concentrações de cálcio e de fósforo devem ser utilizadas somente em veia central.

Tabela 11-2. Quantidades diárias recomendadas de cálcio, fósforo e magnésio			
Nutriente	**RN pré-termo (mg/l)**	**RN a termo**	**Crianças maiores**
Cálcio	500–600	500–600	200–400
Fósforo	400–450	400–450	150–300
Magnésio	50–70	50–70	20–40

Greene *et al*. *J Clin Nutr* 48:1324-1342, 1988.

Oferta de Micronutrientes

As necessidades de vitaminas e oligoelementos devem ser valorizadas, pois há maior probabilidade de deficiências devidas ao aumento de utilização e perdas que ocorrem no estresse metabólico. No hipercatabolismo as necessidades são maiores, mas ainda não foram determinadas. Havendo deficiência preexistente ou perdas aumentadas, o uso precoce de solução de oligoelementos é desejável. Recomenda-se que o zinco seja fornecido em solução isolada, pois a quantidade a ser administrada pode variar conforme a faixa etária. Na presença de colestase, o cobre e o manganês não devem ser administrados, uma vez que têm excreção hepática.

As Tabelas 11-3, 11-4 e 11-5 mostram respectivamente as recomendações para oferta de eletrólitos, vitaminas e oligoelementos.

Tabela 11-3. Necessidades diárias de eletrólitos

Eletrólito	Neonatos	Lactentes/crianças	Adolescentes
Sódio	2–5 mEq/kg	2–6 mEq/kg	Individualizada
Cloro	1–5 mEq/kg	2–5 mEq/kg	Individualizada
Potássio	1–4 mEq/kg	2–3 mEq/kg	Individualizada
Cálcio	3–4 mEq/kg	1–2,5 mEq/kg	10–20 mEq
Fósforo	1–2 mmol/kg	0,5-1 mmol/kg	10–40 mmol
Magnésio	0,3–0,5 mEq/kg	0,3–0,5 mEq/kg	10–30 mEq

ASPEN. JPEN 22:49, 1998.

Tabela 11-4. Oferta diária recomendada de vitaminas por via parenteral

Vitamina	Crianças e RN a termo (dose total)	RN pré-termo (dose por kg/peso)
A (UI)	2.300	1.640
E (mg)	7	2,8
K (µg)	200	80
D (UI)	400	160
C (mg)	80	25
Tiamina (mg)	1,2	0,35
Riboflavina (mg)	1,4	0,15
Piridoxina (mg)	1,0	0,18
Niacina (mg)	17	6,8
Pantotenato (mg)	5	2,0
Biotina (µg)	20	6,0
Folato (µg)	140	56
B_{12} (µg)	1,0	0,3

GREENE et al. J Clin Nutr 48:1324-1342, 1988.

Tabela 11-5. Quantidades diárias recomendadas de oligoelementos por via parenteral

Elemento	Recém-nascidos Pré-termo	Recém-nascidos Termo	Crianças < 5 anos (mcg/kg)	Crianças maiores e adolescentes
Zinco	400	300	100	2–5 mg
Cobre	20	20	20	200–500 mcg
Selênio	2,0	2,0	2–3	30–40 mcg
Cromo	0,20	0,20	0,14–0,2	5–15 mcg
Manganês	1,0	1,0	2–10	50–150 mcg
Iodo	1,0	1,0	1,0	

GREENE et al. J Clin Nutr 48:1324-1342, 1988.
ASPEN. JPEN 22:49-66, 1998.

Na Figura 11-1 estão alguns produtos de NP pediátricos.

PONTOS-CHAVES

1. A terapia nutricional parenteral deve ser associada à nutrição enteral sempre que possível.
2. A NP periférica tem menor risco quando comparada àquela utilizada em veias centrais.
3. As complicações na NP são mais freqüentes do que na NE.
4. A possibilidade de interação entre os nutrientes deve ser considerada.

LEITURAS SUGERIDAS

Greene HL, Hambidge K, Schanler R, Tsang RC. Guideliness for the use of vitamins, trace elements, calcium, magnesium an phosphorus in infants and children receiving total parenteral nutrition. *Pediatrics.* 19:823–32, 1957.

Holliday MA, Segar WE. The maintenance need for water in parenteral fluid therapy.

National Advisory group on standards and practice guidelines for parenteral nutrition. Safe practices for parenteral nutrition feeding formulations. Approved by ASPEN Board of Directors January 17, 1997. *JPEN.* 22:49–66, 1998.

Report of the Subcomitee on Clinical Practice Issues of the American Society for Clinical Nutrition. *Am J Clin Nutr.* 48:1324–42, 1988.

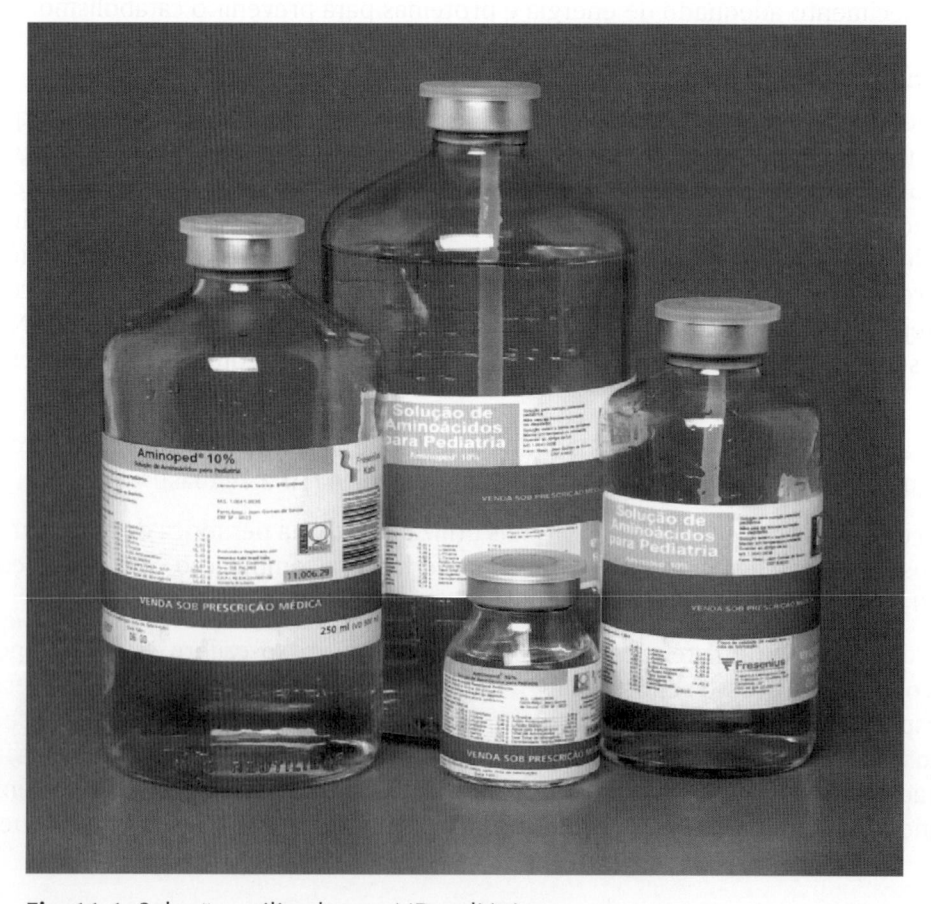

Fig. 11-1. Soluções utilizadas em NP pediátricos.

Capítulo 12

Terapia Nutricional Parenteral no Recém-Nascido

OBJEIVOS

1. Conhecer as necessidades nutricionais do recém-nascido e suas modificações em estados patológicos.
2. Realizar terapia nutricional parenteral em situação de impossibilidade de utilizar o tubo gastrintestinal.

INTRODUÇÃO

O suporte nutricional parenteral (NP) no recém-nascido pode ser de grande auxílio na profilaxia e no tratamento da desnutrição aguda que pode acometer este grupo de pacientes, principalmente nas situações do recém-nascido pré-termo gravemente doente. A alta incidência de doenças respiratórias, capacidade gástrica reduzida e a hipomotilidade intestinal dificultam a administração de maiores volumes através do trato gastrintestinal. O tipo de suporte nutricional parenteral pode sofrer restrições quanto a qualidade e quantidade dos nutrientes ofertados. Por exemplo, na doença pulmonar causada pela doença da membrana hialina ou broncodisplasia pulmonar, freqüentemente, há necessidade de restrição de líquidos. Assim sendo, em várias situações no recém-nascido, a maioria das necessidades nutricionais pode ser satisfeita por períodos prolongados apenas pela via parenteral.

Como regra básica, o objetivo inicial da NP no recém-nascido pré-termo gravemente doente não é o ganho de peso, mas o fornecimento adequado de energia e proteínas para prevenir o catabolismo.

INDICAÇÃO E VIAS DE ADMINISTRAÇÃO

O suporte nutricional parenteral exclusivo ou misto está indicado para o recém-nascido que não obtém a adequação de suas necessidades metabólicas através do trato gastrintestinal. A própria imaturidade do sistema digestivo e o conseqüente retardo do esvaziamento gástrico, incompetência do esfíncter gastroesofágico e incoordenação da motilidade intestinal contribuem de maneira importante, impossibilitando o fornecimento adequado de nutrientes por via enteral. Assim, condições diversas como prematuridade, ventilação mecânica, enterocolite necrosante, exclusões do trato gastrintestinal devidas a anomalias congênitas fazem com que a NP seja um dos procedimentos mais utilizados em terapia intensiva neonatal. A NP também pode ser utilizada na sepse, em alguns casos de erros inatos de metabolismo (como, por exemplo, na doença de xarope de bordo).

A NP pode ser administrada para recém-nascidos através de veias periféricas; está indicada para os recém-nascidos que vão utilizá-la por período relativamente curto (10 a 14 dias).

A concentração de glicose nas soluções parenterais utilizadas por via periférica deve limitar-se a 12,5% pelo risco de esclerose venosa e lesões cutâneas. A NP periférica, em combinação com as soluções de lipídeos, pode ofertar 60–80 kcal/kg/dia, atenuando significativamente as perdas nitrogenadas.

A NP administrada através de cateteres venosos em veia de grosso calibre está mais indicada para recém-nascidos com falta de acesso venoso, aumento das necessidades calóricas ou que necessitem de restrição hídrica e, especialmente, quando utilizada por período superior a duas semanas. Há preferência pelos cateteres de silicone ou poliuretano introduzidos por via percutânea. Quando esta se encontra impossibilitada, pode ser realizada a dissecção venosa com técnica de tunelização. Os cateteres umbilicais têm maior risco de infecção, devendo ser evitados. A via central também é preferencial nos recém-nascidos que necessitam de NP domiciliar.

NECESSIDADES ENERGÉTICAS

Os recém-nascidos utilizando NP têm necessidades energéticas menores que aqueles com nutrição enteral em razão de menores perdas intestinais, exclusão de processos de digestão, absorção e da ação dinâmico-específica dos alimentos. A oferta de 60 kcal/kg não protéicas, associada à infusão adequada de aminoácidos, pode suprir as necessidades metabólicas em repouso. Há crescimento e ganho ponderal quando a oferta calórica é superior a 80 kcal/kg e de aminoácidos entre 2,5 a 3,0 g/kg/dia.

NECESSIDADES DE AMINOÁCIDOS

As soluções de aminoácidos cristalinos desenvolvidas para recém-nascidos têm como objetivo assemelhar-se ao aminograma plasmático de crianças alimentadas com leite humano. As soluções de aminoácidos devem conter todos os aminoácidos essenciais e não essenciais. Entretanto, para o recém-nascido pré-termo (RNPT), alguns aminoácidos são condicionalmente essenciais — cisteína (dose mínima: 100 mg/kg/dia), taurina e tirosina. Recomenda-se para o RNPT aumento da concentração dos aminoácidos de cadeia ramificada e diminuição da glicina, metionina e fenilalanina. As soluções assim fornecidas permitem melhor retenção nitrogenada e poucas complicações metabólicas. As necessidades de aminoácidos variam de 2 a 3 g/kg/dia. No entanto, para ocorrer eventual anabolismo, é necessária uma oferta calórica não protéica estimada entre 60 e 80 kcal/kg/dia, perfazendo relação nitrogênio/calorias não protéicas ao redor de 1/200.

Iniciam-se aminoácidos a partir do segundo dia de vida (RNPT toleram 1 g/kg/dia), aumentando-se 0,5 g/kg/dia e atingindo-se o máximo de 3 g/kg/dia (Tabela 12-1). A recomendação citada reduz complicações metabólicas como acidose hiperclorêmica (minimizada pela adição de acetato de sódio no lugar de cloreto de sódio), hiperamonemia e aumento da concentração de alguns aminoácidos, potencialmente neurotóxicos.

Tabela 12-1. Recomendação diária de aminoácidos (AA) – (g/kg/dia)

Dias de vida	1	1–3	3–7	> 7
RNPT	0	1,0	1,5–2,0	até 3,0
RNT	0	1,0	2,0	até 3,0

RNPT = recém-nascido pré-termo; RNT = recém-nascido a termo.

A glutamina parece ser um importante aminoácido para a manutenção trófica de grande número de células da mucosa intestinal. Nas soluções aquosas a sua oferta é muito dificultada. A oferta parenteral adicional de glutamina através de soluções especiais ainda não tem benefícios comprovados.

HIDRATOS DE CARBONO

A glicose (3,4 kcal/g) é a principal fonte de energia do NP. A produção inadequada de insulina e a imaturidade hepática (glicogenólise prejudicada), especialmente no RNPT, freqüentemente ocasiona intolerância à glicose (glicemia > 125 mg/dl). Evita-se a hiperglicemia, mantendo-se a velocidade de infusão de glicose (VIG) entre 5–7 mg/kg/minuto.

Se necessário, aumenta-se a VIG. Esta deverá ter incrementos de 1–2 mg/kg/minuto, controlando-se a glicemia, até a obtenção da VIG desejada. O uso de insulina exógena como terapêutica da hiperglicemia em recém-nascidos é de difícil controle, ocasionando com freqüência episódios de hipoglicemia. Assim, o ajuste da VIG é o melhor controle da glicemia, especialmente nos RNPT de muito baixo peso.

LIPÍDEOS

As emulsões intravenosas de lipídeos fornecem ao recém-nascido ácido graxos essenciais, sendo importante fonte de energia concentrada (1 g=9 kcal). As emulsões lipídicas são praticamente isosmolares ao plasma, podendo ser administradas através de veias periféricas. Atualmente, dá-se preferência às soluções a 20%, que têm a vantagem de fornecer mais calorias em menor volume de solução, além de diminuírem os níveis de triglicerídeos, fosfolipídeos e colesterol, que se apresentam muito próximos daqueles de recém-nascidos alimentados com leite humano. Esta diferença está relacionada a melhor relação fosfolipídeos/triglicerídeos das emulsões lipídicas a 20% (Tabela 12-2).

Tabela 12-2. Composição das soluções de lipídeos (Intralipid)

	10% (100 ml)	20% (100 ml)
Óleo de soja	10 g	20 g
Fosfolipídeos (ovo)	1,2 g	1,2 g
Glicerol	22,5 mg	22,5 mg
Calorias	55 kcal	110 kcal

A oferta inicial das emulsões lipídicas é de 0,5 g/kg/dia e o incremento diário é da mesma ordem, atingindo-se o máximo de 2,5–3,0 g/kg/dia. Adicionamos o lipídeo na solução de aminoácidos, glicose e cristalóides, tendo o cuidado de não ultrapassar concentrações de glicose superiores a 12,5%, utilizando a solução até 24 horas após o seu preparo. Os recém-nascidos pré-termo, especialmente os pequenos para a idade gestacional, têm maior dificuldade na hidrólise de lipídeos pela deficiência das enzimas lipolíticas: lipase lipoprotéica (LPL) e colesterol ACR transferase. Recomenda-se velocidade de infusão de lipídeos não superior a 0,15 g/kg/hora para evitar hipertrigliceridemia (> 250 mg/dl). Os recém-nascidos pré-termo que têm níveis de bilirrubina superiores a 50% àqueles que indicariam exsanguineotransfusão devem manter infusão de lipídeos limitada a 0,5–1,0 g/kg/dia, objetivando-se somente a prevenção da deficiência de ácidos graxos essenciais. A utilização de heparina para aumentar a atividade da lípase lipoprotéica é controversa.

ÁGUA, ELETRÓLITOS E MINERAIS

As necessidades hídricas dos recém-nascidos são variáveis, dependendo da idade gestacional de pós-conceptual e das condições clínicas associadas. Como exemplo, recém-nascidos submetidos a fototerapia ou mantidos em berços de calor radiante têm necessidades hídricas aumentadas em 20 ml/kg/dia; aqueles que estão em ventilação mecânica ou com ducto arterioso patente necessitam de restrição hídrica. O volume de líquidos ofertado poderá ser utilizado conforme exposto na Tabela 12-3, sempre ajustado às necessidades do recém-nascido. Deve-se avaliar o seu estado de hidratação através dos dados clínicos, da variação do peso, do volume e da densidade urinários, da variação do sódio e osmolaridade plasmática.

As necessidades de eletrólitos estão demonstradas na Tabela 12-4. O sódio deverá ser acrescentado a partir do segundo dia de vida; evolutivamente os RNPT de muito baixo peso poderão exigir maior aporte de sódio, em função da perda urinária aumentada devida à imaturidade renal. Excesso de cloretos pode ocasionar acidose metabólica hiperclorêmica. As soluções de aminoácidos não tamponadas contendo aminoácidos catiô-

Tabela 12-3. Necessidades hídricas do recém-nascido no primeiro mês de vida

RN (peso em gramas)	1–2 dias (ml/kg/dia)	3 dias (ml/kg/dia)	15–30 dias (ml/kg/dia)
750–1.000	105	140	150
1.001–1.250	100	130	140
1.251–1.500	90	120	130
1.501–1.700	80	110	130
1.701–2.000	80	110	130
RNT	70	80	100

Tabela 12-4. Recomendação diária de sódio potássio e cloro para os recém-nascidos

		1º dia de vida	1º–3º dia de vida	3º–5º dia de vida	> 7º dia de vida
Sódio (mEq/kg/dia)	RNPT	0	2	3	3–5
	RNT	0	2	4	3
Potássio (mEq/kg/dia)	RNPT	0	0	2,5	2,5
	RNT	0	0	2,5	3–5
Cloro (mEq/kg/dia)	RNPT	0	2	3	3–5
	RNT	0	2	3	3

nicos podem conter excesso de cloretos. Nesse caso, deve-se substituir o sódio na forma de cloreto de sódio para acetato de sódio a 10% (1 ml=1,6 mEq de sódio).

O cálcio, o fósforo e o magnésio deverão estar presentes (Tabela 12-5), dando-se preferência atualmente às formulações de fósforo orgânico (glicerofosfato de cálcio) pelo ao fato de que formulações contendo sais de cálcio e fósforo podem precipitar. A solubilidade do cálcio e do fósforo na solução parenteral depende das relações de concentração de ambos, pH, temperatura e concentração de aminoácidos.

Em virtude das limitadas doses de cálcio e fósforo, os RNPT exclusivamente em nutrição parenteral podem desenvolver osteopenia e raquitismo. A adição de cisteína nas fórmulas (30 mg/por grama de aminoácidos) aumenta significativamente a solubilidade do cálcio e do fósforo.

Tabela 12-5. Recomendações diárias de cálcio, fósforo e magnésio

Nutriente (mmol/kg/dia)	RN pré-termo	RN a termo
Cálcio	1,5	1,5
Fósforo	1,8	1,8
Magnésio	0,5	0,25

MICRONUTRIENTES

Os micronutrientes são metais que fazem parte do núcleo das chamadas metaloenzimas. A deficiência desses elementos pode estar presente, especialmente no RNPT durante a NP.

A deficiência de zinco ocasiona um quadro semelhante à acrodermatite enteropática, devendo suplementar-se este elemento na dose de 400 mcg/kg/dia para todos os RNPT. Se o jejum prolongar-se por mais de duas semanas, outros micronutrientes devem ser adicionados, tais como cobre (20 mcg/kg/dia), manganês (1 mcg/kg/dia), selênio (2 mcg/kg/dia), cromo (0,2 mcg/kg/dia), molibdênio (0,25 mcg/kg/dia) e iodo (1 mcg/kg/dia).

O cobre e o manganês devem ser reduzidos em crianças com icterícia colestática ou disfunção hepática. O selênio, cromo e o molibdênio devem ser reduzidos em crianças com insuficiência renal. Não há doses estabelecidas para suplementação de flúor.

Os pacientes que recebem nutrição parenteral por tempo prolongado podem acumular alumínio, principalmente se houver insuficiência renal, com possível aparecimento de osteomalacia e encefalopatia.

VITAMINAS

Não há fórmulas ideal de polivitamínicos para recém-nascidos em nosso meio. Utiliza-se preparado comercial polivitamínico (Polivit A e B). As necessidades diárias e a composição dos complexos vitamínicos estão demonstradas na Tabela 12-6. Níveis adequados de vitamina E, vitamina A e vitamina C são considerados importantes na estabilização de ácidos graxos poliinsaturados das membranas celulares, diminuindo a gravidade de eventuais lesões pulmonares.

Tabela 12-6. Recomendação diária das vitaminas

Necessidade/dia		Polivit A–Ped	Polivit B–Ped
Vitamina A	280–500 mg	460 mg	
Vitamina D	40–160 UI	80 UI	
Vitamina E	2–4 UI	1,4 UI	
Vitamina B_1	0,3–0,8 mg	0,24 mg	
Vitamina B_2	0,4–0,9 mg	0,28 mg	
Vitamina B_3	Não determinada	3,4 mg	
Vitamina B_5	2 mg	1 mg	
Vitamina B_6	0,3–0,7 mg	0,2 mg	
Vitamina C	35–50 mg	16 mg	
Vitamina B_7	6–13 mcg		4 mcg
Ácido fólico	40–60 mcg		28 mcg
Vitamina B_{12}	0,3–0,7 mcg		0,2 mcg

COMPOSIÇÃO DAS SOLUÇÕES DE NUTRIÇÃO PARENTERAL

As soluções parenterais devem ser formuladas em farmácias especializadas, segundo as técnicas de assepsia determinadas pela legislação em vigor, objetivando-se melhor padronização e facilidade de manuseio. A Tabela 12-7 apresenta a composição de uma solução adequada para uso em recém-nascidos.

As adições de lipídeos, glicose, eletrólitos e micronutrientes, individualizadas para cada recém-nascido, são manipuladas na farmácia sob fluxo laminar, evitando-se a contaminação de microorganismos.

Tabela 12-7. Exemplo de solução para uso parenteral em recém-nascidos

	Volume (ml)
Solução de glicose a 50%	10
Aminoácidos pediátricos a 10%	20
Acetato de sódio a 10%	2,5
Fosfato monopotássico anidro a 25%	1,2
Cloreto de potássio anidro a 19,1%	0,3
Gluconato de cálcio anidro a 10%	2
Sulfato de magnésio a 10%	2
Cloreto de cálcio a 11%	0,5
Água destilada qsq	100

Obs.: esta solução permite diluição ou adição de glicose, lipídeos e sódio. Manipulação em farmácia hospitalar.

MONITORIZAÇÃO LABORATORIAL DA NP

A monitorização laboratorial deve ser realizada mais freqüentemente durante a instalação da NP. A glicemia deve ser controlada conforme os incrementos da VIG; após estabilização desta, a glicosúria eventualmente poderá auxiliar como controle.

A tolerância aos aminoácidos pode ser avaliada através dos níveis de uréia e creatinina plasmáticos. Os eletrólitos no soro e na urina devem ser determinados e corrigidos, se necessário. Os níveis de triglicerídeos durante a NP em recém-nascidos devem estar menores que 250 mg/dl. A administração das emulsões de lipídeos devem ser ajustadas segundo esse resultado.

As demais determinações laboratoriais incluem bilirrubinas (verificação da colestase hepática), cálcio, fósforo e fosfatase alcalina (osteopenia e raquitismo), hemoglobina e hematócrito (anemia). A eficácia da nutrição parenteral é mais bem determinada através de parâmetros antropométricos, quais sejam: ganho ponderal, comprimento, pregas cutâneas, perímetro cefálico e torácico. As determinações laboratoriais de albumina, pré-albumina, proteína ligada ao retinol e transferrina, quando disponíveis, podem ter algum interesse na monitorização protéica.

COMPLICAÇÕES DA NP

São principalmente de ordem infecciosa e metabólica. A NP está associada a maior incidência de sepse neonatal, especialmente quando utilizada através de cateter venoso central (4,5% a 11%). No entanto, é preocupante o aumento da incidência das infecções fúngicas em RNPT, especialmente pela *Candida* spp. *e Malassezia furfur*, que têm na solução de lipídeos seu substrato ideal. O rígido controle da linha intravenosa, utilizando-a exclusivamente para a infusão da NP e o preparo das soluções, cujas modificações são realizadas na farmácia sob técnica asséptica, além dos cuidados com as conexões e curativos das dissecções, são fundamentais para minimizar o risco infeccioso.

Sinais clínicos como febre e perda ponderal ou alteração laboratorial como glicosúria e acidose metabólica alertam para a necessidade de rastreamento das infecções bacterianas e fúngicas.

Tabela 12-8. Complicações da terapia nutricional parenteral

Complicações	Causas prováveis
1. Relacionadas à capacidade metabólica do RN	
Hiperglicemia	Taxa de infusão excessiva, hipertrigliceridemia, infecção
Hipoglicemia	Diminuição brusca da infusão, uso de insulina
Azotemia	Excesso de nitrogênio
Eletrólitos, minerais e vitaminas	Oferta inadequada
2. Relacionadas à composição da NP	
Aminograma alterado	Composição de aminoácidos na NP
Aumento da relação Colesterol/fosfolipídeos	Característica da solução de lipídeos
Acidose	Aminoácidos catiônicos
3. Colestase	Imaturidade hepática, jejum, acidose, aminoácidos e aumento da oferta de glicose

As complicações metabólicas estão mais relacionadas à capacidade metabólica do recém-nascido e à composição da NP (Tabela 12-8). A colestase hepática relacionada à NP é complicação freqüente em RNPT, especialmente naqueles infectados e em jejum prolongado. Caracteriza-se por icterícia, discreta hepatomegalia, colúria e raramente acolia fecal. As enzimas canaliculares (fosfatase alcalina, gama GT, DHL) estão aumentadas; porém as que indicam dano hepatocelular (TGO, TGP) estão pouco aumentadas. Nessa situação, a suspensão da nutrição parenteral está indicada. A introdução de dieta enteral favorece a recuperação da colestase.

PONTOS-CHAVES

1. O leite materno é a melhor terapia nutricional para recém-nascidos pré-termo e a termo.

2. A incidência de enterocolite necrosante é menor nos recém-nascidos que recebem terapia nutricional enteral precoce.

3. A terapia nutricional parenteral periférica pode ser associada à enteral para otimizar o suporte nutricional.

LEITURAS SUGERIDAS

Aspen Board Directors. Guidelines for the use of parenteral and enteral nutrition in adult and pediatric patients. *JPEN.* 17(Suppl. 4):275A–525A, 1993.

Aspen Board Directors. Standards for hospitalized pediatric patients. *NCP.* 217, 1996.

Barness LA. *Manual de Nutrição em Pediatria.* Pharmapress Edições Ltda., 1993. p. 64.

Esobar NA, Sanchez Cruz H, Fazio Jr. J, Telles Jr. M, Nogueira PR. Suporte nutricional em neonatologia. *In* Telles Jr. M, Tannuri U: *Suporte Nutricional em Pediatria.* São Paulo: Atheneu, 1994, p. 181.

Gamina LA, Browne EF. Feeding practices for infants weighing less than 1500 g at birth and the pathogenesis of necrotizing enterocolitis. *Clinics in Perinatology.* 21:271, 1994.

Gibbons RJ, Carison SE. Nutrient needs of the preterm infant. *NCP.* 8:226, 1992.

Green HL, Hamsidge KM, Schanler R *et al.* Guidelines for the use of vitamins. Trace elements, calcium, magnesium and phosphorus in infants and children receiving total parenteral nutrition. *Am J Clin Nutr.* 48:1324, 1988.

Heird WC, Gomez MR. Total parenteral nutrition in necrotizing enterocolitis. *Clinics in Perinatology.* 21:389, 1994.

Herzberg L, Levi R, Andrews WL. Thiamine, riboflavin folate and vitamin B_{12} status of low brith weight infants receiving parenteral and enteral nutrition. *JPEN.* 16:241, 1992.

Lipsky C, Spear ML. Recent advances in parenteral nutrition. *Clin in Perinatol.* 22:141, 1995.

Marian M. Pediatric nutrition support. *Nutr Clin Pract.* 8:199, 1993.

Pereira G. Nutritional care of the extreme premature infant. *Clin in Perinatol.* 22:61, 1995.

Shulman RJ. Nutrição parenteral em lactentes e crianças. *In:* Carraza FR, Marcondes: *Nurição Clínica em Pediatria.* São Paulo: Sarvier, 1991. p. 288.

Zlotkin S, Atkinson S, Locktich G. Trace elements in nutrition for premature infants. *Clin in Perinatol.* 22:223, 1995.

Capítulo 13

Nutrição Parenteral: Aspectos Farmacêuticos

OBJETIVOS

1. Descrever os passos essenciais para a preparação da solução de nutrição parenteral.
2. Rever os aspectos farmacêuticos específicos de prescrição, armazenamento e rotulagem.

INTRODUÇÃO

As recentes Portarias publicadas pelo Ministério da Saúde, Secretaria de Vigilância Sanitária (272, de 8 de abril de 1998 e 337, de 14 de abril de 1999) podem ser consideradas como um dos mais significativos avanços na terapêutica nutricional no Brasil. Elas têm sido impulsoras de programas de terapia nutricional tornando obrigatória a constituição de equipes multiprofissionais formadas por membros com reconhecida formação específica e conhecimentos técnicos adequados.

A correta utilização das regulamentações técnicas estabelecidas nas Portarias citadas tem melhorado o prognóstico de pacientes que necessitam de terapia nutricional e tornado importante que se protocole a terapêutica, com a finalidade de garantir sua eficácia e limitar o custo.

No presente capítulo descrevem-se os passos essenciais para a preparação segura da nutrição parenteral total, seguindo-se os critérios de normatização técnica e controle dos procedimentos estabelecidos na Portaria 272 (DOU 08/04/98) e leituras sugeridas.

PRESCRIÇÃO DA NUTRIÇÃO PARENTERAL

O médico é responsável pela prescrição da nutrição parenteral.

A prescrição deve contemplar o tipo, a quantidade dos nutrientes e os aportes extraordinários, de acordo com o estado mórbido, estado nutricional, atendendo aos requerimentos nutricionais do paciente.

As prescrições são individualizadas para cada paciente e confirmadas para cada 24 horas.

Nas formulações pediátricas as quantidades solicitadas dos componentes por kg de peso por dia são preferidas pelos farmacêuticos. No cálculo são levadas em considerações as perdas de 15 a 20 ml de líquido pela via de infusão do equipo, retirada de amostras para controle microbiológico e guarda de amostra-memória para eventual contraprova. No caso do adulto, em função dos grandes volumes prescritos, essas perdas obrigatórias não são compensadas.

O farmacêutico revisa todas as prescrições de nutrição parenteral, analisa sua adequação, concentração e compatibilidade físico-química dos seus componentes e dosagem de administração, antes de iniciar a manipulação. Qualquer alteração na prescrição, que se fizer necessária, em função da avaliação farmacêutica, deve ser discutida com o médico responsável.

CONTROLE

Os profissionais que atuam nessa área devem estar atentos e aptos a resolver os problemas de incompatibilidade, estabilidade, esterilidade das soluções, para garantir segurança e eficácia da terapêutica nutricional.

Atividades técnicas que envolvem riscos sobre o produto ou sobre o serviço final exigem procedimentos técnicos padronizados, com rotinas escritas testadas e constantemente revisadas à luz da experiência progressiva. As equipes são treinadas, supervisionadas e recicladas constantemente com a finalidade de diminuir e prevenir a possibilidade de erro. No preparo de soluções de nutrição parenteral, que são grandes infusões para uso venoso, e que são liberadas para aplicação ao enfermo antes que se tenha qualquer pós-controle da preparação, uma rotina de garantia de qualidade é também desenvolvida com os mesmos preceitos.

Para realização das tarefas na área de produção, são preenchidas fichas padronizadas e freqüentemente retestadas, que agilizam os cálculos e a transcrição para a elaboração das fórmulas e dos rótulos.

Nas soluções preparadas são efetuados controles físicos: pesagem, controle de partículas, fissuras do recipiente, pH, além de controles químicos e microbiológicos. Ainda são realizadas retiradas de *amostras-memória* utilizadas para determinação da concentração dos diversos componentes, controle microbiológico, esterilidade e apirogenia.

As soluções após envasadas e rotuladas adequadamente devem ser cobertas com embalagens plásticas duplas, fechadas por seladoras e guardadas em ambientes refrigerados.

A indústria fornecedora de matéria-prima é responsável pela emissão do certificado de análise de cada componente da solução. Isso garante maior segurança quanto a pureza física, química, controle microbiológico de esterilidade e apirogenia por parte do fabricante.

ACONDICIONAMENTO

As soluções parenterais devem ser acondicionadas em recipientes atóxicos, que tenham compatibilidade físico/química com a composição da formulação. O acondicionamento deverá manter a esterilidade, a apirogenicidade do produto durante a conservação, transporte e administração. A conservação das soluções, antes da aplicação no paciente, deve ser feita em temperatura entre 2° e 8°C, em geladeira exclusiva para esse fim.

O transporte das soluções deve ser feito em recipientes térmicos exclusivos, em condições preestabelecidas e supervisionadas pelo farmacêutico responsável pela preparação. A temperatura para o transporte deve ser mantida na faixa de 2°C a 20°C e o tempo de transporte que não deve ultrapassar a 12 horas. O acondicionamento deve garantir proteção contra intempéries e incidência direta da luz solar.

ROTULAGEM

O rótulo deve conter a identificação clara do nome do paciente, composição e demais informações legais e específicas para assegurar a utilização da nutrição sob garantias da possibilidade de seu rastreamento através de números-controles.

FORMULAÇÕES

As indústrias farmacêuticas oferecem variadas apresentações e concentrações de produtos para terapia nutricional parenteral. A eleição dos diferentes produtos que o comércio oferece não é tarefa fácil, uma vez que para as formulações mais complexas, como as soluções de aminoácidos para uso venoso, existem diferentes padrões biológicos (ovalbumina, lactalbumina etc.) e diferentes proporções entre seus tipos e quantidades. Estas apresentam características físico-químicas e de interação biológica que exigem dos profissionais de terapia nutricional um perfeito conhecimento para a sua melhor utilização.

Quadros esquematizados de produtos comercializados para terapia nutricional parenteral (NPT) serão apresentados ao final deste livro.

As formulações padronizadas devem ter estudo de estabilidade previamente realizado para definir seu prazo de validade. A formulação padronizada adicionada de qualquer produto por expressa prescrição médica transforma-se em uma outra extemporânea.

A *preparação extemporânea* é toda nutrição sob prescrição com formulações individualizadas, para início de uso em até 24 horas após sua preparação.

A solução após a rotulagem não poderá mais ser modificada, violada, acrescida ou reformada em nenhuma hipótese. Para se processar modificações, ela deverá ser refeita. É possível atender a outras necessidades do paciente estabelecendo-se soluções corretoras em infusões administradas em paralelo à preparação original e que sofrerá a mistura na linha de infusão, próxima à veia do paciente.

DADOS PARA A REALIZAÇÃO DAS FORMULAÇÕES

Os cálculos para a preparação das nutrições parenterais e os rótulos correspondentes devem ser realizados por um programa computadorizado, que requer os dados a seguir:

- Nome do paciente, médico, hospital e localização.
- Diagnóstico, idade (anos, meses ou dias).
- Peso para cálculo.
- Volume total de líquido a ser infundido (ml).
- Concentração de aminoácidos, glicose e gordura (g).
- Concentração de sódio, potássio, cálcio, magnésio, cloreto, acetato (mEq), fosfato (mEq ou milimol).
- Vitaminas e oligoelementos (ml).
- Em pediatria o peso e a idade são dados fundamentais para a realização da ficha de produção com a formulação adequada, sendo toda composição baseada nas concentrações em kg/peso/dia e mEq/kg/dia ou milimol/kg/dia.
- A idade é indispensável para a realização dos cálculos das vitaminas e oligoelementos.

PONTOS-CHAVES

1. O médico é responsável pela prescrição da NP.
2. O farmacêutico revisa as prescrições, analisa sua adequação, concentração e compatibilidade físico-química de seus componentes.
3. São necessários procedimentos técnicos padronizados na preparação das formulações, para minimizar erros.
4. As soluções parenterais devem ser transportadas entre 2°C e 20°C e o tempo de transporte não deve exceder 12 h.
5. A conservação antes da administração ao paciente deve ser feita em temperaturas entre 2° e 8°C.
6. Formulações padronizadas devem ter estudo de viabilidade realizado para definir prazo de validade.

LEITURAS SUGERIDAS

Alvarez MSB. *Terceirização, Parceria e Qualidade.* Rio de Janeiro: Editora Campus, 1996.

ASPEN. American Society for Parenteral and Enteral Nutrition Board of Directors. Safe Pratices for Parenteral Nutrition Formulations. *JPEN.* 22:49–66, 1998.

Bristian BR, Blackburn GL. Prevalence of malnutrition in general medical patients. *JAMA.* 235:1567, 1976.

Casóvola CA. Indicaciones Y Vías de Acesso de Nutrición Parenteral. *Nutrición Enteral Y Parenteral.* Buenos Aires: Ed. Abbott Laboratories S.A., 1999.

Manual de Procedimentos. Edição do Hospital 12 de Outubro. Madrid, 1992.

Menéndez AM. Nutrientes em Nutrición Parenteral. *Nutrición Enteral Y Parenteral.* Buenos Aires: Ed. Abbott Laboratories S.A., 1999.

Mirsh S. Controlled trial on nutrition supplementation in outpatients with symptomatic alcoholic cirrhosis. *JPEN*. 17:199–124, 1993.

Portaria 272 de 8 de abril de 1998. SNVS/MS.

Rombeau J. Guidelines for the Use of Parenteral and Enteral Nutrition in Adult and Pediatric Patients. ASPEN Board of Directors. *JPEN*. 17(Suppl.):4, 1993.

Rombeau JL, Caldwell MD (Eds.). *Clinical Nutrition; Parenteral Nutrition*. Philadelphia: WB Saunders, 1993.

Spring MD. Nutrition Support Practice Manual. *ASPEN*. 1998.

Capítulo 14

Situações Especiais

OBJETIVOS

1. Reconhecer as particularidades da terapia nutricional nas diferentes morbidades encontradas nos pacientes graves, bem como sua fisiopatologia.
2. Reconhecer as características da oferta calórica total, dos substratos energéticos e dos micronutrientes nas condições de estresse das diversas situações clínicas.
3. Entender as peculiaridades das diversas situações nos pacientes pediátricos.

SEPSE

Avaliações do consumo de oxigênio e do gasto energético basal têm demonstrado o hipercatabolismo nos pacientes sépticos. As alterações metabólicas comumente encontradas nesses pacientes já são bem conhecidas, embora seus mecanismos desencadeadores necessitem de esclarecimentos adicionais.

A elevação das catecolaminas e do glucagon parece mediar a estimulação da produção de glicose, da mesma forma que as citocinas TNF-α e IL-1. Além disso, pacientes sépticos podem desenvolver resistência à ação periférica da insulina, diminuindo a captação da glicose, pelos músculos esqueléticos e adipócitos.

A lipólise, aumentada pelo estímulo das catecolaminas à lipase, fará aumentar os ácidos graxos livres (AGL) em muitos casos porém, em outros, esse aumento não se verificará, em virtude da ação vasoconstritora α-adrenérgica no tecido adiposo. Observa-se também hipertrigliceridemia em razão de produção aumentada de lipoproteínas VLDL pelo fígado e/ou diminuição da atividade da lipase lipoprotéica do tecido adiposo, diminuindo a depuração plasmática de triglicerídeos.

Além disso, nas fases iniciais da resposta ao estresse, são sintetizadas glicoproteínas hepáticas (proteínas de fase aguda), diminuindo a produção de albumina. As proteínas de fase aguda podem ser classificadas como:

1. Imunomoduladoras: auxiliam na erradicação dos agentes infecciosos e na ativação do complemento (proteína C reativa).
2. Carregadoras de metais: alguns metais são co-fatores enzimáticos e, portanto, ajudam a acelerar as reações metabólicas (ceruloplasmina).
3. Inibidoras das proteases: limitam a lesão tecidual das proteases (α-1 antitripsina).
4. Estimuladoras de fibroblastos: atuam nos processos de cicatrização dos tecidos (α-2 macroglobulina e fibronectina).

Metabolismo dos Carboidratos

No paciente séptico, anormalidades no metabolismo da glicose estão bem documentadas. A concentração de glicose pode estar discretamente elevada e a hipoglicemia está presente em estágios terminais.

Há um aumento da glicogenólise e gliconeogênese hepáticas.

Estudos demonstraram que a administração de insulina aumenta o *clearance* da glicose, sem contudo aumentar sua oxidação intracelular. Com base nisso, sugere-se que a utilização de taxas de infusão de glicose não exceda 5 mg/kg/min nos pacientes sépticos.

O aporte de glicose poderá ser ajustado entre 50 e 60% do total das calorias ou 60 e 70% das calorias não protéicas.

A glicose, por aumentar o coeficiente respiratório, pode dificultar o desmame ventilatório; além disso, seu aporte excessivo pode levar a esteatose hepática, colestase e estados hiperosmolares.

Metabolismo dos Lipídeos

Os lipídeos vão repor calorias, além dos ácidos graxos essenciais. Em condições de injúria moderada, lipídeos e carboidratos têm efeitos semelhantes no balanço de nitrogênio; porém, em quadros mais graves, a infusão de lipídeos não diminui a excreção de nitrogênio.

Normalmente tem sido preconizado, para a administração de lipídeos, de 25 a 30% do total de calorias ou 30 a 40% das calorias não protéicas, em infusão de até 1,5 a 2,0 g/kg/dia. Altas taxas de lipídeos diminuem o coeficiente respiratório, podendo ser interessantes no manuseio de pacientes em ventilação mecânica.

Os lipídeos estimulam o sistema reticuloendotelial (Cerra *et al.*, 1988), porém em quantidades excessivas têm efeito depressor da imunidade celular e podem causar disfunção hepática. A adição de ácido linolênico (ômega 3) reduz a resposta inflamatória, por deprimir a produção de prostaglandinas, leucotrienos e o fator ativador de plaquetas.

Metabolismo das Proteínas

O metabolismo das proteínas na sepse caracteriza-se por intensa degradação, com perdas de até 15 gramas de nitrogênio por dia, o que corresponde a cerca de 0,5 kg de massa corporal. Em vista disso é fácil entender porque pacientes sépticos precisam receber maior aporte de aminoácidos (AA) para manter um balanço nitrogenado adequado.

Em geral as necessidades protéicas exatas não são precisamente conhecidas. Entretanto, podem ser estimadas pelo cálculo das perdas no conteúdo de nitrogênio urinário.

Dados da literatura sugerem que, em pacientes com função renal normal, 15 a 20% do gasto energético total devam ser de proteínas. Isso representa entre 1,5 e 2,5 g/kg/dia de proteína, com uma relação de 100:1, entre calorias não protéicas e nitrogênio.

Freqüentemente na sepse estão superajuntadas outras disfunções orgânicas que irão particularizar o metabolismo dos AA e, portanto, o seu suprimento. A administração de AA nesses pacientes, apesar de ter demonstrado benefícios nutricionais, não resultou em redução da morbimortalidade.

Aminoácidos conhecidos como semi-essenciais estão amplamente estudados na literatura específica. Dessa forma, a *glutamina* tem sido relacionada a melhora da atrofia intestinal, diminuição da translocação bacteriana e melhora do balanço de nitrogênio. A *arginina*, outro aminoácido semi-essencial, por sua vez, parece estimular o hormônio de crescimento e a prolactina, influenciando a resposta imune. Leon *et al.* demonstraram que, em ratos, a suplementação da nutrição com arginina, na sepse induzida por *E. coli*, aumentava significativamente a síntese de albumina.

Ressalte-se, porém, que o uso clínico de ambos os aminoácidos continua controverso, pois dados de literatura não oferecem resultados significantes quanto a melhora prognóstica do paciente.

Apesar de haver uma clara necessidade de aumento do aporte de aminoácidos, excessivas quantidades aumentam a produção de uréia e de calor, o que pode não só agravar pacientes com função renal já comprometida, como também aumentar a freqüência respiratória e a temperatura corporal.

Metabolismo das Vitaminas e Micronutrientes

Não existem especificações quanto à reposição de vitaminas e micronutrientes para pacientes graves.

Suplementação de cobre e ferro não é recomendada para o paciente séptico, pois o organismo seqüestra esses elementos, evitando o seu uso pelos agentes infecciosos.

Vitaminas hidrossolúveis devem ser suplementadas precocemente. No planejamento nutricional, podemos nos basear nas necessidades diárias e eventualmente aumentá-las.

Necessidades Nutricionais

As necessidades calóricas variam largamente, de acordo com a progressão e o tempo de doença, presença ou não de febre etc.

É muito importante não superalimentar o paciente séptico. Em uma revisão de 1994, DeBiase *et al.* recomendam a administração de 80% das necessidades calóricas estimadas, para evitar complicações (hiperosmolaridade, maior trabalho respiratório, colestase, etc.). Outros já recomendam a reposição total do gasto energético basal com avaliações seriadas.

ASPECTOS PEDIÁTRICOS

As necessidades nutricionais durante a sepse estão aumentadas. É comum que cálculos de necessidades protéicas e calóricas estejam aumentados em 30 a 50%. No entanto o estado hipermetabólico não ocorre sempre na sepse pediátrica. No caso da sepse em recém-nascidos, o gasto energético em repouso (GER) na fase aguda da doença é menor que durante a recuperação, talvez em função da parada do crescimento verificada nessas crianças (Feferbaum *et al.*, 2000). Da mesma forma, pacientes cirúrgicos pediátricos não aumentam o GER após grandes cirurgias. O catabolismo protéico é intenso, porém pouco minimizado pela ingestão protéica. Recomenda-se na sepse da criança uma relação nitrogênio/calorias de 1:100.

Chwals chama atenção para se evitar na criança com sepse o que chama de *overfeeding* (superalimentação), situação onde ocorre hiperglicemia e trigliceridemia, acidose metabólica, uremia e hiperamonemia.

A nutrição nesses casos deverá ser precoce e a via enteral é a administração preferencial objetivando-se evitar atrofia intestinal e translocação bacteriana.

Conclusões

Em resumo, a partir do entendimento das alterações metabólicas e nutricionais peculiares ao paciente séptico, deve-se tentar obter um balanço nitrogenado adequado e, enquanto isto não for possível, pelo menos minimizar a perda de nitrogênio.

TRAUMA

Indicação para NE ou NPT Precoces

Pacientes de UTI vítimas de trauma são pacientes hipermetabólicos e têm necessidades nutricionais aumentadas.

Existe um progressivo consenso de que a oferta de nutrientes a pacientes com trauma grave deve ser precoce, independentemente da via escolhida ou possível. Entende-se por precoce o início da terapia nutricional até 72 horas após estabilização clínica do paciente. Contudo, a nutrição enteral deve ser a escolhida, se o sistema digestivo for pérvio e funcional.

McQuiggan *et al.* realizaram uma metanálise de trabalhos exclusivamente prospectivos em trauma, avaliando resultados com o uso da nutrição enteral, especialmente com a utilização de fórmulas enterais imunomoduladoras, e com a NP (nutrição parenteral). As conclusões foram as seguintes:

- A nutrição precoce traz benefício quanto à evolução clínica no trauma toracoabdominal. A NE é preferencial em relação à NP.
- As fórmulas imunoestimuladoras ofereceriam benefícios adicionais sobre as fórmulas enterais convencionais nos pacientes mais graves.

Os fatores sugeridos para a melhora evolutiva dos pacientes politraumatizados recebendo NE precoce foram:

1. A prevenção da desnutrição protéica aguda.
2. A manutenção de funções vitais do intestino.
3. O não uso da NP.
4. A imunomodulação através de nutrientes específicos, por via enteral.

Embora alguns estudos clássicos não tenham sido capazes de evidenciar diferenças de morbidade e mortalidade entre pacientes com NP e com NE, Moore *et al.* têm contribuído constantemente para o conceito de que a nutrição enteral precoce é benéfica no trauma.

Independentemente da questão NE × NP, parece inevitável concluir que alguma das duas formas de nutrição precisa ser iniciada precocemente.

A NP deve ser utilizada quando ocorrer disfunção gastrintestinal ou quando não se alcançarem as necessidades nutricionais com a NE. Idealmente preconiza-se manter pequeno volume de dieta enteral durante o uso da NP. Duzentos a trezentos mililitros, a cada 24 horas, ajudam a preservar a integridade da mucosa intestinal.

É um erro comum a demora na indicação da NP enquanto se prolongam as tentativas de progredir a NE. A falha em reconhecer o insucesso com as manobras para implementar a NE e a obsessão em evitar a NP acabam determinando, eventualmente, longos jejuns.

Meta Inicial

Nos pacientes com parâmetros hemodinâmicos estáveis e critérios clínicos compatíveis, deve ser iniciada NE precoce (até 72 horas da admissão), observando-se a tolerância à dieta. Em cirurgia ou trauma abdominal é comum ocorrerem gastroparesia e atonia dos cólons, já o intestino delgado dificilmente apresenta alteração funcional.

Recomenda-se:

A) Início precoce.

B) Dieta de baixo resíduo:

1. Formulação elementar ou semi-elementar.
2. Pós-pilórica, quando houver intolerância gástrica.
3. Sempre que possível, utilizando formulação imunoduladora.
4. No caso de pacientes que não tenham tolerância adequada à NE e/ou falha em atingir a meta inicial de 25 a 30 kcal/kg e 1,5 a 2,0 g/kg/dia de proteína, nas 72 horas seguintes, propõe-se iniciar NP.
5. Sempre que possível manter a dieta enteral, mesmo que em pequeno volume.

Acesso Enteral

A NE administrada diretamente no estômago é freqüentemente mal tolerada em virtude de atonia gástrica e pode ser contra-indicada quando houver risco de regurgitação e aspiração. São recomendadas sondas na posição pós-pilórica, sendo colocadas à beira do leito com ou sem auxílio de endoscopia ou no intra-operatório. Alternativas são a jejunostomia durante laparotomia; e, nos pacientes com indicação de NE prolongada, a gastrotomia ou a jejunostomia.

Contra-Indicações de NE no Trauma

1. Pacientes com hemorragia do trato gastrintestinal sujeitos a endoscopias ou outros procedimentos e/ou mantidos em jejum para possível cirurgia de urgência.
2. Pacientes apresentando oclusão/suboclusão do trato gastrintestinal.
3. Abdome agudo inflamatório (contra-indicação relativa).

Nestes casos, deve ser iniciada NP precocemente.

A ausência de ruídos hidroaéreos, flatos e evacuações não deve ser considerada contra-indicação para NE uma vez que não reflete a motilidade do intestino delgado.

Monitorização e Progressão da Terapia Nutricional

O aporte protéico deve ser monitorizado através do balanço nitrogenado procurando-se minimizar ou suplantar a perda protéica. O aporte calórico deverá ser ajustado buscando preservar ou restabelecer o estado nutricional otimizando a oferta em função da tolerância — glicemia e trigliceridemia — e das disfunções associadas — respiratória, renal e cardíaca.

TRAUMA CRANIOENCEFÁLICO (TCE)

Ao longo dos últimos 10 anos acumularam-se evidências de que no cérebro lesado (trauma, hemorragia etc.) inicia-se localmente uma resposta inflamatória a partir da qual pode se desencadear uma resposta inflamatória sistêmica.

A resposta metabólica encontrada nos pacientes com TCE isolado ou associado a trauma múltiplo é basicamente a mesma, tanto do ponto de vista hormonal quanto de mediadores inflamatórios.

As características mais claras dessa resposta quanto ao gasto energético são:

- Aumento do gasto energético, geralmente 40–70% maior do que o gasto energético basal (GEB) calculado (Harri–Benedict). Pacientes com hipertonia pronunciada e reações de descerebração apresentam aumento mais pronunciado do gasto energético.
- QR de aproximadamente 0,74 a 0,78 aponta para oxidação de gordura como parte da obtenção de energia. O gasto energético costuma ser maior nos primeiros dias de trauma, decrescendo com o tempo, caso nenhuma complicação ocorra.
- Há uma franca tendência à hiperglicemia, tanto pela resposta metabólica em si quanto pela corticoterapia freqüentemente associada.
- O catabolismo protéico costuma ser importante, com perdas expressivas de proteína pela urina (~16 g a 20 g de nitrogênio ao dia). O auge da perda protéica é por volta do oitavo ao décimo quarto dia.
- A glutamina plasmática está insistentemente baixa, porém ainda é discutível se a suplementação farmacológica de glutamina (0,3 a 0,5 g/kg/dia) é benéfica para esse grupo de doentes.

Baseando-se em tais características, a terapia nutricional sugerida é:

Valor calórico total

1,4 × GEB calculado (p.ex., Harris-Benedict) ou 40–50 cal/kg/dia.

A carga protéica deve ser aproximadamente de 2 g/kg/dia.

Os lipídeos devem compor 30 a 50% da carga calórica total. Não ultrapassar 1,5 a 2,0 g/kg/dia. A carga de glicose não deve ultrapassar 5 g/kg/dia. O objetivo é que a meta nutricional seja alcançada dentro de aproximadamente 72 horas.

É claro que a qualidade e a quantidade da terapia nutricional devem ser rigorosamente ajustadas à tolerância metabólica do doente, avaliada através de exames laboratoriais (glicemia, balanço nitrogenado, trigliceridemia etc.) e antropométricos (peso etc.).

Os doentes com TCE constituem um dos poucos grupos onde o benefício da terapia nutricional parenteral (NPT) é claro. Portanto, desde que necessária, a nutrição parenteral deve ser usada com segurança e precocemente. No entanto, a via enteral é a preferencial desde que utilizável.

Dada a grande freqüência de paresia gástrica em pacientes com TCE, seja em função das próprias condições cerebrais, seja pelos sedativos ou anestésicos utilizados (tiopental), a via nasojejunal acaba sendo de grande utilidade, possibilitando a NE.

Caso haja necessidade de manter-se o estômago drenado e seja viável a utilização do delgado, uma sonda nasogastrojejunal, que drena o estômago e permite a infusão de dieta diretamente no jejuno, simultaneamente, torna-se um acesso adequado.

Embora alguns estudos mostrem melhor tolerância quando se lança mão de dieta que contenha dipeptídeos, de modo geral, as dietas poliméricas são muito bem toleradas, ainda que infundidas no jejuno.

ASPECTOS PEDIÁTRICOS

Qualquer procedimento terapêutico realizado nos pacientes com traumatismo cranioencefálico (TCE) deveria seguir os seguintes objetivos: melhorar o metabolismo cerebral, assegurando perfusão sangüínea adequada para o tecido viável e protegendo o cérebro de lesões secundárias (como infecção ou alterações perfusionais tardias).

Normalmente o fluxo sangüíneo cerebral é regulado independentemente da pressão sangüínea arterial (auto-regulação). Esse mecanismo protetor é freqüentemente prejudicado nos casos de TCE.

A gravidade do TCE e o nível de consciência influenciam o gasto energético. A suspensão freqüente da terapia nutricional decorrente dos procedimentos cirúrgicos pode introduzir risco nutricional adicional. O nível de sedação, a atividade muscular, a presença de complicações associadas e as medicações utilizadas podem interferir significativamente no gasto energético. Estudos recentes têm revelado que o gasto energético e o conseqüente hipermetabolismo desses pacientes é menor do que se estimava.

A terapia nutricional enteral é a de escolha, lembrando que os pacientes com lesão do sistema nervoso central muitas vezes estão comatosos ou com dificuldades de deglutição, com necessidade de sondagem enteral ou suplementação parenteral. Há preferência pela passagem de sonda orogástrica nas crianças com TCE. A terapia nutricional enteral diminui significativamente o risco de sangramento digestivo conseqüente a gastrite ou ulceração gástrica, muito freqüentes nesses pacientes.

Os distúrbios hidroeletrolíticos associados decorrentes de complicações como *diabetes insipidus* ou síndrome de secreção inapropriada de hormônio antidiurético (SIHAD) podem dificultar a oferta hídrica e a manutenção do estado de hidratação.

A terapia nutricional parenteral, em geral associada a nutrição enteral, pode ser utilizada. Os níveis glicêmicos devem ser monitorizados cuidadosamente, pois tanto a hiperglicemia como a hipoglicemia podem agravar a lesão neurológica.

QUEIMADOS

No queimado, assim como no trauma, ocorrem:

1. Resposta de fase aguda intensa.
2. Perda de peso rápida.
3. Desnutrição.

A separação entre queimado e demais traumas se deve a vários pontos específicos: a) a área de tecido a ser recuperada é extensa; b) risco alto de infecção por perda da barreira cutânea e aumento da incidência de infecção ligada a cateter; c) perdas acentuadas de proteínas, minerais e outros nutrientes, e suas possíveis deficiências agudas; e d) queimados graves tendem a ficar mais tempo internados em UTI e dependem da terapia nutricional (TN) por períodos longos.

Entre os fatores decisivos na evolução do tratamento do queimado, a TN se tornou fundamental pela modulação capaz de otimizar a cicatrização e resistência a infecções; e pelo ajuste de oferta evitando hiperalimentação. Os melhores resultados no tratamento do queimado se devem à compreensão dos mecanismos fisiopatológicos ocorrida após a II Guerra Mundial e, mais recentemente, aos recursos farmacotecnológicos dos últimos 20 anos. Outros fatores imprescindíveis no cuidado do paciente queimado são:

- Ressuscitação hídrica para prevenir ou reverter choque e insuficiência renal aguda.
- Prevenção de infecção com antimicrobianos tópicos (p. ex.: sulfadiazina prata).
- Debridamento cirúrgico precoce e enxerto de pele imediato para reduzir o tempo de estresse metabólico.

Definição

As queimaduras e a gravidade são classificadas segundo a extensão, a profundidade, a idade do paciente e lesões ou doenças associadas. Uma fórmula simplificada para estimar a mortalidade considerada está na Tabela 14-1.

Tabela 14-1. Situações clínicas e risco no paciente grande queimado

Situação clínica	Risco (mortalidade) variável pela presença de 0 a 3 destas situações	%
	0	0,3
Idade > 60 anos	1	3,0
SCQ > 40%	2	33,0
Ocorrência de lesão inalatória	3	90,0

SCQ: superfície corporal queimada.

Nas Tabelas 14-2 a 14-4 estão a estimativa da superfície corporal queimada e a classificação das queimaduras.

Tabela 14-2. Classificação por SCQ (áreas de 2º e 3º graus)

Queimadura moderada	15 a 30%
Grande queimado	31 a 45%
Queimadura maciça	> 46%

Tabela 14-3. Estimativa de SCQ (em %)						
Idade (anos)	1	1–4	5–9	10–14	15	Adulto
Cabeça	19	17	13	11	9	7
Pescoço	2	2	2	2	2	2
Tronco anterior	13	13	13	13	13	13
Tronco posterior	13	13	13	13	13	13
Glúteo E	2 ½	2 ½	2 ½	2 ½	2 ½	2 ½
Glúteo D	2 ½	2 ½	2 ½	2 ½	2 ½	2 ½
Genitais	1	1	1	1	1	1
Braço D	4	4	4	4	4	4
Braço E	4	4	4	4	4	4
Antebraço D	3	3	3	3	3	3
Antebraço E	3	3	3	3	3	3
Mão E	2 ½	2 ½	2 ½	2 ½	2 ½	2 ½
Mão D	2 ½	2 ½	2 ½	2 ½	2 ½	2 ½
Coxa E	5 ½	6 ½	8	8 ½	9	9 ½
Coxa D	5 ½	6 ½	8	8 ½	9	9 ½
Perna D	5	5	5 ½	6	6 ½	7
Perna E	5	5	5 ½	6	6 ½	7
Pé D	3 ½	3 ½	3 ½	3 ½	3 ½	3 ½
Pé E	3 ½	3 ½	3 ½	3 ½	3 ½	3 ½
TOTAL	100	100	100	100	100	100

Tabela 14-4. Classificação das queimaduras

I Grau
- Histologia: somente epiderme
- Dor: intensa
- Aspecto: hiperemia
- Recuperação: aproximadamente 1 semana

II Grau Superficial
- Histologia: limitada a epiderme e parte superficial da derme
- Dor: intensa
- Aspecto: formação imediata de bolhas/flictenas
- Recuperação: aproximadamente 2 semanas

II Grau Profunda
- Histologia: poupa apenas camada profunda da derme
- Dor: menos intensa
- Aspecto: formação imediata de bolhas/flictenas
- Recuperação: aproximadamente 3 semanas

III Grau
- Histologia: toda a profundidade de epiderme e derme
- Dor: indolor
- Aspecto: seca
- Recuperação: não cicatriza espontaneamente

Aspectos Clínicos

A primeira e principal meta no queimado é prevenir a hipotensão e a hipoperfusão de órgãos através da reposição hídrica criteriosa. A fórmula de Parkland permite estimar a hidratação nas primeiras 24 horas. Utiliza-se solução de Ringer Lactato.

$$\text{Cálculo de hidratação} = 4\ ml \times \text{peso} \times \%\ SCQ$$

- A metade desse volume deve ser fornecida nas primeiras 8 horas, e o restante nas demais 16 horas. Após as primeiras 24 horas, ocorre redução da permeabilidade vascular, que relativamente volta ao normal.

A resposta hipermetabólica do queimado causa proteólise acelerada, predominantemente de musculatura esquelética, lipólise e gliconeogênese.

A reposição de eletrólitos deve seguir dosagem sérica: Na^+, K^+, Mg^{++} e Ca^{++}.

Há evidências de que manter o paciente em ambiente aquecido acima de 30°C diminui o gasto energético.

Requerimento Energético

As necessidades calóricas do queimado são elevadas podendo superar 200% do GEB, especificamente proteínas e glicose. O aporte de carboidrato deve ser no mínimo 50 a 60% do VCT. Considerar a capacidade de metabolização da glicose que é de 5 a 7 mg/kg/min (7 a 10 g/kg/dia). A necessidade protéica é significativamente elevada.

Fórmulas para cálculo de gasto energético:

A) VCT estimado por valor fixo: 40 a 70 kcal/kg/dia.

B) GEB calculado por Harris-Benedict é corrigido por fator de acordo com a extensão de 2º e 3º graus da queimadura:

Moderado	1,5
Grande queimado	1,5–1,8
Queimadura maciça	1,8–2,2

C) A fórmula mais utilizada é a de Curreri adequada por faixa etária:

0–1	GEB + 40 × %SCQ
1–3	GEB + 40 × %SCQ
4–15	GEB + 40 × %SCQ
16–59	25 kcal/kg + 40 × %SCQ
> 60 anos	20 kcal/kg + 65 × %SCQ

Outra boa opção é a fórmula de Pennisi que inclui oferta de proteína:

- VCT:

	Adultos	20 kcal/kg + 70 × %SCQ
	Crianças	60 kcal/kg + 35 × %SCQ

- Aporte protéico:

	Adultos	1 g/kg + 3 g × %SCQ
	Crianças	3 g/kg + 1 g × %SCQ

O balanço nitrogenado permite adequação da necessidade de protídio. A via de administração ideal é a enteral. No entanto, para contemplar o aporte desejado, é muitas vezes necessário associar a via parenteral. À medida que melhora a tolerância à dieta, aumenta-se a oferta por NE e reduz-se a NP. Pacientes com dieta rica em proteína (relação calorias: N → 100:1) têm melhor evolução do que os recebendo dieta convencional (150:1), em especial quando por via enteral.

ASPECTOS PEDIÁTRICOS

A terapia nutricional tem contribuído para a diminuição da taxa de mortalidade do paciente com queimaduras extensas. Vários fatores contribuem para a resposta hipermetabólica do grande queimado: liberação de grande quantidade de mediadores da resposta inflamatória, alteração na resposta hormonal (aumento de catecolaminas, cortisol e glucagon), perda significativa de água por evaporação e a translocação de bactérias e toxinas da área queimada e do intestino para a circulação sistêmica.

O objetivo da terapia nutricional no grande queimado é promover adequada oferta de nutrientes, evitando seus déficits e conseqüente retardo na cicatrização e diminuição da imunidade, além de minimizar as complicações associadas à alimentação, seja ela parenteral ou enteral.

No grande queimado vários fatores prejudicam significativamente a avaliação nutricional antropométrica (edemas, curativos, impossibilidade de qualquer mobilização). Muitos exames laboratoriais são de difícil interpretação pela exsudação protéica e as dificuldades de coleta de material. Assim sendo, o mais prático é estimar as necessidades diárias de energias e proteínas, utilizando-se como base inicial o peso pré-queimadura.

A *RDA (Recommended Dietary Allowances)* é um bom método para se determinar as necessidades calóricas em crianças queimadas, pois o aumento das necessidades calóricas devido ao hipermetabolismo seria compensado em parte pela diminuição da atividade física. De fato, estudos recentes têm demonstrado que a real necessidade calórica desses pacientes é menor do que as fórmulas tradicionais estimavam, não adicionando os riscos da hiperalimentação.

Para as crianças menores de três anos, a oferta de 3 g/kg/dia de proteínas é adequada. Para crianças maiores e adolescentes, recomenda-se 1,5–2,5 g/kg/dia.

A dieta dos pacientes queimados deve conter 50% das calorias na forma de carboidratos. Não se devem ofertar grandes cargas de lipídeos que podem levar a imunossupressão.

Pacientes com menos de 20% de superfície corpórea queimada geralmente podem ser mantidos com dieta oral rica em calorias e proteínas. Em casos de má aceitação oral, queimaduras faciais e de vias aéreas, em pacientes previamente desnutridos e nos com mais de 20% de superfície corpórea queimada, pode ser necessária a suplementação dietética por sondagem nasogástrica.

A terapia nutricional enteral deve ser iniciada nas primeiras 24–48 horas de internação. A infusão de dieta isosmolar por sonda em aumentos progressivos de volume é benéfica até que a via oral possa ser utilizada.

Não existem fórmulas enterais pediátricas específicas para pacientes com queimaduras extensas.

A nutrição parenteral total deve ser utilizada nos pacientes com trato gastrintestinal não funcionante.

INSUFICIÊNCIA RESPIRATÓRIA

O sistema respiratório deve responder às necessidades metabólicas do organismo tanto em repouso quanto no exercício. Há contínuo consumo energético que depende da integração de vários fatores para realizar a ventilação alveolar, captar oxigênio e eliminar gás carbônico. O organismo consome cerca de 4 a 5 ml/kg de oxigênio ($V'O_2$), mas em determinadas condições há necessidade de aumentar o $V'O_2$. A produção de CO_2 é determinada por múltiplos fatores como o tipo de dieta, nível de atividade, temperatura corporal, atividade hormonal etc.

A concentração de CO_2 alveolar aumentada pode influenciar na troca gasosa pulmonar.

$$PAO_2 = (P_B - PH_2O) \times FIO_2 - PaCO_2/QR$$

Onde,

PAO_2 = pressão alveolar de oxigênio
P_B = pressão barométrica
PH_2O = pressão do vapor d'água
FIO_2 = fração inspirada de oxigênio
$PaCO_2$ = pressão arterial de gás carbônico
QR = quociente respiratório

A ventilação alveolar (V'A) depende do volume corrente (VC), da freqüência respiratória (FR) e do espaço morto (VD):

$$V'A = V'm - VD \times FR = FR - (VC - VD)$$

Onde,

V'A = ventilação alveolar
V'm = ventilação minuto, VC × FR
VD = espaço morto
FR = freqüência respiratória
VC = volume corrente

Se a V'A for mantida constante, haverá aumento da $PaCO_2$ se houver aumento da $V'CO_2$ (produção de gás carbônico).

$$V'CO_2 = V'A \times PACO_2$$

$PACO_2$ = pressão alveolar de CO_2

Se considerarmos $PACO_2$ igual a $PaCO_2$:

$$PaCO_2 = V'CO_2/VA$$
$$V'CO_2 = V'A \times PaCO_2$$

Quociente Respiratório

O quociente respiratório (QR) é definido pela relação entre a produção de CO_2 ($V'CO_2$) e o consumo de O_2 ($V'O_2$).

$$QR = V'CO_2/V'O_2$$

Pode-se considerar que estado de equilíbrio do sistema ocorre quando o QR dos tecidos é igual ao QR dos pulmões. Normalmente, em um indivíduo com dieta equilibrada, a produção de CO_2 é de 200 ml/min e o consumo de O_2 de 250 ml/min, sendo o QR = 200/250 = 0,8. Se a constituição da dieta for modificada e com a oxidação dos diferentes nutrientes, pode haver alteração no QR, com maior ou menor produção de CO_2 (Tabela 14-5). Nos estados hipermetabólicos é freqüentemente observado um QR de 0,7–0,8. Situações em que o QR está >1,0 podem indicar que há glicose em excesso das necessidades energéticas e que há depósito como gordura. Nessa situação há aumento da produção de CO_2.

Assim, a dieta pode alterar a $V'CO_2$, o QR, a PAO_2 e a $PaCO_2$. Essas condições ocorrem em aumentos do metabolismo, havendo necessidade do sistema respiratório de eliminar o excesso de CO_2 produzido. Fisiologica-

Tabela 14-5. Variação do QR dependendo da dieta	
Nutriente	**QR**
Lipídeos	0,7
Glicídeos	1,0
Proteínas	0,8

mente, o aumento de 1 mmHg de CO_2 é capaz de estimular o centro respiratório para aumentar a ventilação em cerca de 3 litros. Em situações patológicas, em que houver incapacidade de efetuar maior trabalho respiratório para compensar este aumento da V'CO_2, ocorrerá aumento da $PaCO_2$.

Em situações em que há hipercapnia ou quando se quiser diminuir a $PaCO_2$, a diminuição do metabolismo e a restrição de carboidratos são importantes. A dieta pode aumentar o trabalho respiratório, fato de grande importância durante o processo de desmame da prótese ventilatória.

Terapia Nutricional

Nos pacientes em insuficiência respiratória observa-se freqüentemente diminuição do peso corporal de cerca de 25 a 65%. O gasto energético do trabalho respiratório em pacientes com insuficiência respiratória pode aumentar até cerca de 9 vezes (430 a 720 kcal/dia).

É comum se observar desnutrição calórico-protéica nos pacientes portadores de doença pulmonar obstrutiva crônica (DPOC). Nesses pacientes, independente do nível de obstrução brônquica, a desnutrição se associa a maior mortalidade. Há diminuição da massa e da força muscular respiratória, havendo limitação da atividade física e fazendo com que fique próximo do limiar de fadiga muscular diafragmática quando ocorrer aumento da carga de trabalho respiratório (Lewis *et al.*, 1987). Em animais a desnutrição aguda se associa a diminuição das fibras musculares do diafragma (Lewis *et al.*, 1997).

Os mecanismos da desnutrição no paciente em insuficiência respiratória são vários, estando envolvidos a diminuição da ingestão e o aumento do consumo energético. Entre os fatores estão a dispnéia durante a alimentação, aumento do consumo de oxigênio durante as refeições, desconforto abdominal, diminuição do apetite, o abaixamento diafragmático fazendo com que o paciente sinta plenitude mesmo com ingestão de pequena quantidade de alimentos e o uso de corticosteróides.

O principal objetivo da terapia nutricional no paciente grave é a construção ou a reconstrução dos tecidos e a imunidade. No paciente em ventilação mecânica, geralmente, o objetivo é o equilíbrio e não um balanço positivo.

Nos pacientes graves ocorrem alterações hormonais e liberação de mediadores inflamatórios que modificam as respostas metabólicas aos nutrientes (hiperglicemia etc.). Estados hipermetabólicos, como nos pacientes portadores de patologias (infecção, sepse, trauma) e que necessitam de ventilação mecânica, ocorre aumento da oxidação de gorduras e/ou diminuição da lipogênese. A agressão orgânica, a sepse, a desnutrição e a ingestão dietética têm importantes efeitos no metabolismo e nas necessidades protéicas do paciente grave. Pacientes bem nutridos necessitam de manter o equilíbrio nitrogenado ou minimizar suas perdas. Nos desnutridos o objetivo é restaurar a perda de massa celular perdida, embora sem excessos.

Pacientes pneumopatas crônicos freqüentemente perdem peso, podendo apresentar desnutrição antes ou durante a internação hospitalar. A desnutrição calórico-protéica associa-se a diminuição do esforço de tosse pela fraqueza da musculatura respiratória, diminuição da capacidade de resistência à fadiga (endurância), diminuição dos suspiros fisiológicos (facilitando atelectasias), alterações parenquimatosas pulmonares *enfisema-like*, além da diminuição imunitária e facilitação das infecções.

É fundamental a correção da desnutrição no paciente com disfunção mecânica respiratória. A melhora nutricional faz parte da estratégia de reabilitação do paciente pneumopata, através de significativo aumento da ingestão de calorias, embora vários trabalhos não tenham demonstrado benefícios da suplementação nutricional.

Pacientes com terapia nutricional adequada têm maior sucesso no desmame da prótese ventilatória.

Particularidades da Terapia Nutricional do Paciente em Insuficiência Respiratória

Programando a Dieta

A quantidade de calorias pode ser determinada por vários métodos, entretanto deve ser individualizada para a situação clínica (sepse, DPOC etc.) e avaliada de modo evolutivo.

Certas substâncias são mucosotróficas, como a glutamina e ácidos graxos essenciais (Wells *et al.*, 1992; Bower *et al.*, 1995). No intuito de aumentar os mecanismos de defesa imunitários, procuram-se atualmente novas formulações. Assim, foram incluídos na dieta enteral: arginina, RNA, ácidos graxos tipo ômega 3 e glutamina (Cerra *et al.*, 1992).

Heyland *et al.* (1994) analisaram os trabalhos publicados sobre as diversas formulações do alimento enteral e concluíram que não há evidências de que a adição de aminoácidos de cadeia ramificada ou nucleotídeos reduza a morbidade em animais ou em humanos. A suplementação com óleo de peixe, arginina ou glutamina tem impacto variável na sobrevida de animais. Entretanto, as pesquisas em pacientes graves não mostraram redução nas taxas de morbidade e mortalidade. Algumas investigações em animais sugerem que o crescimento intestinal e a translocação bacteriana podem estar relacionados com a formulação da dieta quanto ao tipo de fibra usada e se a dieta é elemental ou polimérica. Há evidências preliminares de que formulações suplementadas com óleo de peixe, arginina e nucleotídeos possam reduzir infecções e o tempo de internação. Embora discutíveis, essas formulações seriam benéficas, principalmente em pacientes grandes queimados e no pós-operatório de portadores de neoplasias, mas não em pacientes graves em geral (Bower *et al.*, 1995; Grossman, 1995).

A intolerância digestiva à nutrição enteral pode ser uma manifestação da disfunção do tubo digestivo à gravidade da injúria orgânica do paciente e pode associar-se a várias complicações.

O aumento do metabolismo produzindo aumento da produção de CO_2 (V'CO_2) pode levar a incompensável acréscimo no trabalho respiratório e, conseqüentemente, aumento da $PaCO_2$. Nessas condições a retirada da prótese ventilatória será dificultada. Aminoácidos aumentam a estimulação do centro respiratório, o volume minuto e a resposta à hipóxia. Na Tabela 14-6 estão as modificações indicadas para os pacientes pneumopatas retencionistas de CO_2 e durante o processo de desmame da prótese ventilatória.

Uma das possibilidades terapêuticas discutidas é o uso do hormônio de crescimento, que tem demonstrado melhora do balanço nitrogenado em várias situações clínicas, tais como em pacientes no pós-operatório,

Tabela 14-6. Modificações nas dietas de pacientes em prótese ventilatória e retencionistas de CO_2

Dieta usual (mista 0,85)		Dieta do retencionista/IRA-C/desmame
Lipídeos	0,7	> 50% do VCT
Protídeos	0,8	Excesso aumenta a ventilação
Glicídeos	1,0	Diminuir

VCT = valor calórico total.
IRA-C – insuficiência respiratória aguda em pneumopatas crônicos retencionistas de CO_2.

com SIDA, dietas hipoprotéicas, durante terapia com corticosteróides e em pacientes idosos (Burdet et al., 1997). Em pacientes com doença pulmonar obstrutiva crônica, esses autores não observaram melhora da força muscular (pressão inspiratória máxima, *handgrip*), da sensação de bem-estar ou da tolerância ao exercício com o uso de hormônio de crescimento (0,15 UI/kg/dia por três semanas), apesar do aumento da massa corporal magra e do gasto energético em repouso. Entretanto, outros autores sugerem que a administração de fatores de crescimento (IGF-I — *insulin-like growth factor* ou *growth hormone* — GH) podem prevenir a atrofia/parada de crescimento de todas as fibras do diafragma e indicam o seu uso como adjunto nutricional por curto espaço de tempo em condições cujo suporte nutricional seja inadequado ou postergado. Entretanto, seu uso pode aumentar o metabolismo e a produção de CO_2.

Colonização Gástrica e Pneumonia Associada a Ventilação Mecânica

De um modo geral o suporte nutricional deve ser realizado pela via oral; entretanto, quando não for possível, deve-se utilizar outras vias, preferentemente a enteral.

Deve-se considerar a importância da possibilidade de contaminação da dieta, a colonização do estômago e a aspiração da dieta ou do material gástrico para as vias aéreas inferiores. Admite-se atualmente que a microbiota endógena tenha grande contribuição na patogênese da pneumonia do paciente grave. Nesse mecanismo está envolvida a colonização microbiana do paciente, quer o germe tenha origem endógena (colonização primária) ou exógena (colonização secundária). No processo de colonização secundária são vários os veiculadores de microorganismos, tais como as mãos das pessoas que lidam com o paciente e os utensílios usados no preparo do alimento enteral e a dieta contaminada.

Na colonização microbiana do estômago estão envolvidos vários mecanismos como o pH, o refluxo de material do intestino delgado, a velocidade do esvaziamento do estômago e a ingestão de microorganismos com o alimento. O pH gástrico inferior a 4 (pH < 4) diminui e previne a colonização do estômago. Vários autores enfatizam a importância do pH na colonização do estômago e o uso de drogas eficazes na profilaxia da lesão aguda da mucosa gástrica e que não aumentem o pH. Na Figura 14-1 observa-se a relação do pH gástrico com a quantidade de germes (ufc/ml) no estômago de pacientes graves e que evoluíram com pneumonia ou com colonização das vias aéreas (David et al., 1994).

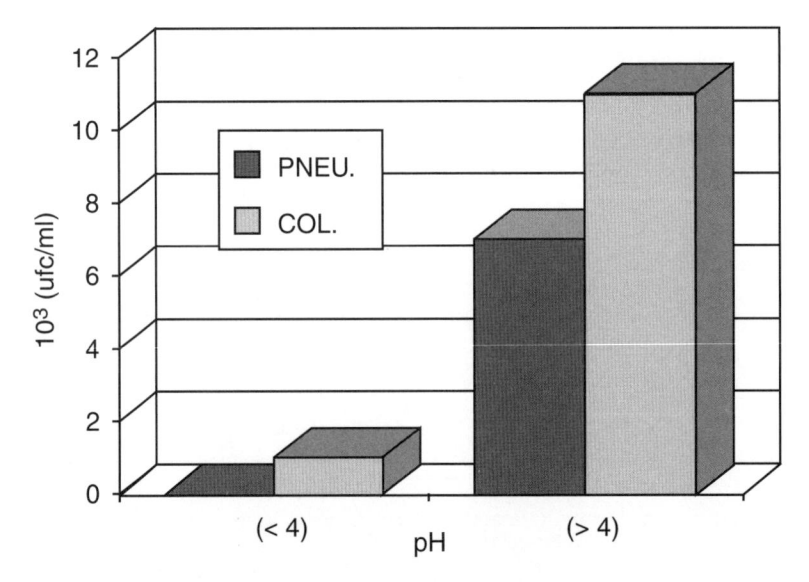

Fig. 14-1. Relação do pH gástrico na colonização e na pneumonia de pacientes com nutrição enteral. Quando o pH está igual ou menor que 4, há menor quantidade de germes no estômago nos pacientes que evoluíram com colonização (COL.) ou pneumonia (PNEU.) (David et al., 1994).

Em pacientes sob ventilação mecânica por sonda nasogástrica, a aspiração de conteúdo gástrico para as vias aéreas inferiores e a conseqüente colonização e potencial infecção pulmonar são aspectos que devem ser considerados (Fig. 14-2). Usualmente esses pacientes são mantidos com a cabeceira elevada acima de 30º–45º, mas mesmo esta posição pode não oferecer adequada proteção contra a aspiração.

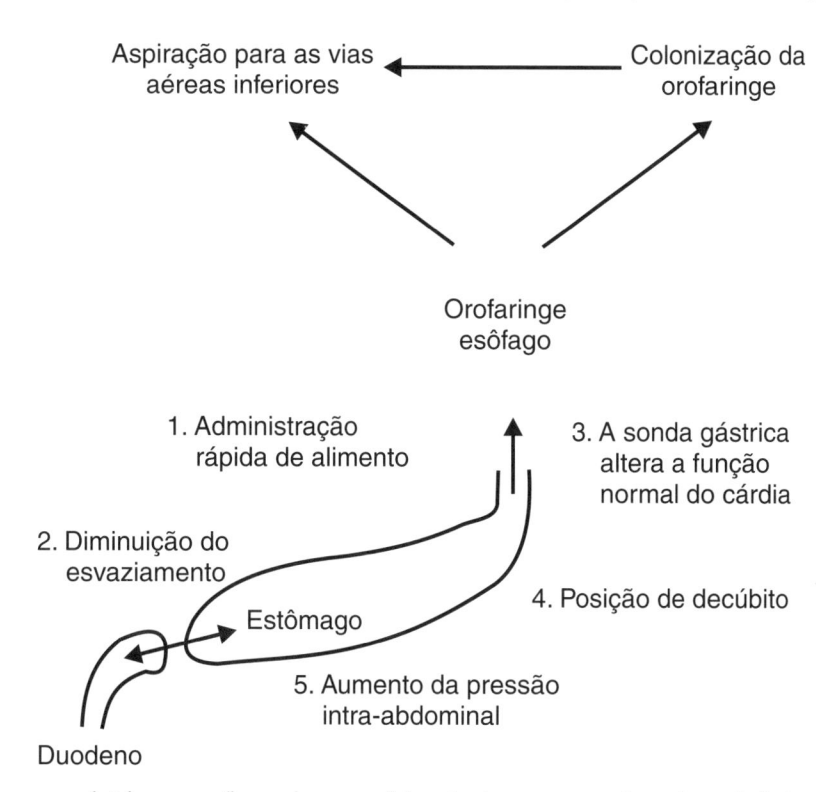

Fig. 14-2. Mecanismos envolvidos no refluxo do conteúdo gástrico para as vias aéreas inferiores (David, 1996).

Nutrição Enteral como Fonte de Patógenos para a Pneumonia Nosocomial

O alimento enteral contaminado pode causar diarréia e ser fonte de microorganismos para a colonização do estômago e posterior aspiração ou ser diretamente aspirado para as vias aéreas inferiores, antes mesmo da colonização gástrica (Silva, Gontijo, David, 1995).

Vários fatores estão envolvidos no crescimento bacteriano no alimento enteral, incluindo mãos contaminadas, tipo de alimento (ovo), local de preparo (liquidificador mal esterilizado), água contaminada, período de tempo entre o preparo e a administração, reutilização de material previamente usado, acondicionamento do alimento preparado, tempo de administração e se o sistema é aberto ou fechado. É possível haver contaminação retrógada da sonda nasogástrica durante o período de administração. Wagner, Elmore, Knoll (1994) relataram importante contaminação ($>10^4$ ufc/ml) do alimento enteral quando eram usados sistemas abertos de infusão (sistema aberto = 89% x sistema fechado = 2%). Observaram também que os sistemas com bolsas estéreis e fechados demoravam maior tempo para ter contaminação significativa (sistema aberto = 32 a 28,8 horas x sistema fechado = 49,9 horas).

Trabalhos experimentais mostram que, após administração de dieta enteral contaminada, a colonização ou persistência dos microorganismos pode ocorrer em até 100% dos pacientes. O tempo de administração da dieta enteral contaminada influencia no tempo de persistência do germe no tubo digestivo (5 dias = 100%, 2 dias = 44%) (van Enk & Furtado, 1986).

Silva, Gontijo, David (1995) estudaram prospectivamente 26 pacientes graves submetidos à nutrição enteral, observando que em 13 (50%) pacientes a nutrição estava contaminada com diferentes tipos de bactérias

Gram-negativas (*P. aeruginosa, Enterobacter* spp, *Klebsiella pneumoniae, Serratia marcescens* e *Acinetobacter baumannii*). Desses 13 pacientes, 10 evoluíram com pneumonia. Sessenta por cento (60%) dos pacientes que desenvolveram pneumonia tinham recebido dieta contaminada com quantidade igual ou maior que 10^5 ufc/ml de bactérias Gram-negativas. Em quatro desses pacientes, o estudo do espectro de resistência dos germes isolados no alimento e na secreção traqueobrônquica sugeriu serem as mesmas bactérias em 30,7% (4/13), evidência de que o alimento era a fonte de infecção para a pneumonia nosocomial.

A contaminação do alimento enteral industrializado (pó), diluído para seu preparo e administração, é constante, com valor médio de microorganismos de $10^{2,2}$ ufc/ml de dieta (David, 1996), sendo freqüente no alimento bactérias Gram-negativas e positivas e leveduras. Predominam as bactérias cuja proveniência é atribuída à água contaminada (*P. aeruginosa, A. calcoaceticus*), usada para diluição do alimento (pó) e para lavar o material usado no seu preparo, e bactérias cuja proveniência é atribuída à inadequada higiene das mãos dos técnicos que manuseiam o alimento enteral.

A dieta enteral estéril e pronta para uso, por não veicular microorganismos, associa-se a menor concentração microbiana no estômago quando o pH for mantido acima de 4, podendo ser importante sua utilização, nessas condições, em pacientes graves mecanicamente ventilados.

Nutrição Enteral Contínua Interrompida e não Interrompida

A nutrição liquefeita por sonda tipo enteral pode ser administrada de modo contínuo, sem ou com período de interrupção.

A administração intermitente, por exemplo de 3 em 3 horas em *bolus*, não é utilizada usualmente no CTI por causa da maior possibilidade de distensão gástrica, vômito, aspiração para as vias aéreas inferiores e diarréia. A dieta enteral deve ser administrada através de sonda adequada, de modo contínuo, gota a gota, em bomba de infusão, ininterrupta durante 24 horas (nutrição enteral contínua) ou interrompida durante determinado período do dia (nutrição enteral contínua e interrompida) para permitir que haja acidificação do estômago e diminuição da colonização gástrica.

O alimento enteral liquefeito usado nas formulações industrializadas tem pH maior que 4 (entre 6 e 7), aumentando o pH gástrico e facilitando a colonização (Bonten *et al.*, 1994). Garson, Gontijo Filho, David (1993) compararam a administração da nutrição enteral de modo contínuo sem período de interrupção e a dieta contínua interrompida e observaram que, quando interrompida, havia diminuição na quantidade de microorganismos no estômago.

Conclui-se que a dieta liquefeita do paciente em ventilação mecânica deve ser estéril e pronta para uso e em sistema fechado, administrada preferentemente de modo interrompido, evitando-se refluxo e aspiração do material gástrico para as vias aéreas através de sonda posicionada enteral, facilitando-se o esvaziamento gástrico, mantendo-se a cabeceira do leito elevada (30°–45°) e evitando-se manobras que aumentem a pressão intra-abominal.

ASPECTOS PEDIÁTRICOS

Não há dúvida que a presença de disfunção respiratória é importante fator de risco nutricional. Por outro lado, a desnutrição tem importância significativa no agravo da disfunção respiratória, principalmente pelo acometimento da musculatura diafragmática/intercostal e a predisposição aos processos infecciosos pulmonares.

A desnutrição também afeta a dinâmica ventilatória. Uma redução na taxa metabólica, que se observa no jejum ou na redução da ingestão calórica, leva a redução na resposta ventilatória à hipóxia. Tal modificação predispõe a atelectasias e muitas vezes prolonga as necessidades de ventilação mecânica, dificultando o desmame ventilatório.

Na criança com insuficiência respiratória crônica, o aumento do gasto energético para a respiração e a freqüente ingestão dietética inadequada, associados a alterações específicas de algumas doenças (fibrose cística, por exemplo), levam a falha no crescimento e desnutrição, com significativa redução da sobrevida.

Em pacientes com reserva ventilatória diminuída pode haver aumento na produção de CO_2 com a utilização de dietas hipercalóricas, pois a terapia nutricional aumenta o consumo de oxigênio e a produção de gás carbônico.

Nas crianças com doença respiratória grave, as medidas antropométricas podem ser modificadas pela retenção hídrica e edema. A depleção de fósforo corpóreo pode piorar acentuadamente a função muscular respiratória.

A via enteral é a preferencial para a administração da terapia nutricional. Contudo, o risco de aspiração pulmonar e a maior deterioração da função respiratória são significativos. A dieta por via oral pode ser administrada para uma criança com insuficiência respiratória leve, com estrita monitorização da ingesta e deglutição. A via enteral gástrica é a de maior experiência na faixa etária pediátrica, incluindo o período neonatal, e nos pacientes em ventilação mecânica.

Utiliza-se a dieta adequada para a idade da criança, em infusão lenta (por gavagem intermitente ou contínua). Eventualmente, podem ser utilizadas fórmulas especiais, comercialmente disponíveis. As dietas especiais ricas em gordura e pobres em carboidrato não têm sido utilizadas rotineiramente. A via pós-pilórica (duodenal ou jejunal) é utilizada quando há dificuldades na administração gástrica, por resíduos ou vômitos, apesar da administração de drogas que aumentam o esvaziamento gástrico ou, ainda, quando há necessidade de uso de bloqueadores neuromusculares (aumento de risco de aspiração).

A nutrição parenteral está indicada quando a terapia nutricional enteral isolada não é capaz de fornecer as necessidades energéticas requeridas. A terapia nutricional mista é freqüentemente utilizada em terapia intensiva. Na terapia nutricional parenteral utiliza-se uma mistura de glicose, lipídeos e aminoácidos, sendo que aproximadamente 50% do aporte calórico total é ofertado na forma de carboidratos, 30% na forma de gorduras e 20% na forma de proteínas (com uma relação entre nitrogênio e calorias não protéicas de 1/150 a 1/200).

A criança com insuficiência respiratória aguda apresenta, em geral, uma demanda calórica 20 a 30% acima do normal para a idade. Mas pode ser significativamente menor em pacientes em ventilação mecânica que estão profundamente sedados e/ou sob efeito de bloqueadores neuromusculares.

INSUFICIÊNCIA HEPÁTICA

A doença hepática aguda induz os mesmos efeitos metabólicos que qualquer doença associada a resposta de fase aguda. Portanto, os efeitos sobre o estado nutricional dependem da duração do quadro e da presença de patologia hepática crônica associada.

Entre os indivíduos portadores de disfunção hepática, a prevalência de desnutrição pode variar entre 20% naqueles compensados e 60% na presença de insuficiência hepática severa (alguns trabalhos chegam a referir índices de 70%). A presença e o grau da desnutrição não parecem estar relacionados à etiologia da hepatopatia, mas antes à severidade da disfunção orgânica.

Razões diversas estão envolvidas na gênese desse fenômeno: falta de ingestão; distúrbios da motilidade gastrintestinal; redução da capacidade de absorçao; aumento do consumo no evento agudo ou como conseqüência das intervenções terapêuticas, como, por exemplo, paracentese.

Nas Unidades de Terapia Intensiva, os pacientes com falência hepática podem ser agrupados conforme três principais diagnósticos:

- Cirrose descompensada em estágio final.
- Cirrose descompensada por evento agudo (sangramento ou peritonite espontânea etc.).
- Falência hepática fulminante (hepatite, toxinas ou drogas).

A descompensação do paciente cirrótico, por sangramento ou sepse, aumenta o consumo de proteína e a necessidade energética. Por outro lado, na falência hepática fulminante, muito embora o estado nutricional seja normal antes da hospitalização, a perda muscular desenvolve-se agudamente, com a instalação da doença.

Em pacientes cirróticos, submetidos a cirurgias de transplante hepático, trabalhos demonstram que a má nutrição calórico-protéica aumenta a mortalidade pós-operatória e altera a taxa de mortalidade entre esses pacientes na presença de infecção bacteriana.

Avaliação do Estado Nutricional

A aferição do estado nutricional torna-se difícil na doença hepática avançada; entretanto a prevalência de desnutrição pode aumentar, à medida que métodos de avaliação mais sensíveis sejam usados.

A antropometria pode ser um método razoável na avaliação de indivíduos portadores de cirrose, se utilizado por um único examinador treinado.

Contudo, a ascite e o edema mascaram, por exemplo, as medidas de perda de peso e massa muscular, o que é particularmente grave em pacientes críticos. Todas as alterações metabólicas irão prejudicar parâmetros laboratoriais. Assim, o balanço nitrogenado está subestimado, pela diminuição da síntese da uréia, e aumento da produção de amônia e dosagens de albumina e pré-albumina refletem o grau de lesão hepática, tornando-se portanto maus avaliadores do estado nutricional.

O gasto energético dos pacientes cirróticos compensados não difere do dos não cirróticos. Em pacientes descompensados, entretanto, a melhor avaliação é feita pela calorimetria indireta; porém, na falta desse método, a equação de Harris-Benedict é aceita, usando-se o peso ideal.

Alterações Metabólicas

Mesmo pacientes com falência hepática como única disfunção (p.ex., cirróticos) podem ser hipermetabólicos.

A glicogenólise e gliconeogênese estão diminuídas, há menor captação de aminoácidos de cadeias aromáticas e aumento da lipogênese e da lipólise.

A maioria dos cirróticos tem diminuição da tolerância à glicose e resistência à insulina, o que afeta o transporte de glicose para o músculo.

A lipólise está aumentada, e os lipídeos são, assim, metabolizados como substratos preferenciais. Os ácidos graxos poliinsaturados essenciais estão diminuídos na cirrose e essa queda correlaciona-se com o estado nutricional e a gravidade da lesão hepática.

O metabolismo de proteínas no cirrótico está normal ou aumentado; pacientes compensados são capazes de reter proteínas e aumentar significativamente massa magra.

Vitaminas lipossolúveis e de complexo B são deficientes na cirrose.

Aporte de Proteínas

Uma ingesta de proteínas em pacientes cirróticos compensados entre 1,0 a 1,5 g/kg/dia é bem tolerada e não há necessidade de modificações no substrato não protéico; entretanto existe uma intolerância à sobrecarga hídrica e salina.

Quando há doença aguda superimposta, as necessidades podem atingir 1,5 a 2 g/kg/dia. Contudo, a reposição é dificultada e às vezes impossibilitada, pela iminência de encefalopatia e pela restrição de líquidos que se impõem nesses casos.

Com o aparecimento da insuficiência hepática, o aporte de proteínas deve ser reduzido para 0,5 a 0,8 g/kg/dia, adicionado de lactulose, o que aumenta a tolerância às proteínas. Assim que possível essa quantidade deve ser lentamente aumentada. Se entretanto instala-se encefalopatia hepática, toda a ingesta protéica deve ser suspensa.

O manuseio da encefalopatia é, nos pacientes críticos portadores de algum grau de comprometimento hepático, problema específico. Quando, e somente se, houver possibilidade da instalação de coma, os produtos nitrogenados devem ser suspensos, até que as causas precipitantes sejam avaliadas. Tão logo possível, o aporte protéico deve ser reintroduzido, a fim de se evitarem os malefícios de sua privação nesses pacientes.

Os aminoácidos de cadeia ramificada têm sido preconizados no tratamento da encefalopatia hepática, contudo não foi encontrada vantagem na sua administração, em relação ao estado nutricional ou mortalidade, se comparada com misturas de aminoácidos-padrão. Arginina, alfa-cetoglutarato e ornitina-aspartato não têm efeito sobre o estado nutricional de hepatopatas, e o valor de substratos especiais como a glutamina, nucleotídeos ou ácidos graxos ômega 3 ainda não estão estabelecidos.

Aporte Calórico

O aporte calórico adequado é necessário na prevenção da destruição muscular para a gliconeogênese. Além disso, uma alta relação caloria/nitrogênio melhora o balanço nitrogenado e diminui a produção de amônia.

A maioria dos autores recomenda 40 a 70% das calorias não protéicas sob a forma de carboidratos. Na falência hepática fulminante, podem ser necessárias infusões de glicose a 10 e 20%, para evitar-se a hipoglicemia que sobrevém a esses casos.

Os triglicerídeos de cadeia média e os lipídeos são utilizados para o suprimento calórico, podendo ser preferíveis na encefalopatia. Deve-se ter cuidado em relação aos casos associados a hipertrigliceridemia, cirrose biliar primária, hepatite aguda.

Aporte de Eletrólitos, Vitaminas e Oligoelementos

Muitos pacientes têm perdas aumentadas de potássio, magnésio e zinco.

A presença de ascite impõe restrição hídrica, fazendo do manuseio hidroeletrolítico item fundamental no suporte metabólico do paciente com disfunção hepática.

As vitaminas lipossolúveis e do complexo B estão freqüentemente deficientes, em todas as formas de cirrose, particularmente na cirrose alcoólica e na colangite esclerosante primária. Diminuição dos níveis séricos de folato e vitamina B_{12} alteram o epitélio intestinal, agravando as perdas nutricionais. A reposição dessas vitaminas é por conseguinte altamente recomendável.

A deficiência de zinco, observada na doença hepática crônica, pode causar sintomatologia cognitiva que se confunde com a da insuficiência hepática, e embora uma associação entre a deficiência de zinco e encefalopatia tenha sido demonstrada, três trabalhos randomizados controlados que testaram a suplementação oral desse oligoelemento em pacientes com encefalopatia subclínica produziram resultados conflitantes. Contudo, melhorar o aporte de zinco pode melhorar a função hepática.

A reposição de cálcio e vitamina D tem sido recomendada no tratamento de hepatopatas crônicos com osteopenia.

Vias de Administração

Muitos autores preconizam a via enteral, ou até mesmo a oral, sempre que possível, no sentido de manter a integridade da mucosa intestinal e reduzir a translocação bacteriana.

Estudo de Cabre *et al.* demonstrou que a nutrição enteral total melhorou a evolução a curto prazo de pacientes cirróticos mal nutridos. A suplementação enteral tem valor comprovado em pacientes cirróticos, melhorando o estado nutricional e, possivelmente, a mortalidade. Nos pacientes estudados em que pareceu haver um efeito benéfico na função hepática, não foi possível demonstrar se este deveu-se à terapia nutricional ou aos efeitos da cessação da ingestão alcoólica.

A suplementação oral pode proporcionar ao paciente a quantidade desejada de determinado substrato e ao mesmo tempo permitir a continuação da dieta oral.

Alguns receiam iniciar a dieta enteral pelo risco de sangramento de varizes esofagianas, contudo não há evidências na literatura de que a nutrição enteral aumente essa complicação.

O sangramento intestinal lento ou intermitente não é uma contra-indicação absoluta à nutrição enteral.

Não existe consenso se a administração deve ser contínua ou intermitente e as soluções específicas são preferíveis pela alta densidade calórica e baixo teor de sódio, o que facilita a sua utilização em pacientes com retenção hídrica.

A composição ideal do aporte calórico não protéico não está estabelecida.

A nutrição parenteral deve ser reservada àqueles incapazes de tolerar as administrações oral e/ou enteral. Não existem estudos randomizados comparando enteral e parenteral em pacientes com cirrose ou hepatite alcóolica. Nos quadros de encefalopatia hepática, nenhum estudo prospectivo randomizado conseguiu concluir pela superioridade de qualquer via de administração para o suporte nutricional; aqueles que acreditam ser a via parenteral a melhor escolha nesses casos, o fazem por acreditarem no papel desempenhado pelo intestino no desenvolvimento dessa complicação. Atualmente, a tendência é a utilização da melhor via disponível.

Não existe consenso quanto ao manuseio nutricional, na falência hepática fulminante. Não se sabe se esses pacientes podem metabolizar apropriadamente aminoácidos ou gorduras. A administração de glicose é mandatória para prevenir ou tratar a hipoglicemia que sobrevém nesses casos.

ASPECTOS PEDIÁTRICOS

Os distúrbios nutricionais são freqüentes nos pacientes com disfunção hepática, alternando a morbidade e a mortalidade nas situações de tratamento clínico cirúrgico. A desnutrição na criança com hepatopatia é um dos principais fatores de mau prognóstico em procedimentos cirúrgicos (incluindo o transplante hepático). A terapia nutricional terá papel fundamental na regeneração dos hepatócitos remanescentes e na sobrevida dos doentes.

As principais causas de desnutrição nos pacientes com hepatopatia são: má aceitação alimentar (anorexia da doença consumptiva crônica, compressão gástrica e restrições alimentares), múltiplas disfunções do metabolismo energético, alteração na síntese e utilização das proteínas, graves alterações absortivas, complicações da disfunção hepática (sangramento, peritonite, sepse etc.) e perdas protéicas secundárias a paracenteses freqüentes.

O fígado é o principal órgão relacionado ao metabolismo intermediário de proteínas, carboidratos e gorduras. A lesão hepática conseqüentemente pode provocar profundas alterações no metabolismo energético. Estudos em crianças com atresia de vias biliares, obtidos através de calorimetria indireta, demonstram que o consumo energético nesses pacientes é cerca de 30% maior que em crianças normais.

A avaliação nutricional pode ficar muito prejudicada pelas alterações decorrentes da disfunção hepática. A Tabela 14-7 resume algumas dessas modificações.

Tabela 14-7. Alterações da avaliação nutricional no paciente com disfunção hepática

Índice nutricional	Alteração associada
Peso e outros dados antropométricos	Edema
Proteínas séricas (Albumina, transferrina e outras)	Menor síntese hepática de proteínas
Número de linfócitos	Hepatosplenomegalia

A terapia nutricional na criança com disfunção hepática tem os seguintes objetivos: administração de calorias e proteínas necessárias para a síntese protéica e crescimento da criança, correção das anormalidades dos aminoácidos plasmáticos, correção e prevenção das deficiências de vitaminas, oligoelementos e dos distúrbios ácido-básicos e hidroeletrolíticos.

A via de administração preferencial de nutrientes é a via enteral (principalmente oral ou gástrica). A anorexia e a limitação de administração de grandes volumes (ascite e hepatosplenomegalia) fazem com que a criança com hepatopatia receba em geral menor quantidade de nutrientes. Em geral a criança com disfunção hepática não necessita de restrições dietéticas; eventualmente pode ser necessária a diminuição da oferta de sódio ou gordura. No caso de impossibilidade de utilização do trato gastrintestinal, deve-se ofertar terapia nutricional parenteral. Nesse caso é recomendada a utilização de solução de aminoácidos-padrão, deixando as soluções com maior porcentagem de aminoácidos de cadeia ramificada para os casos de grave encefalopatia hepática. A capacidade de metabolização das gorduras pelo fígado está preservada até os estágios terminais da doença. Se houver disponibilidade, utilizar emulsão lipídica com 50% de triglicerídeos de cadeia média. Nos casos de hepatite fulminante, é comum a presença de hipoglicemia na faixa etária pediátrica.

A Tabela 14-8 resume as recomendações para a terapia nutricional da criança com hepatopatia.

Tabela 14-8. Recomendações para a terapia nutricional da criança com disfunção hepática

Calorias		120 a 130% das recomendações diárias
Proteínas	Aminoácidos-padrão	3–4 g/kg/dia
Gorduras	TCM e TCL	30–50% das calorias diárias
Vitaminas	A	Arovit 50.000 UI/mês
	D	Calciferol 100.000 UI/mês IM
	E	10 UI/kg a cada 10 dias
	K	Kanakion 5 mg IM por semana
Vitaminas hidrossolúveis		2 vezes as necessidades diárias
Minerais	Ferro	Conforme necessidade
	Cálcio	25–100 mg/kg/dia
	Fósforo	25–100 mg/kg/dia
	Zinco	1 mg/kg/dia

INSUFICIÊNCIA RENAL

Introdução

A experiência clínica com terapia nutricional em pacientes agudamente urêmicos é muito mais limitada do que em pacientes com insuficiência renal crônica.

Terapia nutricional para pacientes com insuficiência renal aguda (IRA) objetiva a melhora do *status* nutricional e a redução da alta taxa de mortalidade observada nesses pacientes. Um importante fator que contribui para baixa sobrevida desses pacientes é o intenso catabolismo. Pacientes hipercatabólicos com IRA têm uma taxa de mortalidade de 80%. Várias alterações contribuem para o elevado catabolismo protéico observado nesses pacientes (Tabela 14-9): estados hipercatabólicos concomitantes (trauma, sepse), elevados níveis de catecolaminas e glucagon, resistência à insulina e aumento da atividade de proteases.

Tabela 14-9. Alterações metabólicas na IRA

- Consumo de oxigênio aumenta 20%
- Acidose metabólica aumenta catabolismo protéico
- Resistência insulínica
- Aumenta neoglicogênese
- Aumento de atividade proteolítica

Devido ao extensivo uso de métodos dialíticos no tratamento da IRA, algumas informações sobre o efeito da diálise sobre o estado nutricional do paciente devem ser consideradas. Hemodiálise aumenta o consumo de oxigênio; tanto a hemodiálise quanto a diálise peritoneal acarretam perdas consideráveis de proteínas e aminoácidos durante o processo; uma significante oferta calórica é fornecida pelas soluções de glicose hipertônicas dos banhos de diálise. O propósito do suporte nutricional em IRA é reverter o catabolismo protéico e promover a síntese de proteínas através de uma ingesta calórica e protéica considerável. Antes da era dialítica, a toxicidade urêmica era controlada por restrição protéica. Proteínas de alto valor biológico (ricas em aminoácidos essenciais) eram preferidas.

Desde a introdução dos procedimentos dialíticos, o uso de nutrição parenteral total teve seu valor, porque a maioria dos pacientes com IRA não conseguia ingerir via oral as suas necessidades. Assim, dietas com proteínas de alto valor biológico têm sido substituídas por administração parenteral de glicose e aminoácidos essenciais. Esse tipo de suporte nutricional depende de um tratamento dialítico adequado para que não ocorra sobrecarga de volume, nem distúrbios eletrolíticos.

Alterações Metabólicas e Nutricionais do Paciente com IRA

O paciente com IRA, particularmente aquele que necessita de cuidados intensivos, constitui um dilema terapêutico para a equipe de intensivistas. A taxa de mortalidade do paciente com IRA gira em torno de 40%. Contudo, pacientes com elevadas pontuações de APACHE II ou APACHE III e para pacientes com disfunção orgânica múltipla há uma taxa de mortalidade de 80 a 90%. Quando a uremia ocorre em um contexto de disfunção orgânica múltipla, há acelerado catabolismo. Embora possa ocorrer aumento da síntese protéica no fígado, no músculo há diminuição da síntese protéica. A massa protéica é degradada e grande quantidade de aminoácidos são liberados sem que haja reciclagem dos mesmos para nova síntese protéica. Acelerado catabolismo protéico também ocorre devido às alterações endócrinas na IRA.

Ocorre ativação do eixo neuroendócrino com conseqüente aumento nos níveis de glucagon, catecolaminas e cortisol, todos hormônios contra-reguladores da insulina. A conseqüência metabólica dessa ativação é aumento da gliconeogênese, utilizando principalmente aminoácidos provenientes do músculo como substrato para produção de glicose.

Elevado catabolismo protéico pode acelerar a taxa de aumento de potássio, fósforo, escórias nitrogenadas e íons hidrogênio em pacientes com IRA. É possível que pacientes catabólicos com IRA possam ter maior risco de infecção, dificuldade de cicatrização de ferida cirúrgica, prolongada convalescença e mortalidade. A hemodiálise pode exacerbar o processo catabólico por estimular a liberação de interleucina-1, a qual pode ativar enzimas proteolíticas e aumentar a degradação de proteínas. Isso é particularmente importante quando a hemodiálise é feita com membranas bioincompatíveis.

Influência da Diálise sobre a Terapia Nutricional

Terapia Dialítica Contínua (CAVH, CAVHD, CVVH, CVVHD)

Os métodos dialíticos contínuos tornaram-se importantes coadjuvantes no tratamento de insuficiência renal aguda no paciente grave. Essas modalidades de terapia dialítica podem remover uma grande quantidade de água, eletrólitos e moléculas de baixo peso molecular. Isso tem permitido virtualmente o uso, sem restrição, de suporte nutricional enteral e/ou parenteral em pacientes graves com IRA. Contudo são poucos os estudos que avaliaram o impacto nutricional desses modos de diálise. A associação de capacidade difusiva a convectiva permite que CAVHD (ou CVVHD) tenha excelentes *clearances* de moléculas de baixo peso molecular (p.ex., uréia) e remova grandes quantidades de água (na ordem de 10–20 l/24 h) sem induzir ou agravar instabilidade hemodinâmica em pacientes graves.

Teoricamente, a alta porosidade das membranas dos hemofiltros deve permitir a transferência bidirecional de solutos de baixo peso molecular como aminoácidos e glicose entre o sangue e o banho de diálise. Pacientes gravemente enfermos com insuficiência de múltiplos órgãos freqüentemente apresentam proteólise muscular com liberação de aminoácidos para gliconeogênese. As perdas endógenas e exógenas de aminoácidos pelo hemodiafiltrado em CAVHD (ou CVVHD) podem exacerbar o balanço nitrogenado negativo nesses pacientes. As perdas de nitrogênio utilizando uma membrana de poliacrilonitrila (AN69S) podem chegar a 25 g de N/24 h. O nitrogênio uréico contribui em cerca de 70% dessas perdas. Fica claro que estas perdas devem ser consideradas quando se considera o requerimento protéico (N) em pacientes com CAVHD (ou CVVHD). Em relação aos lipídeos, não se observou influência da terapia dialítica contínua sobre sua homeostase. O hemodiafiltrado é livre de lipídeos. O uso de banho de diálise contendo glicose provê uma importante fonte de carboidratos ao paciente grave com IRA. O uso de um banho de diálise a 1,5% na taxa de 1 l/hora acrescenta ao sangue do paciente, em média, 5 g de glicose/hora. Essa oferta de glicose ao paciente pode se elevar, aumentando-se a concentração do banho ou a taxa de fluxo do mesmo.

Hemodiálise

O uso de hemodiálise intermitente, a qual até meados de 1980 era a principal terapia dialítica em UTI, foi extensivamente estudado no sentido de otimizar sua utilização em pacientes graves. Hoje, sabe-se que uma série de efeitos dessa modalidade terapêutica está intimamente relacionada à biocompatibilidade da membrana de diálise utilizada (cuprofano *versus* um material mais biocompatível, como poliacrilonitrila ou polissulfona) ou ao tipo de tampão do banho de diálise (acetato *versus* bicarbonato). O uso de banho com acetato em UTI já está sendo abandonado, tendo-se boa evidência que altos níveis plasmáticos de acetato levam a hipotensão. Hemodiálise com cuprofano também não deverá ter seu lugar em um ambiente em futuro bem próximo, uma vez que tais materiais ativam sistemas de contato (complemento, cininas, coagulação) e células (leucócitos) levando a uma produção aumentada de citocinas, que exacerba o processo de injúria e catabolismo freqüentemente observado nesses pacientes. Quanto às perdas de nutrientes, acredita-se que, em uma sessão de 4–6 h de hemodiálise, cerca de 6–8 g de aminoácidos são removidos.

Diálise Peritoneal

Com o uso de diálise peritoneal, estima-se uma perda de proteínas pelo peritônio de cerca de 8–10 g por dia. Esta pode dobrar em situações de peritonite. Desta perda protéica, a albumina participa com cerca de dois terços do total. Já em relação à oferta de carboidratos, estima-se que aproximadamente 40% são absorvidos do total de glicose presente nas bolsas de diálise.

Estratégia Nutricional em Insuficiência Renal Aguda

A decisão para iniciar o suporte nutricional é influenciada pelo estado nutricional do paciente, bem como pela doença subjacente e pelo grau de catabolismo. Em pacientes com evidência de desnutrição, a terapia nutricional deve ser usada. Se o paciente estiver bem nutrido e for retomar uma dieta normal em uma semana, nenhum suporte nutricional específico será necessário. Por outro lado, em pacientes catabólicos, a terapia nutricional deve ser iniciada precocemente.

Durante a fase inicial da IRA (24–48 horas após trauma ou cirurgia), o suporte nutricional deve ser evitado. A infusão de grandes quantidades de aminoácidos e glicose durante essa fase pode aumentar o consumo renal de oxigênio, agravando a lesão tubular e disfunção renal. Modelos experimentais têm mostrado que a síntese de proteínas no músculo está diminuída quando a função renal cai abaixo de 30% do normal.

Classificação dos Pacientes

O programa nutricional deve ser adequado para cada paciente com IRA de acordo com o grau de estresse metabólico presente (Tabela 14-10).

Tabela 14-10. Avaliação do grau de catabolismo e plano de nutrição

Grau de catabolismo	Baixo	Moderado	Alto
Nu (taxa/dia)	< 5 g	5–10 g	> 20 g
Calorias	GEB	GEB + 30%	GEB + 30%
Proteína (g/kg/dia)	0,5–0,8	0,8–1,2	1,5–2,5 *
Alimento oral	Sim	Sim	Sim
Nutrientes	Fórmulas de alto valor biológico	Fórmulas de alto valor biológico Glicose 50 a 70% Emulsão lipídica a 20%	Fórmulas de alto valor biológico Glicose 50 a 70% Emulsão lipídica a 20%

Nu = nitrogênio uréico.
GEB = gasto energético basal calculado pela fórmula Harris-Benedict.
* Pacientes submetidos à terapia dialítica contínua.

Desde que todo o nitrogênio derivado dos aminoácidos liberados durante a degradação das proteínas é convertido em uréia, o grau de catabolismo protéico pode ser avaliado clinicamente pelo cálculo da taxa de aparecimento de nitrogênio uréico (TAu). A taxa de aparecimento uréico é calculada como se segue:

$$TAu\ (g/dia) = Nu\ urinária\ (g/dia) + Nu\ do\ dialisado\ (g/dia) + Alteração\ da\ Nu\ corporal\ (g/dia)$$
$$Alteração\ do\ nitrogênio\ uréico\ corporal\ (g/dia) = Nu\ S_f - UNS_i\ (g/l) \times P_1\ (kg/dia) \times 0,6 + (P_f - P_i) \times Nu\ S_i(g/l) \times (1,0\ l/kg)$$

- i e f são os valores inicial e final ao período das medidas; NuS é o nitrogênio uréico do soro (g/l); P é o peso corporal (kg); 0,6 é uma estimativa da água corporal; e 1,0 é o volume de distribuição da uréia no aumento ou na perda de peso.

O primeiro grupo inclui aqueles pacientes não catabólicos, com TAu menor do que 5 g acima da ingesta diária de nitrogênio. Nesse grupo, a IRA é geralmente causada por nefrotoxinas (aminoglicosídeos, meios de contraste etc.). Na grande maioria, esses pacientes estão se alimentando oralmente; o prognóstico de recuperação da função renal é excelente.

O segundo grupo são pacientes com moderado catabolismo, e a TAu excede 5 a 10 g por dia. Pacientes nesse grupo freqüentemente estão complicados por infecção, peritonite ou moderado grau de agressão. Muitos pacientes nesta situação são pós-operatórios de grandes cirurgias. Terapias, nutricional enteral e/ou parenteral geralmente são necessárias e diálise freqüentemente o é, para prevenir acúmulo de escórias nitrogenadas.

No terceiro grupo de pacientes, a IRA ocorre em associação com trauma severo, extensas áreas queimadas ou sepse. A TAu excede a ingesta nitrogenada por mais de 1 g/dia. O tratamento geralmente é complexo e inclui nutrição parenteral, diálises contínuas (CAVHD ou CVVHD), mais suporte hemodinâmico e ventilatório. Para minimizar o catabolismo e evitar depleção protéica, o requerimento nutricional é elevado e a diálise é utilizada para manter o balanço hidroeletrolítico e uréia sérica menor que 70 mg/dl. A mortalidade neste grupo chega a 80%; contudo, não é a IRA, *per se*, a responsável por este pobre prognóstico, mas a doença hipercatabólica subjacente.

Infelizmente, não há terapia que interrompa o hipercatabolismo. A terapia nutricional deve ser dirigida para minimizar a perda protéica.

Nutrição Farmacológica em Paciente Hipercatabólico com IRA

Nos últimos anos, vários trabalhos têm mostrado o uso potencial de hormônios de crescimento para melhorar o balanço nitrogenado e a administração de nutrientes específicos, utilizados como imunomoduladores. Experimentos com esses agentes em pacientes não urêmicos ou modelos animais sugerem que eles possam ser úteis em pacientes com IRA superimposta a um estado catabólico. Em adição ao uso de IGF-1 para recuperação de IRA, vários estudos sugerem que IGF-1 e GH possam diminuir o balanço nitrogenado em pacientes hipercatabólicos.

A administração de glutamina ou arginina em pacientes graves pode melhorar a função imune, reduzindo o risco de infecção; e, em relação à glutamina, restaura a integridade da mucosa intestinal, diminuindo a translocação bacteriana. Em ratos com IRA isquêmica, a administração de L-arginina, 300 mg/kg por 60 min, melhorou agudamente a filtração glomerular renal, provavelmente por aumentar a produção de óxido nítrico. A arginina pode aumentar a resposta proliferativa de linfócitos a citocinas ou fatores de crescimento.

Restrição dietética baseada nos princípios de suporte nutricional de pacientes com insuficiência renal crônica tem sido abandonada em favor de uma terapia nutricional dirigida à correção das alterações metabólicas da IRA. Contudo o suporte nutricional ótimo ainda não foi definido, nem se esse suporte reduz a mortalidade do paciente com IRA. No futuro, intervenções que controlem o acelerado catabolismo devem melhorar a eficiência do suporte nutricional no paciente grave com IRA.

ASPECTOS PEDIÁTRICOS

> Os pacientes com insuficiência renal aguda são em geral hipermetabólicos, podendo apresentar doenças associadas (como sepse, por exemplo) que podem contribuir com alterações adicionais no metabolismo intermediário.
>
> Os pacientes com insuficiência renal aguda (IRA) em geral necessitam de restrição hídrica, que pode prejudicar acentuadamente a oferta calórica. Quando da utilização de terapia nutricional parenteral, freqüentemente são utilizados acessos venosos profundos para a administração de soluções com concentrações acima de 12,5% de glicose.
>
> A oferta excessiva desse nutriente pode promover lipogênese, hepatomegalia, colestase e hipercapnia. Conseqüentemente, a utilização associada de lipídeos é benéfica (preferencialmente as soluções a 20%).
>
> A oferta protéica ideal para cada paciente vai depender do seu estado de catabolismo. Em pacientes hipercatabólicos recomenda-se um máximo de 1,0–1,5 g/kg/dia de proteínas, dependendo do grau de azotemia. Pacientes em regime dialítico podem receber uma oferta protéica maior, chegando a 2 g/kg/dia.

A Tabela 14-11 resume as possibilidades de composição de solução parenteral para uma criança com IRA.

Tabela 14-11. Composição da solução de nutrição parenteral na IRA

Oferta calórica	Conforme RDA para a idade
Glicose a 50 ou 70%	Cerca de 50–70% da oferta calórica
Lipídeos a 20%	0,5–1,5 g/kg/dia
Aminoácidos (essenciais e não essenciais)	1,0–1,5 g/kg/dia

Na hemodiálise, ocorre perda de aminoácidos e proteínas de até 10–13 g por sessão. Essa perda pode ser reduzida em até 50% com o uso de soluções dialíticas com glicose.

Na diálise peritoneal também ocorre importante perda protéica de 0,5–1,0 g por troca, levando a perdas diárias de 6 a 24 g de proteínas. Outra característica importante dos pacientes em diálise peritoneal é a grande quantidade de glicose absorvida durante a terapia, podendo levar a hiperglicemia e lipogênese.

As técnicas de hemofiltração contínua, sejam venovenosas ou venoarteriais, associadas ou não à diálise, oferecem vantagens significantes na terapia nutricional dos pacientes gravemente doentes com IRA, permitindo uma precoce e mais agressiva administração de nutrientes, com menor risco de sobrecarga hídrica e com mínima perda protéica.

Em pacientes crônicos ocorre inadequada produção renal de eritropoietina, sendo esta uma das principais causas de anemia nesses pacientes. O tratamento com eritropoietina recombinante associado à suplementação de ferro é eficaz em reduzir o número de transfusões nesses pacientes.

A via enteral é a de escolha para a administração de nutrientes, trazendo vantagens adicionais como: diminuição do catabolismo protéico, recuperação mais precoce da função renal, manutenção do trofismo das células intestinais, diminuição da incidência de sangramento digestivo e profilaxia da translocação bacteriana.

Várias soluções enterais têm sido formuladas para os pacientes com IRA, com especial atenção ao conteúdo de sódio, potássio, magnésio e fosfato. Há pouca experiência em Pediatria com essas soluções específicas.

A administração por via parenteral exclusiva só deve ser utilizada na total impossibilidade da via enteral. A terapia nutricional mista (enteral e parenteral) é preferível em relação à terapia parenteral total.

INSUFICIÊNCIA CARDÍACA

Pacientes portadores de cardiopatia com disfunção miocárdica de graus moderado a grave freqüentemente apresentam desnutrição. A desnutrição grave, chamada caquexia cardíaca, está relacionada à deterioração orgânica sistêmica em decorrência das restrições circulatórias e metabólicas da insuficiência cardíaca (IC).

Alguns trabalhos verificaram que na caquexia cardíaca somente com nutrição enteral foi possível alcançar as metas de recuperação do estado nutricional.

Os principais problemas são relacionados a baixa capacidade cardíaca de adaptação a mudanças de volemia e de necessidades metabólicas. A diminuição da síntese de catecolaminas e da atividade do eixo renina-angiotestina-aldosterona e a alteração na transformação de tiroxina a triiodotirosina interferem em alguns mecanismos compensatórios relacionados a pressão arterial sistêmica, freqüência cardíaca e transporte de oxigênio. Ocorrem também desequilíbrios hidroeletrolíticos associados ao uso de diuréticos, alterações causadas por interações medicamentosas e complicações de possíveis patologias associadas, como pneumopatias, diabetes e insuficiência renal.

Portadores de valvopatia mitral e/ou aórtica tendem a desnutrição calórica-protéica mais grave.

A desnutrição pode afetar o metabolismo das drogas interferindo no resultado terapêutico da insuficiência cardíaca grave. A composição da dieta também pode alterar a absorção ou, mesmo, a metabolização de drogas.

Alterações eletrocardiográficas (p. ex., aumento do intervalo QT) podem ser secundárias aos efeitos da desnutrição e/ou alterações hidroeletrolíticas assim como a maior sensibilidade aos efeitos tóxicos da digital.

Objetivos

O objetivo da TN (Terapia Nutricional) é recuperar as funções alteradas e alongar a sobrevida. A repleção deverá procurar reverter o processo permitindo melhorar o estado nutricional. Pacientes que respondem à terapia apresentam melhora do quadro clínico e estabilidade maior do que os doentes sem TN adequada ou que não respondem à terapia. Os pacientes mais bem nutridos têm menor índice de internação hospitalar, e, quando em ventilação mecânica, o desmame de prótese ventilatória é mais rápido.

A TN no paciente com disfunção cardíaca tem função de:

- Preservar tecidos.
- Diminuir catabolismo.
- Reduzir a utilização de nutrientes endógenos.
- Manter/recuperar funções orgânicas.
- Diminuir morbidade e mortalidade com conseqüente redução de tempo de internação e custos.
- Atuar precocemente indicando suplementação oral, TN enteral ou, se necessário, parenteral.

Nas cardiopatias congestivas:

- É freqüentemente necessária a restrição de água e sódio para prevenir a anasarca e a descompensação cardíaca.

Requerimento Nutricional

A determinação da necessidade pode ser obtida por estimativa, cálculo ou medição.

Recomenda-se 25 a 30 kcal/kg/dia na insuficiência cardíaca. Estabilizando o paciente e com base na monitorização nutricional, pode-se acrescentar 300 a 400 kcal a título de repleção.

A opção por cálculo de gasto energético pela fórmula de Harris-Benedict pressupõe a utilização dos fatores de correção apropriados na cardiopatia 1,2 a 1,3.

A medição através de calorimetria indireta torna a avaliação mais pontual, no entanto é de difícil disponibilidade. Já a utilização do cateter de Swan-Ganz, por ser mais usual, permite calcular o valor da taxa metabólica (TM) utilizando o consumo de oxigênio (V'O_2) pela fórmula a seguir:

$$TM = V'O_2 \times 0,29 \text{ kcal/h}$$

Substrato Recomendado
Calorias: 25–30 kcal/kg/dia (Tabela 14-12)   *Peso Atual*

Proteínas (g/kcal/kg/dia)	0,8–1,5
Lipídeo (g/kcal/kg/dia)	0,7–1
Carboidrato (g/kcal/kg/dia)	6,0–7

Tabela 14-12. Relação entre a alteração funcional e as necessidades energéticas	
ICC moderada	25–30 ml/kg
ICC moderada a grave	20–25 ml/kg
ICC grave	15–20 ml/kg

Requerimento Hídrico

O teor de *água livre* das fórmulas enterais varia de acordo com a densidade calórica (Tabela 14-13).

Tabela 14-13. Relação entre calorias e água livre	
kcal/ml	Água livre %
1	80–86
1,5	76–78
2	69–71

Alguns Nutrientes Fundamentais

Vitamina C diminui a atividade fibrinolítica e a aterogênese.

Taurina, aminoácido não essencial, atua no músculo cardíaco aumentando a disponibilidade de cálcio ou evitando a sobrecarga de cálcio no citosol (dependendo da oferta do mineral). Também é descrito como agente antiarrítmico e inotrópico positivo.

Alguns elementos-traço, como manganês e selênio, podem ter um papel importante na melhora do rendimento cardíaco, tanto por possíveis ações inotrópicas positivas, como potencializando a ação de digital.

Conclusão

Esta abordagem permite atender às necessidades da maioria dos cardiopatas.

Avaliações diárias de balanço hídrico, tolerância à dieta, glicemias; variáveis: peso, eletrólitos, balanço nitrogenado, visando a monitorização da terapia.

Nos pacientes eutróficos a avaliação nutricional deve ser repetida a cada 7 dias para identificar pacientes com risco de desnutrição ou identificar alterações precocemente.

ASPECTOS PEDIÁTRICOS

As crianças portadoras de cardiopatias congênitas (CC) e em insuficiência cardíaca (IC) são freqüentemente desnutridas, em razão de múltiplos fatores. O suporte nutricional e metabólico desses pacientes deve ser parte integrante do acompanhamento cardiológico.

Os principais objetivos da terapia metabólico-nutricional nas crianças com IC são repor as reservas corporais e teciduais, restabelecer a homeostase e promover o crescimento.

A terapêutica nutricional deve ser individualizada para cada criança e ser acompanhada de avaliações periódicas, mas algumas recomendações gerais podem ser aplicadas em todos os casos, entre elas:

1. Evitar grandes infusões de líquidos.
2. Preferir fórmulas enriquecidas com ferro.

3. Aumentar progressivamente a ingesta calórica e protéica.

4. Monitorizar os eletrólitos.

As necessidades nutricionais para garantir o crescimento das crianças com IC variam de acordo com o grau de desnutrição, com o hipermetabolismo e com o grau de absorção intestinal. Alguns autores estimaram que a ingesta calórica deveria ser entre 31,7 a 50% acima da média para a idade. De modo geral, as crianças com IC vão requerer acima de 140–150 kcal/100 kcal/dia para começarem a ganhar peso. Para alcançar esses objetivos o ganho de peso pode ser induzido com um suprimento adicional de energia, através de alimentos mais calóricos, seguindo sempre as proporções calóricas de proteínas (15–30%), carboidratos (35–60%) e gorduras (35–50%) para não desequilibrar a formulação final. Pelo menos 4% das calorias totais devem conter ácidos graxos essenciais. A dieta pode ser iniciada nos primeiros dias com pelo menos 75% das necessidades calóricas totais. Como ainda não existem formulações específicas que atendam às necessidades dessas crianças, na maioria dos casos necessita-se modular.

Para promover a retenção nitrogenada e a síntese protéica deve haver energia suficiente e disponível, caso contrário as proteínas serão utilizadas como fonte de energia. A RDA é apenas uma referência para crianças normais. A quantidade mínima de proteínas que os pacientes em suporte nutricional deve atingir é a da RDA e deve ser alterada nas condições especiais, como, por exemplo, nas perdas protéicas intestinais. O limite máximo não deve exceder 4 g/kg/dia nos lactentes e 3 g/kg/dia nas crianças para promover retenção nitrogenada. Esses valores mudam conforme a via de administração da dieta. O excesso de proteína pode provocar hiperamonemia, acidose metabólica, elevação dos solutos renais e vômitos.

Deficiência de carnitina, característica na fraqueza dos músculos cardíacos, impede que as gorduras de cadeia longa da dieta, importante fonte de energia, possam ser aproveitadas durante os períodos de jejum prolongado.

As vias de administração de nutrientes na criança com cardiopatia em suporte nutricional podem ser oral, enteral, parenteral ou mista (oral + enteral ou enteral + parenteral). A via escolhida depende da gravidade da patologia, da idade e do grau de desnutrição. A alimentação oral é a preferencial; na impossibilidade de se utilizar essa via ou quando o volume que a criança consegue ingerir é insatisfatório, podemos associar a via enteral. A alimentação por via enteral ou oral + enteral, através de sonda gástrica, duodenal e jejunal, complementa as calorias ingeridas. Especialmente nas crianças em insuficiência cardíaca, as infusões contínuas são mais toleradas que as em *bolus* e têm a segurança de não oferecer uma sobrecarga hídrica. Em ambas as vias oral e enteral, devem-se adotar medidas posturais anti-refluxo para prevenir aspirações. A via parenteral total é utilizada somente quando as duas vias anteriores são contra-indicadas até que se restabeleçam condições para a alimentação enteral.

O leite materno é indicado para a alimentação de lactentes com cardiopatias e em insuficiência cardíaca por suas propriedades imunológicas e nutricionais de alto valor biológico. Os lactentes que têm elevado metabolismo e restrição hídrica rigorosa vão exigir monitorização do volume ingerido através da pesagem, da via de administração (por sondas, quando a criança tem intensa dispnéia). Existem situações em que é necessário fortificar o leite materno ou acrescentar módulos de gordura e carboidratos ou alternar o aleitamento com fórmulas mais calóricas descritas a seguir.

No aleitamento artificial pode-se recorrer a três opções (Tabelas 14-14 e 14-15). Preparar leite concentrado, diluindo a fórmula em quantidade menor de água. O leite concentrado aumenta a densidade calórica, mas eleva a concentração de sódio, as cargas dos solutos renais e pode causar distúrbios gastrintestinais. Na evolução clínica devem-se avaliar distúrbios metabólicos, intolerância gastrintestinal, retenção hídrica pelo excesso de sódio. A osmolaridade urinária não deve ultrapassar valores acima de 400 mOsm/l, lembrando que nos lactentes jovens a capacidade de concentração urinária é relativa.

Tabela 14-14. Formulações nutricionais

Leite materno e fórmulas baseadas no leite de vaca

Por 100 ml	Leite materno	Similac I com Fe	Nan I
Calorias (kcal)	67	68	67
Proteínas (g)	1,46 (soro+caseína)	1,4 (soro+caseína)	1,5 (soro+caseína)
Gorduras (g)	3,5 (leite humano)	3,7 (girassol+coco+soja)	3,4 (manteiga+milho)
Carboidratos	7 (lactose)	7,1 (lactose)	7,6 (lactose)
Na (mg)	0,9	16	16
Fe (mg)	< 1	1,2	0,8
Osmolaridade (mOsm/l)	260	270	290

Tabela 14-15. Fórmulas enterais terapêuticas completas

Por 100 ml	Normocalóricas Alfaré	Hipercalóricas Pediatric diet EP	Hipercalóricas Pediasure
Calorias (kcal)	66	150	100
Proteínas (g)	2,2 (hidrolisado de lactalbumina)	3,38 (caseína)	3 (soro+caseína)
Gorduras (g)	3,3 (TCM+gordura do leite+milho)	6,83 (girassol+canola)	4,9 (açafrão+soja+TCM)
Carboidratos (g)	7 (polímeros de glicose)	18,81 (maltodextrina)	11,2 (amido de milho+sacarose)
Na (mg)	39	80	38
Fe (mg)	0,8	1,1	1,4
Carnitina (mg)	2	3	1,7
Osmolaridade (mOsm/l)	220	290	310

Acrescentar módulos de gordura e carboidratos às fórmulas-padrão para aumentar a densidade calórica. Os dois produtos utilizados com maior freqüência para aumentar a densidade calórica das fórmulas infantis são os triglicerídeos de cadeia longa e média e os polímeros de glicose. Os triglicerídeos de cadeia longa mais usados são o óleo de milho ou girassol que contêm ácidos graxos essenciais (oléico e linolênico), importantes para o crescimento, e fornecem 8,4 kcal/ml. Não se recomenda ultrapassar 2 gramas de óleo para cada 100 ml de fórmula. Eles têm o inconveniente de retardar o esvaziamento gástrico e não se emulsificam na dieta. Os triglicerídeos de cadeia média (TCMs) são absorvidos diretamente na veia porta e não sofrem digestão da lipase e dos sais biliares. Os TCMs não contêm ácidos graxos essenciais e fornecem 7,7 kcal/ml. Em geral os TCMs não retardam o esvaziamento gástrico, mas em doses altas agem como catárticos causando distensão abdominal e diarréia. Os polímeros de glicose aumentam o teor calórico sem aumentar a carga do soluto. Em grande quantidade reduzem para níveis inadequados a densidade das proteínas, dos minerais e das vitaminas. Cada grama de pó fornece 3,8 kcal. Os módulos de proteínas são utilizados quando há perda entérica de proteínas.

Utilizar fórmulas completas hipercalóricas. Essas fórmulas em sua composição têm elevada densidade calórica (> 1 kcal/ml) de nutrientes, triglicerídeos de cadeia média e hidrolisado de caseína. São indicadas para a alimentação oral e por sonda enteral nas crianças que não conseguem ganhar peso. A maioria dessas dietas é indicada para crianças acima de um ano de idade. Algumas crianças com IC que usam fórmulas concentradas não apresentam boa evolução no desenvolvimento, pelo elevado metabolismo e taquipnéia. Nesses pacientes pode-se recorrer à terapia nutricional enteral contínua ou intermitente com essas fórmulas. A forma contínua é a melhor opção para crianças taquipnéicas. A forma intermitente pode complementar a ingesta oral ou ser administrada durante a noite, por exemplo. A criança que se alimenta através de sonda deve ter estimulação da sucção para evitar disfunções motoras.

Em todas as situações descritas em que há uma ingesta forçada deve-se monitorizar a tolerância alimentar, ganho de peso diário, volume total ingerido e eliminado, balanço calórico e protéico, perfil bioquímico, perfil hepático (TGO, TGP, fosfatase alcalina, bilirrubinas), uréia, creatinina, osmolaridade urinária, densidade urinária, pH fecal e açúcares nas fezes. Convém lembrar que é importante evitar o *overfeeding*, principalmente nos pacientes com doença pulmonar associada para evitar retenção de CO_2.

A nutrição parenteral total deve ser utilizada nas crianças com CC e insuficiência cardíaca somente nas situações em que a via enteral é totalmente contra-indicada por mais de 4 a 5 dias. É uma terapia que está ainda em evolução: soluções de novos aminoácidos, como trofamina, cisteína, que ajudam a reter nitrogênio; novas soluções de gordura contendo TCM; multivitamínicos pediátricos com oligoelementos, cálcio, fósforo, magnésio e preparações intravenosas de L-carnitina estão sendo divulgadas. Assim que possível, deve-se associar alimentação por via enteral, pois essa via evita atrofia vilositária e impede a translocação bacteriana.

O paciente em nutrição parenteral total (NPT) deve receber suplementação de oligoelementos, em especial zinco e cobre. Eles fazem parte de vários sistemas enzimáticos, da síntese de ácidos nucléicos, proteínas de função imunológica e dos processos de cicatrização.

FÍSTULAS GASTRINTESTINAIS

A presença de uma fístula gastrintestinal pode estar associada a aumento de mortalidade tanto pelos distúrbios hidroeletrolíticos quanto pela ocorrência de sepse.

A maioria das fístulas se desenvolve após uma cirurgia abdominal; apenas 25% delas aparecem a partir de doença intestinal ou pela extensão de doença intestinal a órgãos vizinhos. Vários autores têm demonstrado altas taxas de sucesso no fechamento de fístulas intestinais através da terapia nutricional; portanto, a intervenção nutricional no paciente com fístula gastrintestinal parece ser benéfica, mas; depende do tipo, localização e débito da fístula.

A estratégia nutricional deve contemplar a reposição de água e eletrólitos, o que depende da posição e débito da fístula, a manutenção ou restabelecimento do estado nutricional, o controle do débito e a manutenção da integridade intestinal.

Fístulas com débito muito alto (maior do que 500 ml em 24 horas) em geral beneficiam-se inicialmente de um suporte nutricional parenteral que auxiliaria na diminuição da secreção destas. Assim que houvesse diminuição do débito fistuloso o suporte enteral estaria indicado, monitorizando-se cuidadosamente o débito da fístula, pois muitas vezes a introdução da nutrição enteral incrementa indesejavelmente esse débito.

A via enteral é, mais uma vez, a preferencial por reduzir as taxas de infecção e manter a integridade intestinal, porém o acesso deve ser distal à fístula, o que torna a nutrição enteral mais factível em fístulas proximais ou distais. Nas fístulas localizadas em delgado médio e, principalmente com débito alto, a nutrição parenteral termina por ser a mais indicada.

As fórmulas enterais oligoméricas podem ser úteis em controlar o débito de fístulas mais distais, uma vez que teoricamente são absorvidas nas porções mais altas do delgado. Especial atenção deve ser dada à reposição de eletrólitos, vitaminas e metais-traço, em especial o zinco, freqüentemente espoliado em fístulas digestivas de alto débito. A reposição comumente recomendada é de 12 mg por litro perdido de secreção digestiva; mas como a oferta excessiva de zinco não é inócua, recomenda-se controle laboratorial sérico sempre que possível.

ASPECTOS PEDIÁTRICOS

A terapia nutricional tem beneficiado crianças com fístulas gastrintestinais, diminuindo consideravelmente a mortalidade. A maioria das fístulas gastrintestinais nas crianças é conseqüente a cirurgias abdominais e a seguir cirurgias torácicas.

Na criança, os processos de desnutrição são mais acelerados que no adulto em função do desenvolvimento. Portanto, durante o tratamento dessas crianças, é importante estabelecer critérios de avaliação para evitar que a espoliação pela fístula acelere o processo de desnutrição e comprometa muito o tratamento. Os critérios mais importantes a serem estabelecidos são:

1. Avaliação nutricional inicial e periódica.

2. Caracterizar e anotar diariamente as perdas (volume do débito drenado, composição e balanço total diário).

3. Estabelecer qual é a melhor via de administração da dieta (enteral ou parenteral).

4. Identificar os critérios de gravidade, as complicações infecciosas.

5. Os prognósticos.

O jejum absoluto e nutrição parenteral total são indicados para os pacientes com fístulas de alto débito, pois a recuperação e diminuição do débito é mais rápida, por diminuição das secreções gástricas. As quantidades dos nutrientes intravenosos nem sempre suprem as perdas pelas fístulas, portanto deve-se ter atenção à reposição de proteínas, quando há perda entérica de albumina; de lipídeos, quando há perda de gorduras, de eletrólitos, vitaminas e minerais. Assim que houver diminuição do débito pela fístula e tolerância do trato gastrintestinal, recomenda-se iniciar a dieta enteral concomitante. Em algumas situações clínicas, o início da terapia enteral estimula o aumento do débito da fístula. São condições mais graves que exigem o fechamento total da fístula até que se inicie a terapia nutricional enteral.

Com o surgimento de novas fórmulas enterais infantis, mais calóricas e mais completas sob o aspecto nutricional, a possibilidade de recuperar nutricionalmente essas crianças tem melhorado muito os prognósticos. A introdução de dietas enterais, sob a forma de hidrolisados protéicos e dietas elementares, de baixa alergenicidade e baixa osmolaridade, tem sido cada vez mais precoce durante o tratamento desses pacientes. As sondas mais finas e de material inerte e maleável também têm possibilitado o posicionamento mais distal às fístulas.

OBESIDADE

A obesidade como doença crônica freqüentemente está associada a patologias concomitantes como HAS, DM Tipo II, dislipidemia e insuficiência coronariana. A presença de obesidade em si já implica em aumento de morbidade e mortalidade. Em eventos agudos, o obeso se torna de alto risco nutricional.

O obeso em UTI apresenta particularidades metabólicas que requerem cuidados especiais do ponto de vista nutricional.

São importantes identificar, classificar e reconhecer a obesidade como fator de risco para adequada escolha de terapia nutricional. É necessário preservar massa magra, priorizar aporte protéico.

Definição

Obesidade pode ser classificada em graus de acordo com o índice de massa corpórea (IMC).

Peso ideal (kg/m²)	18,5–24,9
Sobrepeso	25–29,9
Obesidade	
Grau I	30–34,9
Grau II	35–39,9
Grau III	≥ 40 (mórbida)

*Grau de obesidade

O uso de tabelas de peso ideal para a altura varia de critérios com as publicações, de ano para ano, e portanto é controverso.

Deve-se considerar a faixa de sobrepeso como área de penumbra, ou seja, o indivíduo não chega a ser obeso mas acima do desejável.

Indivíduos com circunferência abdominal > 102 cm (homens) ou > 88 cm (mulheres) têm risco elevado para doenças cardiovasculares e diabetes (Tabela 14-16).

Da mesma forma com a relação cintura–quadril:

- Para homens > 1,0 e para mulheres > 0,85.

Tabela 14-16. Tratamento nutricional do obeso

Classificação da obesidade através do IMC (índice de massa corpórea)

Circunferência da cintura e risco associado à doença

	IMC (kg/m²)	Classificação da obesidade	Circunferência da cintura H ≤ 102 cm M ≤ 88 cm	H > 102 cm M > 88 cm
Abaixo do peso	< 18,5			
Normal	18,5–24,9			
Acima do peso	25,0–29,9		↑	↑↑
Obesidade leve	30,0–34,9	I	↑↑	↑↑↑
Obesidade moderada	35,0–39,9	II	↑↑↑	↑↑↑
Obesidade severa	≥ 40	III	↑↑↑↑	↑↑↑↑

* Risco para: Diabetes melito tipo 2, hipertensão, doença cardiovascular.
Aumento da circunferência da cintura pode também ser um marcador para aumentar o risco mesmo em pessoa com peso normal.
Adaptado de *Prevention and Management the Global Epidemic of Obesity. Report of the World Health Organization consultation of obesity*. WHO, Geneve, June 1997.

Aspectos Clínicos

Os pacientes obesos têm grande variação de quantidade de tecido metabolicamente ativo (massa magra).

No estresse, o gasto energético está aumentado.

Ocorre hiperglicemia e a glicose tem baixa oxidação pela célula especialmente em SRIS (síndrome de resposta inflamatória sistêmica) e sepse.

As reservas endógenas de gordura não são mobilizadas adequadamente no estresse, ocorrendo alta utilização dos estoques de proteínas. O obeso mobiliza mais proteína e menos gordura do que o paciente não-obeso em virtude de diminuição da lipólise e oxidação de gordura.

Requerimento Energético

Ideal, através de calorimetria indireta, para obter gasto energético. Pode ser estimado através das equações de *Ireton-Jones*: específica para paciente sob ventilação mecânica (Vm) ou em respiração espontânea (e).

Requerimento calórico em kcal/dia pelas equações de Ireton-Jones.

1. Respiração espontânea:

$$IJEE (e) = 629 - 11 \times (i) + 25 \times (P) - 609 \times (o)$$

2. Ventilação mecânica:

$$IJEE (Vm)\ 1.784 - 11 \times (i) + 5 \times (P) + 244 \times (S) + 239 \times (T) + 804 \times (Q)$$

i = idade (anos)

P = peso atual (kg)

Fatores: atribuir valor 1 quando presente; se ausente = 0

O = obesidade (IMC > 27)

S = sexo (masculino)

T = Trauma (presente)

Q = Queimado (presente)

- No paciente grave obeso mórbido as necessidades calóricas são menores do que o gasto energético estimado, em virtude do grau de massa não metabólica ativa.
- No paciente catabólico a oferta protéica deve ser 1,5–2,0 g/kg/dia de peso ideal ou 20% do gasto energético estimado. No obeso não catabólico, 1 g/kg/dia de peso ideal para manutenção.
- Terapias hipocalóricas ricas foram utilizadas com vários resultados. Podem ser utilizadas como meta inicial 8 a 12 kcal/kg/dia de aporte calórico. Deve-se, no entanto, morbizar glicemia, trigliceridemia e balanço nitrogenado com freqüência e ajustar as quantidades de nutrientes (Fig. 14-3). Regimes restritos utilizam 21 a 25 kcal/kg/dia do peso atual (limitando a 25 kcal/kg/dia).
- Não se sabe o tempo que um paciente pode ser mantido com TN hipocalórica.

```
┌─────────────────┐      ┌─────────────────┐
│ Avaliar doença  │      │ Avaliar obesidade│
│     aguda       │      │                 │
└────────┬────────┘      └────────┬────────┘
         └───────────┬────────────┘
                    ▼
         ┌─────────────────────────┐
         │ Determinar requerimentos│
         │      nutricionais:      │
         │  1. Calorimetria indireta│
         │  2. Fórmulas específicas,│
         │       equações          │
         └────────────┬────────────┘
                     ▼
              ┌──────────────┐
              │  Iniciar TN  │
              │ precocemente │
              └──────┬───────┘
                    ▼
      ┌──────────────────────────────────────┐
      │ Priorizar proteína                   │
      │  • 20% VCT ou 1,5 a 2g/kg/dia – Catabólico │
      │  • 1g/kg/dia – Não catabólico        │
      └──────────────────────────────────────┘

   ┌──────────────────────┐       ┌──────────────────────┐
   │   Paciente grave     │       │   Paciente grave     │
   │                      │       │                      │
   │Obesidade (Graus I – II)│     │ Obesidade (Grau III) │
   │   21–25 kcal/kg/dia  │       │   8–12 kcal/kg/dia   │
   │      (Restrita)      │       │    (Hipocalórica)    │
   └──────────┬───────────┘       └──────────┬───────────┘
              └──────────────┬───────────────┘
                            ▼
                ┌────────────────────────┐
                │   TN deve preservar    │
                │      massa magra       │
                └────────────────────────┘
```

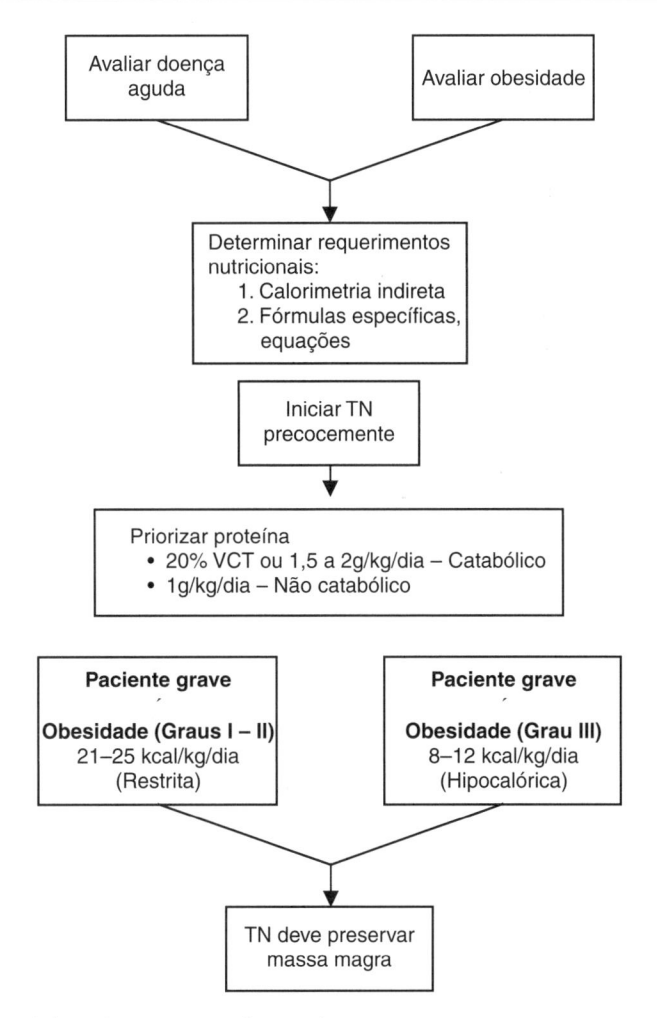

Fig. 14-3. Recomendações nutricionais para o paciente obeso.

3. Terapia nutricional:

- Indicação de nutrição enteral (NE) e/ou Parenteral (NP) utilizando sempre que possível a via gastroentérica.
- Sendo necessária NP pode-se reduzir para a metade a carga energética (50% do VCT) mantendo-se o aporte protéico de 2 g/kg de peso ideal.
- Não recomendado nos estágios iniciais do paciente obeso politraumatizado.
- Monitorização na perda de massa adiposa livre.
- Questiona-se se nessa situação o paciente obeso é capaz de mobilizar gordura corpórea, uma vez que lipólise e oxidação de gorduras estariam impedidas.

4. Monitorização da tolerância dos macronutrientes e possibilidade de transição para NE, assim que a função intestinal permitir:

- Documentar a adequação da NE antes de descontinuar NP.

Conclusão

Para paciente obeso, têm sido apontados pela literatura sérios riscos e complicações em outras doenças. A monitorização requer criteriosa atenção aos fluidos, glicemia, funções hepática e renal, e a terapia nutricional deverá, dependendo das conseqüências desejadas, prover proteína e energia suficientes para que sejam atingidos balanço nitrogenado e cicatrização desses pacientes.

ASPECTOS PEDIÁTRICOS

A incidência de obesidade em criança está aumentando rapidamente na maioria dos países. Crianças obesas são mais susceptíveis a desenvolverem doenças cardíacas e doenças crônicas, incluindo hiperlipidemia, hiperinsulinemia, hipertensão arterial, aterosclerose, além de problemas ortopédicos, respiratórios e distúrbios psicológicos e de comportamento. A obesidade em crianças e adolescentes é altamente relacionada com adultos obesos.

O aumento do tecido adiposo ocorre com o aumento do tamanho (hipertrofia) e do número (hiperplasia). das células. Nas crianças normais o desenvolvimento do padrão de tecido adiposo consiste em aumento do número e tamanho das células até os 2 anos de idade. A partir dos 2 anos até a puberdade ocorrem poucas mudanças no número de células adiposas. Na puberdade há novo aumento do número de células adiposas. Isso sugere que antes dos 2 anos e durante a adolescência a criança é susceptível à obesidade hiperplásica, e embora o tamanho das células possa ser reduzido, estas não o são em número. Esses dois períodos da infância são críticos com relação à susceptibilidade da obesidade, mas o aumento do tamanho da célula pode ocorrer com o aumento do peso em qualquer época do desenvolvimento. E por se tratar de um problema de saúde de grande importância, a criança obesa deve ser cuidadosamente monitorizada em todo o seu crescimento.

O índice de massa corpórea na criança muda substancialmente com a idade. Por esse motivo existem várias definições de obesidade na infância e nenhuma delas aceita como padrão. A definição ideal é baseada na porcentagem de gordura, método impraticável nos estudos populacionais. Conseqüentemente é difícil quantificar e comparar internacionalmente crianças obesas ou com sobrepeso.

As fórmulas abaixo listam algumas formas de definição da obesidade na criança:

1. Antropometria

    A) Peso × Estatura (NCHS)

    $$\text{Peso atual} / \text{Peso ideal para estatura} \times 100 > 110\% \text{ sobrepeso}$$

    B) Prega cutânea/circunferência braquial > 95% obeso (Frisancho)

2. Índice de massa corpórea (IMC): Peso (kg)/Estatura (m)^2 27–30% sobrepeso

> 30% obeso leve

> 40% obeso grave

3. Composição corporal: Valores normais de gordura corporal total 12 a 30% do peso.

Os principais objetivos do tratamento da obesidade incluem (1) melhorar ou suprimir as complicações da obesidade; (2) melhorar a capacidade cardiovascular e o aumento da massa muscular; (3) melhorar o bem-estar físico e psicológico e (4) manter o crescimento linear, sem ganho de peso; (5) envolver os familiares; (6) prevenir a recorrência da obesidade.

Esses objetivos são alcançados através da:

Modificação da Dieta

A) *Dietas hipocalóricas*. A diminuição moderada das calorias ingeridas da dieta promove a perda de peso. Muitos clínicos acreditam que o efeito primário da intervenção da dieta seria disciplinar o irregular padrão alimentar. A curto prazo, os resultados geralmente são satisfatórios, mas a longo prazo o sucesso é muito raro. Os objetivos da dietoterapia são produzir déficit de energia de 500–1.000 kcal/dia, produzindo perda de peso não superior a 1 a 1,5 kg/semana. Não se recomendam dietas com valor calórico menor que 800 kcal/dia.

B) *Jejum parcial*. Alguns serviços e autores recomendam modificar a dieta de crianças obesas com apnéia do sono ou insuficiência respiratória fornecendo dietas hipocalóricas com moderada quantidade de proteínas. Essas dietas em geral promovem rápida perda de peso, porque as crianças fazem cetose. As cetonas são eliminadas na urina e, por conterem calorias, o balanço resultante é negativo.

C) *Jejum total*. Somente para as crianças com insuficiência respiratória conseqüente à obesidade, que se encontram em ventilação mecânica, para promover rapidamente a perda de peso. Água, minerais e vitaminas devem ser adequadamente fornecidos.

Exercícios físicos são muito importantes para a manutenção do peso e o aumento da massa magra e, portanto, aumentando a taxa metabólica de repouso.

Modificação de comportamento. Alguns autores acreditam que essa é a modalidade mais importante no tratamento da obesidade da criança. Nele devem estar envolvidos outros profissionais como psicólogos, enfermeiras e nutricionistas.

Terapia medicamentosa. A maioria dos autores não recomenda o uso de drogas em crianças abaixo de 12 anos, porque não existem estudos que comprovem sua eficácia e não há relatos dos efeitos colaterais nessa população.

DIABETES MELITO

A Associação Americana de Diabetes (ADA) e da Associação Européia para Estudos da Diabetes (EASD) recomendam que, em indivíduos diabéticos, o objetivo do controle glicêmico é a aproximação dos níveis séricos próximos aos dos não diabéticos.

Adequar a glicemia em até 200 mg/dl é importante porque influencia as complicações tardias, afeta o prognóstico hospitalar e a qualidade de vida, bem como um grande número de fatores que tem impacto na doença grave.

Os pacientes diabéticos, mais vulneráveis ao controle inadequado da glicose sérica, necessitam de cuidado redobrado, a fim de se reduzirem os episódios de hiperglicemia e hipoglicemia.

O aumento da carga renal de glicose é responsável por quadro de diurese osmótica, exigindo intervenção imediata (hidratação e correção do distúrbio metabólico).

Em condições de estresse severo, a hiperglicemia pode se desenvolver em indivíduos sem antecedentes de diabetes, em razão da resposta metabólica ao trauma. Na resposta metabólica ao trauma, os hormônios contra-reguladores (glucagon, epinefrina e cortisol) aumentam a liberação de glicose pelo fígado, a gliconeogênese e glicogenólise e, ao mesmo tempo, reduzem a captação de glicose.

As citocinas (interleucina-1 e fator de necrose tumoral) também alteram profundamente o metabolismo dos carboidratos. Portanto, em condições de estresse grave, pode-se desenvolver hiperglicemia em indivíduos sem antecedentes de diabetes melito.

Em se tratando de períodos curtos de hospitalização, os indivíduos diabéticos têm as mesmas indicações e estimativas calóricas que os não diabéticos.

Nos diabéticos com lesões graves, a terapia nutricional enteral é a primeira escolha, pois tem menor custo e não há o risco de infecção pelo cateter. Seja qual for o modo de terapia nutricional escolhida em pacientes diabéticos, deve-se, de toda forma, evitar oscilações da glicemia.

Na terapia parenteral, a maioria dos diabéticos vai requerer insulina endovenosa como complementação, tornando freqüente a adição de insulina regular às preparações; essa adição deve ser criteriosamente monitorizada; níveis de insulina plasmática levam a redução do potássio e fósforo séricos.

Levando-se em conta que a disponibilidade de insulina na fórmula depende da composição, normalmente mantém-se a proporção de 0,1U/1 g de glicose.

O uso de dietas especializadas pode evitar hiperglicemia, hiperinsulinemia e hipertrigliceridemia. As novas fórmulas desenvolvidas com essa proposta contêm ácidos graxos monossaturados (MUFA), fibras e frutose, parecendo particularmente benéficas nos indivíduos diabéticos com determinados tipos de dislipemias.

Durante a terapia nutricional às vezes ocorre súbita elevação da glicemia, que pode estar relacionada à administração excessiva de calorias ou glicose (superalimentação), uso de glicocorticóide ou simpaticomiméticos, infecção ou, ainda, ao uso concomitante de soluções de diálise peritoneal.

Na transição da terapia parenteral para enteral, o controle glicêmico pode ser difícil, devendo-se harmonizar a ingesta da dose e o tipo de insulina. Nessa fase, peso e balanço hídrico são essenciais.

ASPECTOS PEDIÁTRICOS

As necessidades nutricionais da criança diabética não diferem daquelas das crianças sem doença. As crianças em geral não necessitam de dietas especiais ou de quantidades diferentes de vitaminas ou minerais.

A terapia nutricional enteral precoce nos pacientes com diabetes melito pode facilitar o controle do quadro com a obtenção mais rápida de níveis glicêmicos adequados. Assim sendo, nos pacientes com cetoacidose diabética em que a adequada fluidoterapia e controle de vômitos foram obtidos, deve ser iniciada nutrição enteral por via oral ou sondagem gástrica. O objetivo básico é a manutenção dos níveis glicêmicos adequados.

É importante que a criança seja estimulada a ingerir alimentos precocemente e ocorra uma adequação das necessidades de insulina concomitante. As dificuldades de controle do quadro são mais comuns nos pacientes com primodescompensação diabética.

GERIATRIA

Indivíduos idosos têm doenças crônicas, limitando suas atividades por essas doenças. Dezesseis por cento das pessoas com mais de 60 anos ingerem menos que 1.000 calorias por dia, uma situação incompatível com a manutenção de uma nutrição adequada.

Em pacientes idosos hospitalizados, a desnutrição está presente em 17 a 65%, alcançando faixas de 26 a 59% nas instituições de repouso.

Em um número importante de estudos, demonstrou-se que idosos com peso abaixo do normal têm maior risco de morte que os com sobrepeso. Portanto não é surpreendente que o estado nutricional nesse grupo de indivíduos tenha um papel importante na determinação da morbimortalidade.

Balanço Energético

O V'O$_2$ é o melhor índice do gasto energético total em indivíduos mais velhos. Contudo não se deve esquecer que existe, na ausência de patologias, uma grande variabilidade interindividual no gasto energético total.

Entre 20 e 50 anos a média da população aumenta o peso corpóreo, principalmente pelo acúmulo de gordura. A situação fica estável até os 65 anos, após os quais há uma tendência a perda de peso pela redução da massa magra e tecido adiposo. As mudanças no balanço energético que resultam nessas alterações antropométricas envolvem mudanças no gasto energético e controle da ingesta alimentar.

Existem poucas evidências de que a digestão e a absorção modificadas pela idade tenham relação com as alterações do balanço energético na maioria dos idosos.

A taxa metabólica basal (TMB) é reduzida em aproximadamente 20% em homens e 13% em mulheres entre 30 e 75 anos. As causas dessa redução não estão claras.

Sabe-se que cerca de 20–40% do gasto energético é devido ao custo da bomba de Na$^+$, mas a atividade da ATPase eritrocítica não declina nos homens e está apenas levemente reduzida nas mulheres; por outro lado, existe uma discreta redução na triiodotironina e uma diminuição da responsividade à noradrenalina; ambas situações poderiam justificar a redução da TMB.

O tônus muscular seguramente se reduz, e existe uma perda seletiva das fibras, que leva a diminuição da força de contração.

Uma exceção essa condição é encontrada na *Doença de Parkinson*, quando a taxa metabólica basal (TMB) está aumentada como resultado da atividade motora contínua.

Finalmente a redução da ingesta alimentar pode, por si só, diminuir a TMB. Existe uma discreta redução na resposta térmica aos alimentos nas idades avançadas. Em roedores diminui a termogênese induzida pela dieta, provavelmente por uma diminuição da resposta à norepinefrina, o que parece ter pouca importância em humanos.

Idosos têm atividade física menor e a capacidade máxima de realização de exercícios reduz-se 10% a cada década entre 25 e 65 anos. Entretanto pela dificuldade de movimentação (especialmente de andar) podem despender mais energia para sua realização, levando a crer que a diminuição da atividade física e do consumo de oxigênio seja importantes na redução do gasto energético.

Diminuição da Ingestão

Alguns trabalhos descrevem a diminuição do paladar em velhos; entretanto esse fato pode estar mais relacionado a falta de higiene dentária e/ou tabagismo crônico. A diminuição do olfato tem papel mais importante que o paladar.

A colecistocinina (peptídeo gastrintestinal) parece relacionar-se à anorexia da idade avançada.

Em idosos com quadros de infecção repetidas e/ou quadros críticos, a anorexia pode ser justificada pelo efeito que o TNF-α e a IL-1 têm na ativação da liberação do fator liberador de corticotrofina (CRF), potente agente anorético.

Há ainda referências a razões psicológicas, que entretanto estão pouco claras.

Alterações do Metabolismo

Existe uma diminuição da síntese protéica com o envelhecimento, o que em indivíduos sãos é equilibrado por uma redução no consumo protéico de tal forma que o balanço protéico não se altera. Para manter o balanço nitrogenado, é suficiente 0,8 g/kg de proteínas.

O nível de aminoácidos séricos tende a ser menor que nos jovens, embora a albuminemia possa estar levemente diminuída nos muito idosos (mais de 80 anos). Parece que a maioria mantém níveis normais.

O colesterol e TG estão aumentados em cerca de 60 mg/dl entre os 20 e 50 anos em homens e 20 e 65 anos em mulheres, tendendo a cair aproximadamente 15 mg/dl entre 65 e 80 anos.

Quando comparados aos jovens, os idosos têm após jejum prolongado diminuição da lipólise e, além disso, na presença de traumas reduzem o ciclo TG/AGL e o metabolismo energético, sugerindo que pessoas mais velhas com estoques de gordura limitados podem ser particularmente sujeitas a desenvolverem a desnutrição na UTI.

Existe redução na efetividade da insulina em razão de deficiência de receptores e pós-receptores. Além disso, as *ilhotas de Langerhans* são menos eficientes na liberação de insulina para uma dada concentração de glicose. Essa combinação de fatores resulta em hiperglicemia e risco para desenvolver diabetes melito, o que eventualmente pode ser obscurecido nas situações críticas pelo aumento dos hormônios nas situações de estresse.

Desnutrição Protéico-Calórica

Estudos que incluem número significativo de pacientes idosos examinaram a relação entre níveis séricos de albumina, demonstrando que níveis baixos de albumina são altamente preditivos de morte após procedimento cirúrgico, na UTI ou na admissão hospitalar.

Foster *et al.* estudaram 40 pacientes com idade média de 78 anos que tiveram fratura de bacia. Em 11 meses de seguimento os que foram a óbito tinham albumina de 2,8 g/dl e os que sobreviveram, de 3,5 g/dl; a transferrina, a pré-albumina, a hipersensibilidade tardia e a contagem total de linfócitos não predisseram a evolução.

Patterson mostrou maior mortalidade em 1 ano, maior tempo de hospitalização e menor probabilidade de retorno às atividades habituais no seguimento de pacientes com fratura de bacia e depleção protéica.

A alimentação enteral pareceu melhorar a evolução de pacientes idosos com fratura de bacia. No estudo realizado por Barstow *et al.* e em outros dois estudos menores a suplementação oral foi igualmente eficaz na redução da morbimortalidade.

A hipoalbuminemia se relaciona também com o aparecimento de quadros de delírio em pessoas idosas. Sabe-se que, nesse grupo, tal patologia está freqüentemente relacionada à terapêutica medicamentosa. A diminuição da albumina, por levar a um aumento da concentração das drogas não ligadas a proteínas, eleva sua concentração, resultando em maiores quantidades de fármacos atravessando a barreira hematencefálica.

As causas relacionadas à desnutrição protéico-energética no idoso são muito variáveis, habitualmente aparecendo associadas. Pobreza, incapacidade de comprar ou preparar sozinho seus próprios alimentos e isolamento social tornam o idoso extremamente vulnerável ao desenvolvimento de desnutrição protéico-calórica.

Além disso, o tratamento com vários medicamentos resulta em náusea e anorexia e perda de peso (digoxina, teofilina, antibióticos). Abscessos orais ou perda da dentição levam a diminuição da ingesta. Pessoas com tremores têm dificuldade de se alimentar sozinhas. Isquemia intestinal pode se manifestar como saciedade precoce. A depressão em idosos pode levar a perda de peso pela anorexia e não deve ser esquecida no diagnóstico.

A desnutrição pode diminuir os níveis de triiodotironina (T3) e tiroxina (T4). Por essas razões, os idosos severamente doentes com T3 acima da taxa média devem ter o diagnóstico de hipertireoidismo afastado. Recentemente foi demonstrado que o feocromocitoma ocorre tão freqüentemente em idosos quanto em jovens, porém o diagnóstico é raramente feito. Pacientes com DPOC gastam calorias extras pois usam a musculatura acessória para respirar; além disso, comer faz cair a oxigenação, leva à dispnéia e dificulta o final da refeição.

Desnutrição devida a doença cardíaca tardia não é condição rara em pacientes idosos e acontece mais freqüentemente com DM associada. Aproximadamente um em cada sete idosos com ICC tem algum grau de desnutrição protéica. Tal condição, conhecida como caquexia cardíaca, parece ser decorrente de diminuição de ingesta pela congestão hepática e gástrica, terapêutica medicamentosa, perda calórica por má absorção secundária a congestão do intestino delgado e a perda protéica renal e entérica.

Complicações do Suporte Nutricional

Parece que as complicações habituais do suporte nutricional são mais freqüentes em velhos, fato ainda não explicado pela literatura disponível.

Uma complicação relativamente característica em idosos é a hipotensão pós-prandial. Alimentações com carboidratos podem causar queda na PA sistólica e na diastólica por períodos que podem ir de 10 minutos até 3 horas. Estudos sugerem que essa queda é devida à liberação de peptídeo vasodilatador.

A isquemia reduz o reconhecimento da desidratação, o que é agravado na hospitalização pela restrição ao leito e pelo uso de diuréticos excessivos.

A hiponatremia é situação comum ocasionada pela dieta hipossódica e também o pouco sódio que está contido nas dietas enterais. A SIADH também pode levar a hiponatremia, porém o papel do fator natriurético atrial permanece por ser determinado.

Os idosos são menos capazes de sintetizar colecalciferol e de converter a 25-(OH)-vitamina D em 1,25 (OH)2-vitamina D no rim, além de ingerir menos. A hipovitaminose D eleva o risco de fratura de bacia e reduz a força de tração muscular. Por essas razões a reposição de vitamina D pode ser apropriada para a maioria dos idosos com cálcio sérico menor ou igual a 9.

Conclusões

Existem evidências de que problemas nutricionais são importantes na morbimortalidade dos idosos. Contudo somente alguns estudos em pacientes com fratura de quadril e um sobre suplementação dietética demonstraram claramente tais benefícios.

Poucas informações examinam especificamente as necessidades nutricionais e as complicações do suporte nutricional em pacientes idosos graves, demonstrando que mais atenção é necessária a essa condição particular.

PANCREATITE GRAVE

O manejo nutricional diferenciado para pancreatite está indicado apenas nos casos em que ocorre hemorragia e/ou necrose importantes, o que perfaz 10 a 30% de todos os casos. Normalmente, estes pacientes são marcados com a presença de 5 ou mais critérios de Ranson.

Quando indicada, a terapia nutricional deve ser instituída precocemente, uma vez que na pancreatite grave ocorre acentuado catabolismo, especialmente quando complicado por infecção, e são comuns as cenas clínicas que promovem o retardo do início da nutrição, como íleo prolongado, paresia dos segmentos proximais do tubo digestivo com vômitos, necessidade de cirurgia ou dor abdominal na tentativa de nutrição. Outrossim, muitos pacientes com pancreatite já possuíam antes alguma depleção nutricional, visto que as condições predisponentes mais freqüentemente relacionadas à doença causam ou se associam a desnutrição (álcool, doença biliar).

Desde o início dos anos 70, discute-se qual a melhor composição dietética e a melhor via. O objetivo da terapia nutricional reside na precocidade da oferta de nutrientes, preferencialmente hiperprotéica, sem estimular o pâncreas a secretar. Essa necessidade tornou a nutrição parenteral total (NPT) uma forma racional para tratar pacientes com pancreatite grave.

Ensaios clínicos bem conduzidos demonstraram que NPT constitui adequada forma de nutrição, sem piorar a pancreatite. Porém, esses potenciais benefícios podem ser anulados pelas comorbidades do procedimento (sepse relacionado a cateter, hiperglicemia, atrofia intestinal), com implicações prognósticas. Por outro lado, a oferta enteral de nutrientes tem-se demonstrado segura, uma vez que não se demonstrou significativa diferença entre as rotas enteral ou parenteral na capacidade de estimular a secreção pancreática, principalmente se a dieta administrada é elementar for liberada em segmentos mais distais do tubo digestivo (jejuno, abaixo do ângulo de Treitz).

Finalmente, estudos recentes em animais e humanos demonstram que a inclusão de lipídeos na composição geral dos substratos ofertados a esses pacientes é efetiva e segura, tanto por via enteral como parenteral. Administrada continuamente, toleram-se níveis séricos até 400 mg/dl. Maior cuidado é exigido para pacientes com hipertrigliceridemia prévia, sobretudo em pacientes com dislipidemia tipos I e V ou crianças com doença de Crohn associada a corticoterapia.

Em suma, pacientes com pancreatite aguda grave comportam-se metabolicamente de maneira semelhante a pacientes com sepse ou trauma. Ocorre acentuado catabolismo, principalmente se ocorrer infecção. A terapia nutricional deve ser instituída precocemente (estabilidade clínica), por rota enteral ou parenteral. Quando se opta pela rota enteral, esta deve ser ofertada preferencialmente em ambiente jejunal. A composição deve ser normocalórica (30–40 kcal/kg/dia) e hiperprotéica (1,5–2,0 g/kg/dia). Lipídeos, administrados na forma de triglicerídeos de cadeia média associados a de cadeia longa, são seguros e desejáveis. A oferta oscila na faixa de 1 a 2 g/kg/dia e um nível sérico superior a 400 mg/dl deve ser evitado. Não existem evidências favoráveis para o uso rotineiro de dietas imunomoduladoras nesses pacientes. NPT provavelmente deve ser restrita a pacientes que não toleram sob nenhuma forma o uso da rota enteral, que pioram marcadores de inflamação e/ou dor com essa via ou que desenvolvam complicações como abscesso ou fístula pancreática.

ASPECTOS PEDIÁTRICOS

A pancreatite aguda ou crônica na criança é importante causa de dor abdominal, embora pouco freqüente. A pancreatite pode alterar o estado nutricional, e o suporte nutricional oferece a oportunidade de reverter as anormalidades metabólicas, prevenir a depleção de energia, proteínas e outros nutrientes, bem como auxiliar na cicatrização dos tecidos lesados.

O principal objetivo da terapia nutricional nessa doença é o repouso do pâncreas e a redução dos estímulos que promovam a secreção pancreática. O paciente deve receber hidratação endovenosa, com glicose, para reduzir a secreção pancreática e medicação para reduzir a secreção gástrica, que minimiza a resposta pancreática ao ácido no duodeno. Monitorização cuidadosa de eletrólitos, glicose, cálcio e dos níveis de hemoglobina é essencial. A glicose a 5% previne a cetose, mas não é suficiente para as necessidades basais de energia. Assim, nos primeiros dias as reservas de glicogênio, gordura e proteínas serão catabolizadas, lembrando que na criança esses processos são mais acelerados em função do desenvolvimento.

A terapia nutricional parenteral total (NPT) permite aumento da oxidação da glicose e diminui a neoglicogênese. A adição de lipídeos na infusão permite que se alcance um balanço energético positivo e não parece aumentar a incidência de fístulas. Não há evidência clínica que o uso de aminoácidos especiais, como a glutamina, na infusão parenteral previna a atrofia intestinal.

Nutrientes intragástricos ou intraduodenais estimulam a secreção pancreática. A infusão de nutrientes jejunais que ultrapassem o pâncreas pode fornecer nutrientes sem as complicações da terapia nutricional parenteral e ser menos dispendiosa. Entretanto existem poucas experiências em pediatria com a utilização de dietas elementares jejunais. Essas dietas têm elevada osmolalidade e podem causar diarréia osmótica em lactentes ou crianças menores. Os pacientes devem ser cuidadosamente monitorizados com critérios clínicos rigorosos quanto à piora do quadro.

Nas Figuras 14-4 a 14-6 estão alguns produtos utilizados em diferentes situações clínicas.

PONTOS-CHAVES

Sepse
- Pacientes sépticos são hipercatabólicos. Recomenda-se uso de 1,5 a 2,5 g/kg/dia de proteínas. Recomenda-se uma relação caloria não protéica/g de nitrogênio de cerca de 100:1.
- A hiperglicemia é conseqüente a resistência periférica à insulina. A oferta de glicose não deve exceder a 5 mg/kg/min (parenteral) ou 4–7 g/dia (enteral).
- É importante não fazer superalimentação.
- A imunomodulação com a glutamina (0,3 a 0,5 g/kg/dia), embora freqüentemente utilizada, ainda é controversa.

Trauma
- No paciente traumatizado, é grande o catabolismo protéico e freqüente a hiperglicemia. O gasto energético basal está aumentado de 40 a 45%, principalmente nos primeiros dias de trauma.
- A terapia nutricional precoce é fundamental. Recomenda-se 1,5 a 2,0 g/kg/dia de proteínas.

TCE
- O catabolismo protéico é importante (16 a 20 g de nitrogênio uréico).
- Há tendência à hiperglicemia.
- A instituição precoce de terapia nutricional altera o prognóstico.
- Sugere-se VCT 40–70% maior do que o GEB, e carga protéica de 1,5 a 2 g/dia.
- A via enteral é a preferencial, precoce se possível, ainda que se necessite da via nasojejunal.
- A via parenteral é segura e deve ser usada precocemente, desde que necessário, para instituição do suporte nutricional.

Queimados
- A via preferencial é a oral/enteral e deve ser estimulada precocemente.
- Necessidade freqüente de realizar curativos sob anestesia, sintomas relacionados à própria queimadura, anorexia, lesões incapacitantes ou intolerâncias devem ser um alerta para a associação de via oral/enteral e parenteral.
- Hipermetabolismo e catabolismo acentuados são compensados utilizando-se nas fórmulas a %SCQ até o limite de 50 a 60% (queimaduras maiores não se beneficiam de aporte maior).
- Manter o paciente em ambiente aquecido acima de 30° C diminui o gasto energético.

Insuficiência Respiratória
- A desnutrição se associa a disfunção mecânica ventilatória. É importante sua correção, sem fazer superalimentação.
- No desmame da prótese ventilatória e em pacientes retencionistas de CO_2, é importante a restrição de carboidratos, usando-se cerca de 40% de lipídeos como fonte calórica.

Insuficiência Hepática
- É comum a desnutrição calórico-protéica nas hepatopatias graves. A sua correção melhora a evolução do paciente, sendo importante a correção de vitaminas e oligoelementos.
- A ingestão de proteínas no paciente hepatopata compensado deve ser de 1,0 a 1,5 g/kg de peso de proteínas por dia, com adequada avaliação clínica, e 50 a 70% das calorias não protéicas sobre a forma de carboidratos. Na formulação da dieta incluir TCM no aporte lipídico encefalopatia hepática.

Insuficiência Renal

- Na insuficiência renal ocorre acidose metabólica, aumento do catabolismo protéico e do consumo de oxigênio, resistência insulínica, aumento da gliconeogênese e da proteólise.
- Reduzir o balanço nitrogenado negativo deve ser o objetivo da terapia nutricional.
- Iniciar o suporte nutricional o mais precocemente possível.
- Avaliar a influência da diálise sobre o cálculo do requerimento calórico-protéico, considerando perdas adicionais de aminoácidos e oferta calórica através dos banhos de diálise.
- Terapias dialíticas contínuas permitem a administração de um adequado suporte nutricional sem acarretar sobrecarga de volume ou desequilíbrios metabólicos.

Insuficiência Cardíaca

- Na insuficiência cardíaca e dependente da gravidade, são importantes na formulação da dieta a restrição de água e sódio. São importantes taurina, manganês, vitamina C e selênio.

Fístulas Gastrintestinais

- O sucesso do fechamento da fístula depende da terapia nutricional, devendo-se adequar a reposição de água, eletrólitos, vitaminas e oligoelementos (Zn).
- As fórmulas enterais oligoméricas podem ser úteis para controle do débito das fístulas mais distais.
- Fístulas de alto débito beneficiam-se de terapia nutricional parenteral.

Obesidade

- As reservas endógenas de gordura não são mobilizadas adequadamente no estresse, ocorrendo maior utilização de proteínas. O cálculo do valor calórico deve ser pelo peso ideal.
- A formulação deve incluir aporte protéico de 1,5 a 2,0 g/kg de peso ideal/dia.
- É freqüente a hiperglicemia resultante da resistência periférica à insulina.

Diabetes Melito

- Pacientes diabéticos devem receber terapia nutricional de modo semelhante aos não diabéticos. Devem-se evitar oscilações dos níveis glicêmicos, mantendo-se a glicemia abaixo de 200 mg%.
- Elevações da glicemia podem ser conseqüentes a superalimentação, infecção e ao uso de determinadas drogas.

Geriatria

- O paciente geriátrico é potencialmente desnutrido. Nos pacientes idosos, há diminuição da síntese e do consumo de proteínas, fato que equilibra o metabolismo protéico.
- Níveis baixos de albumina nos pacientes geriátricos relacionam-se com pior prognóstico.
- Recomenda-se 0,8 g/kg de peso de proteínas por dia no indivíduo saudável.

Pancreatite Grave

- A pancreatite grave se associa a importante catabolismo, devendo a terapia nutricional ser precoce e preferencialmente por via enteral.
- Nos pacientes com fístulas pancreáticas, abscessos ou que não tolerem a via enteral, indica-se a nutrição parenteral.
- A oferta calórica total deve ser de 25—30 kcal/dia.
- Na pancreatite aguda recomenda-se 1,5–2 g/kg/dia de proteínas, 1–2 g de lipídeos e até 5 g/kg/dia de carboidratos na dependência da carga tolerada.

LEITURAS SUGERIDAS

Sépsis

Barton RG. Nutrition support in critical illness. *Nutrition in Critical Practice* 127–34, 1994.

Cerra FB, Alden PA, Negro F et al. Sepsis and exogenous lipid modulation. *JPEN* 12:635–85, 1988.

Cerra FB, Mazurski JE, Chute F et al. Branched chain metabolis support. A prospective randomized, double-blind trial in surgical stress. *Ann Surg* 286, 1984.

Christman JW, McCain RW. A sensible approach to the nutritional support of mechanically ventilated critically ill patients. *Intensive Care Med* 19:129–36, 1993.

Chwals WJ. Overfeeding the critically ill child. *New Horizons* 2:147–55, 1994.

De Biasse MA, Wilmore DW. What is optimal nutritional support? *New Horizons* 2:122–30, 1994.

Elwyn DH, Bursztein S. Carbohydrate metabolism and requirements for nutritional support. Part I. *Nutrition* 9:50–66, 1993.

Feferbaum R, Cardoso AL, Sakita NAK, Okay T, Inoue M, Vaz FAC. Determinação do gasto energético em recém-nascidos com sepse. *Rev Bras Nutr Clínica* 14(Suppl. 1):12, 1999.

Hasselgren PO. *Protein Metabolism in Sepsis.* Austin, TX: Landes, 1993.

Lang CH. Mechanism of insulin resistance on infection. In Schlag G, Redl H (Eds.): *Pathophysiology of Schock Sepsis and Organ Failure*. New York: Springer-Verlag, 609–25, 1993.

Larsson J, Lennmarken C, Maartensson J et al. Nitrogen requirements in severely injured patients. *Br J Surg* 77:413, 1990.

Léon P, Redmond HP, Stein TP et al. Arginine supplementation improves histone and acute-phase protein synthesis during gram-negative sepsis in the rats. *JPEN* 15:503, 1991.

Peck MD. Omega-3-plyunsatured fatty acids: Benefit or harm during sepsis? *New Horizons* 2:230–6, 1994.

Powis K, Smith MR, Rennie D. Effect of major abdominal operations on energy and protein metabolism in infants. *J Pediatr Surg* 33:49–53, 1998.

Souba WW, Kimberg S, Hautamaki RD et al. Oral glutamine reduces bacterial translocation following abdominal radiation. *J Surg Res* 48:1–5, 1990.

Suffredini AF. Current prospects for the treatment of clinical sepsis. *Crit Care Med* 22:s12, 1994.

Wolfe RR, Shaw JHF. Glucose and FFA kinetics in sepsis: Role of glucagon and sympathetic nervous system activity. *Am J Physiol* 248:E236-E242, 1985.

Ziegler TR, Smith RJ, Byme TA et al. Potential role of glutamine supplementation in nutritional support. *Clin Nutr* 12(Suppl.):S82–S90, 1993.

Trauma

Borzotta AP, Pennings J, Papasadero B et al. Enteral versus parenteral nutrition after severe closed head injury. *J Trauma* 37:459–68, 1994.

Cerra FB, McPherson JB, Konstantinidis FN et al. Enteral nutrition does not prevent multiple organ failure syndrome (MOFS) after sepsis. *Surgery* 104:727–33, 1988.

Hadley MN, Grahm TW, Harrington T et al. Nutritional support and neurotrauma. A critical review of early nutrition in 45 acute head-injury patients. *Neurosurgery* 19:367–73, 1986.

Hausman D, Mosebach KO, Caspari R et al. Combined enteral-parenteral nutrition in brain-injured patients. A comparative study. *Intensive Care Med* 11:80–4, 1985.

Klein S, Kinney J, Jeejeebhoy K et al. Nutrition support in clinical practice: Review of published dara and recommendations for future research directions. *JPEN* 21:133–56, 1997.

Kudsk KA, Minard G. Enteral nutrition. *In* Zaloga GP (Ed.): *Nutrition in Critical Care*. St. Louis: Mosby, pp 330–60, 1994.

McQuiggan MM, Marvin RG, McKinley BA, Moore FA. Enteral feeding following major torso trauma: From theory to practice. *New Horiz* 7:131–46, 1999.

Moore E, Jones TN. Benefits of immediate jejunostomy feeding after major abdominal trauma: A prospective randomized study. *J Trauma* 26:874–81, 1986.

Moore FA, Feliciano DV, Andrassy RJ et al. Early enteral feeding compared with parenteral, reduces postoperative septic complications. The results of a meta-analysis. *Ann Surg* 216:172–83, 1992.

Moore FA, Moore EE, Jones TN et al. TEM versus TPN following major abdominal trauma — Reduced septic morbidity. *J Trauma* 29:916–23, 1989.

Moore FA, Moore EE. Trauma. *In* Zaloga GP (Ed.): *Nutrition in Critical Care*. St. Louis: Mosby, pp 571–86, 1994.

TCE

Bell MJ. Comparison of the IL-6 e IL-10 response in children after severe traumatic brain injury or septic shock. *Acta Neurochirur* 70:96, 1997.

Borzotta A, Pennings J, Papasadero B et al. Enteral versus parenteral nutrition after severe head injury. *J Trauma* 37:459, 1994.

Dempsey DT, Guenter P, Muller J, Fairman R. Energy expenditure in acute trauma to the head with and without barbiturate therapy. *Surg Gynaecol Obst* 160:128, 1985.

Gruber A, Reinprecht A. Extracerebral organ dysfunction and neurologic outcome after aneurysmal subarachnoid haemorrage. *Crit Care Med* 27:404–14, 1999.

Petersen SR, Jeevanadam T, Harrington T. Is the metabolic response to injury different with or without severe head injury? Significance of plasma glutamine levels. *J Trauma* 34;5:653, 1993.

Queimados

Berger MM, Chiólero RL. Trauma and burns. *In* Rombeau JL, Rolandelli RH (Eds.): *Clinical Nutrition: Parenteral Nutrition*. 3rd ed. Philadelphia: WB Saunders, 2001.

Chiarelli A, Siliprandi L, Burns. *In* Zaloga GP (Ed.): *Nutrition in Critical Care*. St. Louis: Mosby Yearbook, 1994.

Cohen R, Brent RW. Disorders due to physical agents. *In* Tierney Jr. LM, McPhee SJ, Papadakis MA (Eds.): *Current Medical Diagnosis and Treatment 2001*. 40th ed. New York: McGraw-Hill, 2001.

Deitch EA, Rutan RL, Rutan TC, Burn Management. *In* Irwin RS, Cerra FB, Rippe JM (Eds.): *Intensive Care Medicine*. 4th ed. Philadelphia: Lippincott-Raven, 1999.

Deitch EA. Nutricional support off the burn patient. *Critical Care Clinics* 11:735, 1995.

Hildreth M. Nutrition therapy for the pediatric burn patient. *Top Clin Nutr* 12:6, 1997.

Insuficiência Respiratória

Annemie MW, Schols J, Slangen J, Volovics L, Wouters EFM. Weight Loss Is a Reversible Factor in the Prognosis of Chronic Obstructive Pulmonary Disease. *Am J Respir Crit Care Med* 157(6):1791–7, 1998.

Bower RH, Cerra FB, Bershadsky B, Licari JJ, Hoyt DB, Jensen GL, Van Buren CT, Rothkopf MM, Daly JM, Adelsberg BR. Early enteral administration of a formula (impact) supplemented with arginine nucleotides and fish oil in intensive care unit patients: Results of a multicenter prospective randomized clinical trial Crit. *Care Med* 23(3):436–49, 1995.

Burdet L, Muralt B, Schutz Y, Pichard C, Fitting JL. Administration of growth hormone to underweight patients with chronic obstructive pulmonary disease. A prospective, randomized, controlled. Study *Am J Respir Crit Care Med* 156(6):1800–6, 1997.

David CM, Silva M. Suporte Nutricional no paciente em insuficiência respiratória e ventilação mecânica. In David CM (Ed.): *Ventilação Mecânica: Da Fisiologia à Prática Clínica*. Rio de Janeiro: RevinteR, p 577, 2001.

David CMN. A nutrição enteral estéril diminui a colonização microbiana do estômago e das vias aéreas inferiores no paciente em ventilação mecânica? Tese. Faculdade de Medicina — UFRJ, 1996.

Drasar BS, Shinr M, McHedo GM. Studies on the intestinal tract in healthy and achlorhydric person. *Gastroenterology* 56:71–9, 1969.

Driks MR, Craven DE, Celli BR, Manning M, Burke RA, Garvin GM, Kunches LM, Farber HW, Wedel AS, McCabe W. Nosocomial pneumonia in intubated patients given sucralfate as compared with antacids or histamine type 2 blockers. The role of gastric colonization. *N Engl J Med* 317(22):1376–82, 1987.

Lewis MI, Lorusso TJ, Fournier M. Effect of insulin-like growth factor I and/or growth hormone on diaphragm of malnourished adolescent rats. *Journal of Applied Physiology* 82(4):1064–70, 1997.

Orozco-Levi M, Torres A, Ferrer M, Piera C, El-Ebiary M, Bellacasa JP, Rodriguez-Roisin R. Semirecumbent position protects from pulmonary aspiration but not completely from gastroesophageal reflux in mechanically ventilated patients. *Am J Respir Crit Care Med* 152(4):1387–90, 1995.

Pinard B, Geller E. Nutritional support during pulmonary failure. *Crit Care Clin* 11:705, 1995.

Pingleton SK. Enteral nutrition in patients with respiratory disease. *Eur Respir J* 9:364, 1996.

Silva PMF, Gontijo PP, David CMN. Enteral nutrition as a source of nosocomial pneumonia. *F Méd* (Br) 111(1):53–5, 1995.

Wagner DR, Elmore MF, Knoll DM. Evaluation of closed vs. open systems for the delivery of peptide-based enteral diets. *JPEN* 18(5):453–7, 1994.

Insuficiência Hepática

Bresci G, Parisi G, Banti S. Management of hepatic encephalopathy with oral zinc supplementation. A long-term treatment. *Eur J Med* 2:414–6, 1993.

Cabre E, Gonzalez-Huix F, Abad-Lacruz A et al. Effect of total enteral nutrition on the short-term outcome of severely malnourished cirrhotics. *Gastroenterology* 98:715–20, 1990.

Cerra FB, Siegal JH, Border JR et al. The hepatic failure of sepsis. Cellular versus substrate. *Surgery* 86:409–22, 1979.

Chandra RK, Wadhwa M. Nutritional modulation of intestinal mucosal immunity. *Immunol Invest* 18:119–26, 1989.

Diehl AM. Nutrition, hormones, metabolism and liver regeneration. *Semin Liver Dis* 11:315–20, 1991.

Fischer JE. Branched-chain-enriched aminoacid solutions in patients with liver failure: An early example of nutritional pharmacology *JPEN* 14(Suppl.):249S–256S, 1990.

Gecelter GR, Comer GM. Nutritional support during liver failure. *Crit Care Clin* 11:675–83, 1995.

Helton WS. Nutritional issues in hepatobiliary surgery. *Semin Liver Dis* 14:140–57, 1994.

McClain CJ, Marsano L, Burk RF et al. Trace metals in liver disease. *Semin Liver Dis* 11:321–39, 1991.

McCullough AJ, Tavill AS. Disordered energy and protein metabolism in liver disease. *Semin Liver Dis* 11:265–77, 1991.

Merli M, Romita A, Riggio O et al. Optimal nutritional indexes in chronic liver disease. *JPEN* 11(Suppl.):130S–134S, 1987.

Morgan MY. Branched-chain aminoacids and the managements of chronic liver disease. Facts and fantasy. *J Hepatol* 11:133–41, 1990.

Mullen KD, Weber FL. Role of nutrition in hepatic encephalopathy. *Semin Liver Dis* 11:292–304, 1991.

Muñoz SJ. Nutritional therapies in liver disease. *Semin Liver Dis* 11:278–91, 1991.

Puglieses RPS, Miura I, Porta G. Hepatopatia. *In* Mário Telles Júnior, Uennis Tannuri: *Suporte Nutricional em Pediatria*. São Paulo: Atheneu, pp 233–48, 1994.

Shepherd RW. Nutritional support of the child with chronic liver disease. *In* Frederick J: *Liver Disease in Children*. St. Louis: Mosby, 1994.

Sronts EP. Nutritional assessment of adults with end-stage hepatic failure. *Nutr Clin Pract* 3:385–93, 1988.

Insuficiência Renal

Ikiler TA, Himmelfarb J. Nutrition in acute renal failure patients. *Adv Renal Therapy* 4:54–63, 1997.

Kopple JD, Massry SC (Eds.). Nutritional Management of Acute Renal Failure. *Nutritional Management of Renal Disease*. Baltimore: Williams & Wilkins, pp 713–54, 1997.

Mitch WE, Klahr S (Eds.). Nutritional Support in Acute Renal Failure. *Nutrition and The Kidney*. Boston: Little Brown & Co., pp 314–45.

Sedman A et al. Nutricional management of the child with mild to moderate chronic renal failure. *J Pediatr* 129:S13, 1996.

Seidner D, Matarese LE, Steiger E. Nutritional care of the critically ill patient with renal failure. *Semin Nephrol* 14:53, 1994.

Insuficiência Cardíaca

Blackburn GL, Gibbons GW, Bothe A et al. Nutrition support in cardiac cachexia. *J Thorac Cardiovasc Surg* 73:489, 1977.

Gibbons GW, Blackburn GL, Harken DE et al. Pre and postoperative hyperalimentation in the treatment of cardiac cachexia. *J Surg Res* 19:439, 1975.

Heymsfield SB, Bethel BA, Ansley JD et al. Cardiac abnormalities in cachectic patients before and during nutritional repletion. *Am Heart J* 95:584, 1978.

Webb JG, Kiess MC, Yan CCC. Malnutrition and the heart. *Can Med Assoc J* 135:753, 1986.

Fístulas

Benson DW, Fischer JE. *In* Fischer JE (Ed.): *Total Parenteral Nutrition*. 2nd ed. Boston: Little Brown & Co., pp 253–62, 1991.

Bond SJ, Guzzetta PC, Snyder M et al. Management of pediatric postoperative chylothorax. *Ann Thorac Surg* 56:469–73, 1993.

Coutre C, Oberhansli I, Mossaz A et al. Postoperative chylothorax in children. *J Ped Surg* 26:519–23, 1991.

MacPhayden BV, Dudrick SJ, Rudberg RL. Management of Gi fistulas with parenteral hyperalimentation. *Surgery* 74:100–5, 1973.

Obesidade

Cole TH, Bellizzi MC, Flegal KM et al. Establishing a standard definition for child overweight and obesity worldwide. *BMJ* 320:1240–3, 2000.

Choban Patricia. Hipocaloric nutrition support for obese patients. *ASPEN Program-Book* 162–6, 1999.

Gallance, Anthony et al. Relation of body mass index to subsequent mortality among serious ill hospitalized patients. *Crit Care Med* 12:25, 1968.

Jones Carol. Nutrition support dietetics. *ASPEN Core Curriculum*, 2nd ed., 1993.

Jones Carol. Strategies for feeding obese patients. *ASPEN Program-Book*, pp 167–70, 1999.

Seidell J. Hormon and metabolic research. *Time Trends in Obesity* 4(29):155–8, 1997.

Diabetes Melito

Franz MJ, Horton ES, Bantle JP et al. Nutrition principles for the management of diabetes and related complications. *Diabetes Care* 17:490, 1994.

Muls E. Nutrition recommendations for the person with diabetes. *Clinical Nutrition* 17(2):18–5, 1998.

Schrezenmeir J. Rationale for specialized nutrition support for hyperglycemic patients. *Clinical Nutrition* 17(2):26–4, 1998. St Louis: Mosby, pp 801–13, 1994.

Geriatria

Campbell WC, Crim MC, Dallal GE, Young VR, Evans WJ. Increased protein requirements in elderly people: New data and retrospective reassessments. *Am J Clin Nutr* 60:501–9, 1994.

Morley JE. Geriatrics. *In* Gary Zaloga (Ed.): *Nutrition in Critical Care*. St Louis: Mosby, pp 717–26, 1994.

Russel RM, Suter PM. Vitamins requirements of elderly people: An update. *Am J Clin Nutr* 58:4–14, 1993.

Pancreatite Grave

Herrmann V, Fuhrman MP. Nutrition support and pancreatitis. *In* Shikora SA, Blackburn GL (Eds.): *Nutrition Support: Theory and Therapeutics*. New York: Chapman & Hall, pp 358–73, 1997.

Kirby DF, DeLegge MH. Gut disease. *In* Zaloga GP (Ed.): *Nutrition in Critical Care*. St. Louis: Mosby, pp 118–9, 1994.

Latifi R, Dudrick SJ. Nutrition support of acute pancreatitis. *In* Latifi R, Dudrick SJ (Eds.): *Current Surgical Nutrition*. Austin: RG Landes Co., pp 225–38, 1996.

Pisters PWT, Ranson JHC. Nutritional support for acute pancreatites. *Surg Gynecol & Obstet* 175:275–84, 1992.

Nutricomp® adm — Diab

Características	Dieta polimérica, hiperprotéica, com fibra, isenta de sacarose e lactose. Uso enteral e/ou oral. Contém 6,8 g fibra dietética/100 g
Indicações	Intolerância a carboidratos e diabéticos
Calorias em cada 100 g	486
Distribuição calórica	Proteína 17%, carboidrato 32% e lipídeo 51%, fibra dietética/6,8 g
Fonte de proteína	Caseinato de Ca/Na 100%
Fonte de carboidratos	Polímeros de glicose (74%), frutose (26%)
Fonte de lipídeos	Óleo de soja 79%, óleo de coco 21%
Proteínas (g)	20,6
Carboidratos (g)	39,2
Lipídeos (g)	27,5
Relação Kcal não protéica / gN	123:1
Sódio mg	300
Potássio mg	570
Cálcio mg	300
Fósforo mg	275
Oligoelementos	Se, Cr, Mo
Osmolalidade mOsm / Kg	358
Carga soluto renal	168
Densidade calórica	1,07
100% RDA de vitaminas e minerais	1.800 ml
Apresentação	Pote 320g (1.555 Kcal)
Sabor	Baunilha
Adição	Colina

Nefroamino •

- **Composição (g/l)**

L - Isoleucina	7,00	g
L - Leucina	11,00	g
L - Metionina	11,00	g
L - Fenilalanina	11,00	g
L - Treonina	5,00	g
L - Triptofano	2,50	g
L - Valina	8,00	g
L - Histidina	5,50	g
L - Lisina acetato	11,30	g
Água para injeção	1.000	ml

- **Característica da solução**

Aminoácidos totais	6,9	g/l
Nitrogênio total	8,80	g/l
Alfa-amino nitrogênio	6,87	g/l
Conteúdo calórico	276	Kcal/l
Conteúdo calórico	545	mOsm/l
pH	5,7 - 6,0	
Acetato	55	mEq/l

Nutricomp® adm — Renal

Características	Alimento nutricionalmente completo, com alta densidade calórica, para pacientes em tratamento dialítico
Indicações	Pacientes renais crônicos em tratamento dialítico
Calorias em cada 100 g	501
Distribuição calórica	Proteína 15%, carboidrato 40% e lipídeo 45%
Fonte de proteína	Caseinato de Ca/Na 100%
Fonte de carboidratos	Maltodextrina 100%
Fonte de lipídeos	Óleo de soja 100%
Proteínas (g)	18,4
Carboidratos (g)	49,8
Lipídeos (g)	25,3
Relação Kcal não protéica / gN	145:1
Sódio mg	210
Potássio mg	278
Cálcio mg	368
Fósforo mg	178
Oligoelementos	Se
Osmolalidade mOsm / Kg	508
Carga soluto renal	134
Densidade calórica	2,0
100% RDA de vitaminas e minerais	1.800 ml
Apresentação	Envelope 90 g
Sabor	Baunilha
Adição	Taurina / Carnitina

Fig. 14-4. Produtos utilizados em diferentes situações clínicas.

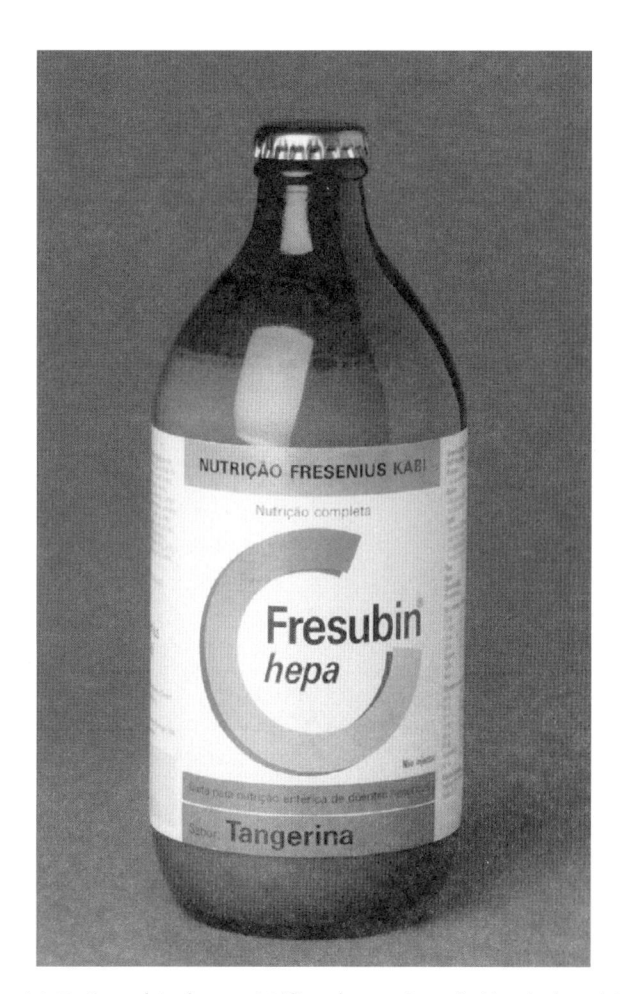

Fig. 14-5. Fresubin hepa. Utilizado em insuficiência hepática.

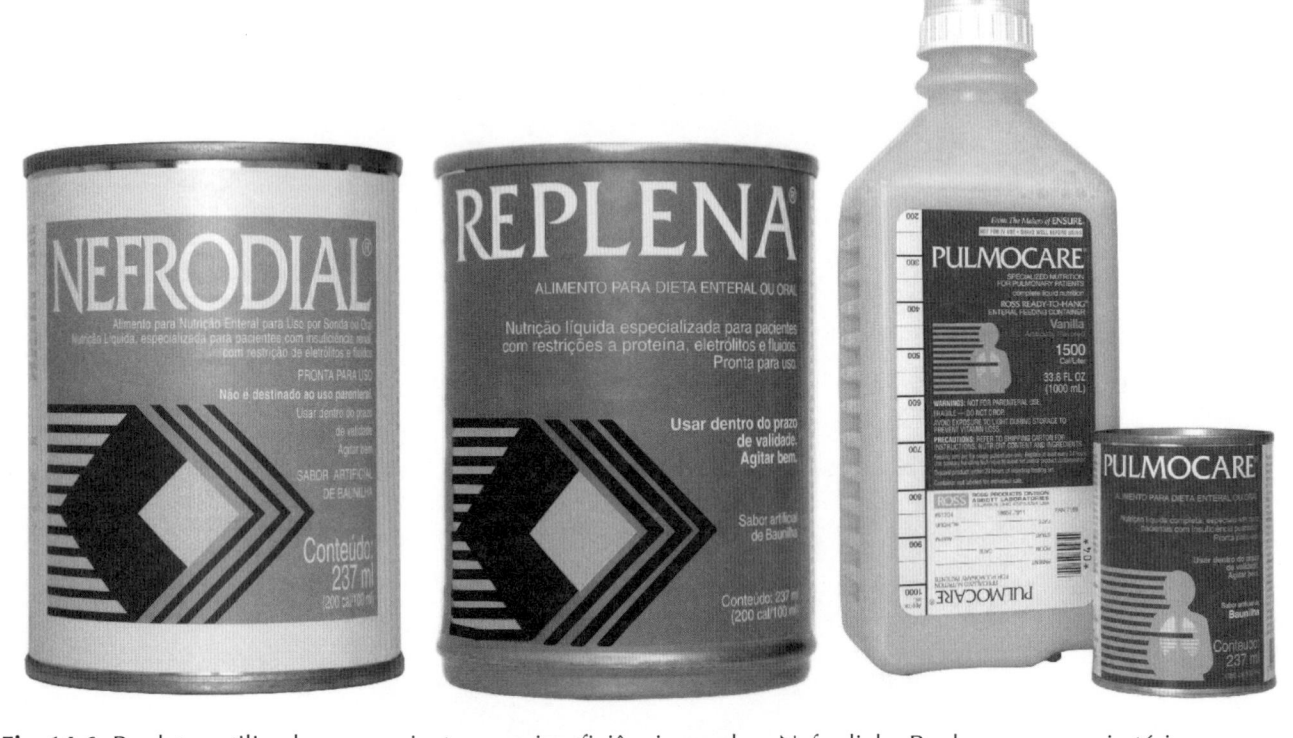

Fig. 14-6. Produtos utilizados em pacientes com insuficiência renal — Nefrodial e Replena — e respiratória.

Capítulo 15

Interações Droga–Nutriente

OBJETIVOS

1. Identificar os tipos de interações envolvendo terapia nutricional (enteral e parenteral) e o uso concomitante de drogas.
2. Reconhecer o impacto do uso de medicamentos sobre a eficácia da terapia nutricional.
3. Avaliar o efeito dos nutrientes sobre a biodisponibilidade das drogas.

INTRODUÇÃO

O fenômeno de interação entre droga e alimento tem origem na reciprocidade das características física, química, farmacológica e fisiológica de ambos no organismo. O alimento pode causar alterações nos efeitos farmacológicos ou na biotransformação da droga e estes, por sua vez, podem modificar a utilização do alimento, com implicações clínicas tanto na eficácia terapêutica medicamentosa como na manutenção do estado nutricional.

A ocorrência dessas interferências progride ao longo do trato gastrintestinal, sendo desprezível na orofaringe e no esôfago e maior no estômago e intestino. As indicações são dependentes da natureza dos nutrientes, das características da droga, do tempo de trânsito nos diferentes segmentos do tubo digestivo, da freqüência de contato com as velocidades intestinais e dos mecanismos de absorção intestinal.

O volume, a temperatura, a viscosidade, a pressão osmótica, o caráter ácido-básico dos alimentos alteram o tempo de esvaziamento gastrintestinal e as condições de solubilização das drogas através da formação de quelatos ou complexos interferindo em sua absorção.

De forma semelhante, as drogas modificam a motilidade gastrintestinal, o pH intraluminal, a morfologia celular da mucosa e a atividade de enzimas intestinais e a microbiota bacteriana, alterando a absorção de nutrientes.

O tratamento de muitas doenças requer o uso de drogas por períodos prolongados.

TIPOS DE INTERAÇÃO DROGA–NUTRIENTE

1. Interações droga: alimento, via oral.
2. Interações droga: nutrição enteral.
3. Interações droga: nutriente, via parenteral.

FASES DA INTERAÇÃO

1. Absorção.
2. Distribuição.
3. Metabolismo.
4. Excreção.

Absorção

Drogas que Afetam a Absorção dos Nutrientes

A interação dos alimentos e das drogas com as funções mecânicas, secretórias, digestivas, absortivas e excretórias do trato gastrintestinal depende da dosagem da droga, do tipo e da quantidade de alimento, do tempo decorrido entre a administração de ambos e da presença de enfermidade ou desnutrição.

Em geral, as drogas podem causar má absorção exercendo efeito sobre a luz intestinal ou diminuindo a capacidade absortiva da mucosa gastrintestinal. Esses efeitos podem ser limitados a um determinado nutriente ou afetar vários, resultando em má absorção grave.

Os efeitos luminais afetam o tempo de trânsito dos alimentos, reduzindo a absorção de nutrientes.

Um grande número de drogas como a neomicina, a colestiramina, o clofibrato e outras afeta a atividade dos ácidos biliares e, assim, a absorção de gorduras, vitaminas lipossolúveis (A, D, E e K), caroteno e outros componentes micelares, como o colesterol, resultando em esteatorréia.

Algumas drogas podem destruir a estrutura dos vilos e microvilos, o que resulta em inibição das enzimas da borda em escova e dos sistemas de transporte intestinal.

Nutrientes que Afetam a Absorção das Drogas

A absorção de muitas drogas pelo trato gastrintestinal é afetada pela presença de nutrientes na luz. Geralmente, as drogas são absorvidas mais lentamente quando ingeridas com alimentos, em virtude do retardo no esvaziamento gástrico e da diluição. A droga pode não alcançar níveis eficazes no sangue, ou a absorção lenta pode atuar prolongando os efeitos da droga.

Alterações do pH gastrintestinal geralmente afetam a taxa de absorção da droga.

Os carboidratos podem diminuir o esvaziamento gástrico, aumentando a absorção de determinadas drogas, (p. ex., hidroclorotiazida e propoxifeno).

Distribuição

A maioria das drogas é transportada no sangue, ligada às proteínas plasmáticas. A principal transportadora de fármacos e nutrientes é a albumina. A modulação da atividade farmacológica depende da formação e da estabilidade do complexo. Um fármaco ligado à proteína não tem atividade.

Drogas que se ligam a nutrientes não estão disponíveis para absorção e têm absorção retardada.

No estado de subnutrição, a hipoalbuminemia exacerba a interferência competitiva pelos sítios ligantes entre fármacos e nutrientes, podendo resultar no aumento da fração livre que é farmacologicamente ativa.

Metabolismo

Drogas que Afetam o Metabolismo dos Nutrientes

Drogas com estrutura semelhante a enzima, vitamina ou metabólito podem bloquear reações enzimáticas. As enzimas capturam a antivitamina ou antimetabólito em vez de vitamina ou metabólito verdadeiros. Os agentes quimioterápicos para o câncer agem segundo esse princípio. As antivitaminas são capturadas pelas células de mais rápido crescimento, que morrem ou funcionam mal quando elas não agem como a vitamina real. Antivitaminas comuns são os antagonistas de folato, metotrexato e pirimetamina.

Uma droga pode também afetar o metabolismo de um nutriente formando um complexo com ele, tornando-o não disponível. A hidrazida do ácido isonicotínico funciona dessa maneira. Essa droga, utilizada no tratamento da tuberculose, forma um complexo com a piridoxina (Vit. B6), com resultante excreção da piridoxina na urina, o que impossibilita sua utilização pelo organismo.

Nutrientes que Afetam o Metabolismo das Drogas

As drogas são metabolizadas em 2 fases básicas:

Fase 1: Oxidação, hidroxilação, reação de hidrólise ou redução. Essas reações modificam a molécula funcional de uma droga.

Fase 2: Conjugação do glucuronato, glutationa, acetato e sulfato, tornando o metabólito mais hidrossolúvel.

A maioria dos efeitos das dietas sobre as drogas ocorre na fase 1.

O metabolismo de drogas pode estar alterado em estados de deficiência nutricional, uma vez que a atividade do sistema enzimático microssomal hepático de metabolização de drogas, principalmente o citocromo P 450, é influenciada pela ingestão de proteínas, carboidratos, lipídeos, riboflavina, ácido ascórbico, magnésio e zinco e outros nutrientes.

Excreção

Drogas que Afetam a Excreção de Nutrientes

As drogas aumentam a excreção de um nutriente competindo pelo seu sítio de ligação. Se uma vitamina não estiver ligada a uma proteína, será filtrada através dos rins e excretada.

A aspirina pode alterar o transporte de folato, estimulando sua excreção. As drogas podem aumentar a excreção de um nutriente e reduzir sua reabsorção tubular.

Os diuréticos, como a furosemida, o ácido etacrínico e o trianereno, podem produzir significativa hipercalciúria em decorrência da redução da reabsorção de cálcio.

Nutrientes que Afetam a Excreção das Drogas

Alimentos e nutrientes podem afetar a excreção de drogas pela mudança do pH da urina. Por exemplo, drogas ácidas são mais bem excretadas em urina alcalina.

A excreção de drogas pode também ser afetada pelos níveis orgânicos de minerais. Um exemplo é o carbonato de lítio. Com a depleção de sódio, há aumento na reabsorção de lítio. Com suplementação de sódio, há aumento na excreção de lítio.

INTERAÇÕES DROGA – NUTRIÇÃO ENTERAL, VIA SONDA

Os princípios de interações de alimentos e medicamentos podem ser aplicados para alimentação enteral.

- Medicamentos e outras substâncias não devem ser adicionados às fórmulas.
- Administrar os medicamentos em *bolus* pela sonda enteral.
- O efeito sobre a estabilidade da fórmula ou biodisponibilidade dos medicamentos freqüentemente não pode ser previsto.
- Administrar medicamentos por VO quando possível.
- Considerar o acesso enteral e o tipo de dieta.
- Para medicações no estômago vazio, que requeiram uso da sonda, administrar alimento trinta minutos antes e trinta minutos após a droga.
- Usar formas farmacêuticas líquidas, quando possível.
- Farmacêuticos devem preparar suspensões líquidas, quando possível, se estas não estiverem comercialmente disponíveis.
- Diluir medicamentos múltiplos separadamente.
- Lavar a sonda antes e depois de cada medicamento.

- Comprimidos devem ser triturados (pó fino) e diluídos em 15–30 ml de água antes de serem administrados pela sonda.
- Não triture ou administre comprimidos revestidos, drágeas ou formas de ação prolongada ou com revestimento entérico através da sonda.
- Produtos muito ácidos causam obstrução da sonda.
- Confira a estabilidade da droga.

DROGAS COMUNS EM UTI's

- FENITOÍNA:
  - Interage com alimentos.
  - Biodisponibilidade reduzida.
  - Administrar por outra via, quando possível.
  - Suspender a alimentação por sonda duas horas antes e depois da alimentação.
  - Monitorizar os níveis séricos e a resposta clínica de perto. Ajuste de dose, quando necessário.
- ANTIÁCIDOS:
  - Raramente indicados quando a administração da dieta é contínua no estômago.
  - Forma fragmentos, causando obstrução.
  - Bloqueadores H_2 podem ser utilizados em sondas jejunais.
- WARFARINA:
  - Interação farmacológica com a vitamina K.
  - Conhecer a concentração de vitamina K da fórmula enteral.
  - Monitorizar tempo de protrombina e de sangramento.
  - Reajuste de dose quando a terapia enteral for suspensa.
- TEOFILINA:
  - Alimentação enteral contínua pode reduzir sua absorção.
  - Monitorizar níveis séricos.
- ANTIBIÓTICOS:
  - Penicilina, tetraciclina, isoniazida, rifampicina, norfloxacina e ofloxacina apresentam biodisponibilidade reduzida com alimentos.

PREVENÇÃO DE INTERAÇÕES

Devem ser considerados:

- Intervalo padrão para administração de drogas.
- Protocolos clínicos.
- Educação continuada.
- Rotulagem com correta utilização.
- Sistema informatizado de avaliação e alerta sobre interações de drogas.
- Programa de farmácia clínica.
- Aconselhamento ao paciente.
- As alterações estão nas Tabelas 15-1 a 15-5, de acordo com Cardoso *et al.* (1998).

Tabela 15-1. Alterações na biotransformação de drogas por influência de alimentos

Drogas	Alimentos	Principais mecanismos	Efeitos
Barbitúricos	Dietas hipoprotéica e hiperglicídica	↓ atividade do citocromo P 450 hepático	↑ tempo de efeito depressor
Antipirina, teofilina	Dietas hipoprotéica e hipoglicídica	↓ da atividade do citocromo P 450 hepático	↓ t1/2 plasmática ↓ tempo de efeito
Antipirina, fenacetina	Couve, repolho	↑ biotransformação de 1ª passagem (mucosa intestinal) e fase I hepática	↓ t 1/2 plasmática ↓ tempo de efeito
Dicumarol, fenadiona, warfarina	Brócolis, couve, ervilha verde, nabo, rabanete, repolho	Antagonismo bioquímico na síntese dos fatores da coagulação (II-protrombina; VII-proconvertina; IX-christmas; X-Stuart-Prower)	↓ eficácia anticoagulante
Fenitoína, fenobarbital	Fígado, trigo integral, espinafre, banana, melão	↑ biotransformação	↓ eficácia anticonvulsivante
Atenolol	Dieta hiperprotéica	↓ fase I da biotransformação hepática (desacetilação)	↑ tempo de efeito
Labetalol, metoprolol, propranolol	Dieta hiperprotéica	↑ fase I da biotransformação hepática (hidroxilação, acetilação) ↓ fluxo sangüíneo esplânico	↑ t1/2 plasmática ↑ tempo de efeito
Levodopa	Piridoxina (vit. B6)	Acelera a conversão em dopamina plasmática pela ativação da dopadescarboxilase	↓ dopamina central ↓ eficácia antiparkinson
Fenelzina, pargilina, tranilcipromina	Carnes e peixes enlatados/embutidos/defumados, fígado de galinha, queijos fermentados, iogurte, chocolate, vinho tinto, cerveja	Inibição enzimática da MAO. ↑catecolaminas liberadas. Ação adrenergética indireta da tiramina	Crises de hipertensão taquicardia

(↑) = aumenta;
(↓) = diminui.

Tabela 15-2. Alterações na excreção renal e de drogas por influência de alimentos

Drogas	Alimentos	Principais mecanismos	Efeitos
Ácidos fracos:			
Acetazolamida Ácido acetilsalicílico Ácido etacrínico Aminoglicosídeos Barbitúricos Benziodarona Clorotiazida Clorpropamida Cumarínicos Furosemida Indometacina Nitrofutazona Oxifembutazona Penicilinas Sulfimpirazona Sulfonamidas	Dietas predominantemente alcalinas Leite e derivados, vegetais, frutas cítricas	Alcalinização da urina devida aos resíduos (cátions alcalinos) ↑ ionização ↓ reabsorção tubular	↑ excreção
Bases fracas:			
Amitriptilina Anfetamina Cloroquina Imipramina Meperidina Morfina Nortriptilina Procaína Quinidina Teofilina	Dietas predominantemente ácidas Carnes, galinha, peixes, frutos do mar, toicinho, ovo, amendoim, milho, lentilha, pães, biscoitos, bolachas, ameixa	Acidificação da urina devida aos resíduos ácidos (cloretos, iodetos, fosfatos, sulfatos) Os metabólitos da ameixa são ácidos hipúrico e tetraidroxiipúrico ↑ ionização ↓ reabsorção tubular	↑ excreção ↑ excreção
Lítio	Dietas restritas com ou sem sal	↑ reabsorção tubular	↓ excreção ↑ efeitos adversos (vômitos, diarréia, disartria, ataxia, sonolência, tremores, hipotensão, vertigens)

(↑) = aumenta.
(↓) = diminui.

Tabela 15-3. Deficiências nutricionais causadas por influência de drogas

Nutrientes deficientes	Drogas responsáveis	Principais mecanismos
Vitaminas		
A	Ácido mefenâmico	Irritação gastrintestinal ↑ trânsito intestinal Diarréia ↓ absorção intestinal
A	Clofibrato, colestipol, colestiramina	Formação de complexo Seqüestro de sais biliares ↓ absorção
A	Fenindiona	↑ trânsito intestinal Diarréia ↓ absorção
A	Fenolftaleína	↓ vilosidade intestinal ↑ trânsito ↓ absorção
A	Neomicina	Alteração na mucosa intestinal: infiltração de linfócitos e macrófagos pigmentados na lâmina própria. Edema. Dilatação vascular Lesão em nível da ↓ da vilosidade intestinal. Ligação iônica com os sais biliares. ↓ formação de micélios Síndrome de má-absorção
B_1	Ácido etacrínico, clorotiazida, furosemida	Irritação gastrintestinal ↑ irritação gastrintestinal ↓ utilização
B_1	Antiácidos (Al, Mg)	↑ pH altera a solubilidade ↓ absorção
B_1	Digitoxina, digoxina	Irritação gastrintestinal ↑ excreção fecal ↓ utilização
B_1	Etilestradiol, noretinodrel	Alteração do metabolismo e da utilização ↓ formação da coenzima tiamina-pirofosfato
B_2	Ácido etacrínico, clorotiazida, furosemida	Irritação gastrintestinal ↑ excreção fecal e renal ↓ utilização
B_2	Etinilestradiol, noretinodrel	Alteração do metabolismo e da utilização ↓ atividade da glutationa redutase eritrocitária ↓ concentração plasmática
B_6	Ácido etacrínico, clorotiazida, furosemida	Irritação gastrintestinal ↑ excreção fecal e renal ↓ utilização
B_6	Etinilestradiol, noretinodrel	Alteração do metabolismo e da utilização ↑inativação da coenzima fosfato de piridoxal
B_6	Isoniazida	Formação de complexo Alteração do metabolismo ↓ síntese de coenzima fosfato de piridoxal ↑ excreção
B_{12}	Ácido etacrínico, clorotiazida, furosemida	Irritação gastrintestinal ↑ excreção fecal e renal ↓ utilização

(↑) = aumenta.
(↓) = diminui.

(Continua)

Tabela 15-3. Deficiências nutricionais causadas por influência de drogas *(cont.)*

Nutrientes deficientes	Drogas responsáveis	Principais mecanismos
B_{12}	Aminopterina, metotrexato	↓ vilosidade intestinal Lesão da mucosa Síndrome de má absorção
B_{12}	Clofibrato, colestipol, colestiramina	Formação de complexo Seqüestro de sais biliares Interferência com o fator intrínseco (íleo)
B_{12}	Colchicina	Irritação gastrintestinal ↑ trânsito e ↓ velocidades intestinais Alteração morfológica da mucosa ileal e interferência com o fator intrínseco Síndrome de má-absorção
B_{12}	Fenformina, guanidina, metoformina	↓ absorção por interferência com o fator intrínseco (íleo)
B_{12}	Isoniazida	Irritação gastrintestinal Interferência com o fator intrínseco (íleo)
B_{12}	Neomicina	↓ complexão com o fator intrínseco ↓ vilosidade intestinal Síndrome de má-absorção
C	Ácido acetilsalicílico, indometacina	↓ captação pelos leucócitos ↑ excreção renal
C	Ácido etacrínico, clorotiazida, furosemida	Irritação gastrintestinal ↑ excreções fecal e renal ↓ utilização
C	Etilestradiol, noretinodrel	↑ metabolismo ↑ excreção renal ↓ concentração plasmática (leucócitos e plaquetas)
D	Ácido, mefenâmico	Irritação gastrintestinal ↑ trânsito intestinal Diarréia ↓ absorção
D	Clofibrato, colestipol, colestiramina	Formação de complexos Seqüestro de sais biliares ↓ emulsificação ↓ absorção
D	Fenindiona	↑ trânsito intestinal Diarréia ↓ absorção
D	Fenitoína, fenobarbital	Alteração do metabolismo ósseo ↓ utilização
D	Fenolftaleína	↓ vilosidade intestinal ↑ trânsito intestinal ↓ absorção
D	Isoniazida	Irritação gastrintestinal Alteração do metabolismo ↓ utilização
E	Ácido mefenâmico	Irritação gastrintestinal ↑ trânsito intestinal Diarréia ↓ absorção

(↑) = aumenta.
(↓) = diminui

Tabela 15-3. Deficiências nutricionais causadas por influência de drogas *(cont.)*

Nutrientes deficientes	Drogas responsáveis	Principais mecanismos
E	Clofibrato, colestipol, colestiramina	Formação de complexos Seqüestro de sais biliares ↓ emulsificação ↓ absorção
E	Fenindiona	↑ trânsito intestinal Diarréia ↓ absorção
E	Fenolftaleína	↓ vilosidade e ↑ trânsito intestinal ↓ absorção
E	Polimixina	Efeito detergente ↑ trânsito intestinal Diarréia ↓ absorção
K	Ácido mefenâmico	Irritação gastrintestinal ↑ trânsito intestinal Diarréia ↓ absorção
K	Clofibrato, colestipol, colestiramina	Formação de complexos Seqüestro de sais biliares ↓ emulsificação ↓ absorção
K	Dicumarol, fenindiona	↑ trânsito intestinal ↓ absorção
K	Fenolftaleína	↓ vilosidade e ↑ trânsito intestinal ↓ absorção
K	Neomicina	↓ vilosidade intestinal Precipitação de sais biliares Síndrome de má-absorção
K	Tetraciclinas	↓ Flora intestinal ↓ síntese de nutriente
Niacina	Etinilestradiol, noretinodrel	Alteração do metabolismo ↓ utilização
Niacina	Isoniazida	Irritação gastrintestinal Alteração do metabolismo ↓ utilização
Minerais		
Cálcio	Ácido etacrínico, furosemida	Irritação gastrintestinal ↑ excreção fecal ↓ utilização
Cálcio	Aminopterina, metotrexato	↓ vilosidade intestinal Lesão da mucosa Síndrome de má-absorção
Cálcio	Bisacodil, cáscara sagrada, fenolftaleína Picossulfol, sene	Estimulação direta da motilidade intestinal ↓ tempo de permanência
Cálcio	Carbamazepina, fenitoína, fenobarbital	Alteração do metabolismo ↓ utilização
Cálcio	Celulose (fosfato sódico)	Formação de complexo ↓ absorção

(Continua)

(↑) = aumenta.
(↓) = diminui.

Tabela 15-3. Deficiências nutricionais causadas por influência de drogas *(cont.)*

Nutrientes deficientes	Drogas responsáveis	Principais mecanismos
Cálcio	Cimetidina	Alteração de solubilidade Obstipação intestinal
Cálcio	Colchicina	Irritação gastrintestinal ↑ trânsito intestinal Alterações morfológicas da mucosa Síndrome de má-absorção
Cálcio	Hidróxido de sódio	Formação de complexo ↓ utilização
Cálcio	Isoniazida	Irritação gastrintestinal Alteração do metabolismo ↓ utilização
Cálcio	Neomicina	↓ vilosidade intestinal ↑ excreção fecal Síndrome de má-absorção
Ferro	Ácido acetilsalicílico, indometacina	Irritação gastrintestinal Alteração da vilosidade intestinal ↑ trânsito intestinal
Ferro	Neomicina	↓ vilosidade intestinal Síndrome de má-absorção
Fósforo	Etinilestradiol, noretinodrel	Alteração do metabolismo ↓ níveis plasmáticos ↓ utilização
Fósforo	Hidróxido de alumínio	Formação de complexo ↓ utilização
Magnésio	Cefalosporinas	↑ trânsito intestinal Diarréia
Magnésio	Celulose (fosfato sódico)	Formação de complexo ↓ absorção
Magnésio	Etinilestradiol, noretinodrel	↓ níveis plasmáticos ↓ utilização
Potássio	Ác. etacrínico, clorotiazida, furosemido	↑ excreção renal
Potássio	Bisacodil, cáscara sagrada, fenolftaleína, Picossulfol, sene	Estimulação direta da motilidade intestinal ↓ utilização no cólon
Potássio	Cefalosporinas	↑ trânsito intestinal Diarréia
Potássio	Corticosteróides	Alteração morfológica da mucosa intestinal ↓ vilosidade Irritação gastrintestinal
Potássio	Hidróxido de alumínio	Formação de complexo ↓ absorção no cólon
Potássio	Neomicina	↓ vilosidade intestinal Síndrome de má-absorção
Sódio	Ácido etacrínico, clorotiazida, furosemida	↑ excreção renal
Sódio	Neomicina	↓ vilosidade intestinal Síndrome de má-absorção
Zinco	Etinilestradiol, noretinodrel	↓ nível plasmático ↑ concentração eritrocitária e síntese da anidrase carbônica

(↑) = aumenta.
(↓) = diminui.

Tabela 15-3. Deficiências nutricionais causadas por influência de drogas *(cont.)*

Nutrientes deficientes	Drogas responsáveis	Principais mecanismos
Ácido fólico	Etinilestradiol, noretinodrel	Altera o metabolismo ↓ formação de folato-coenzimas ↓ nível plasmático ↓ utilização
Ácido fólico	Fenitoína	Inibe a folato-conjugase intestinal Competição nos sítios ligantes da lipoproteína transportadora intestinal Inibe reações de redução e de metilação do metabolismo durante a absorção intestinal ↓ formação de metiltetraidropteroilmonoglutamato A suplementação de ácido fólico a pacientes tratados com fenitoína ↑ a freqüência de convulsão epiléptica
Ácido fólico	Isoniazida	Irritação gastrintestinal Alteração do metabolismo ↓ utilização
Ácido fólico	Metotrexato	Ação antimetabólica Competição pela diidrofolato-redutase Formação de metabólitos coenzimáticos
Ácido fólico	Primidona	Altera o metabolismo e a utilização
Ácido fólico	Trimetoprima	Altera o metabolismo e a auto-utilização
Albumina	Etinilestradiol, noretinodrel	Inibição da síntese
Aminoácidos	Etinilestradiol, noretinodrel	Induz aminoacidúria ↓ excreção renal
Carotenos	Aminopterina, metotrexato	↑ vilosidade intestinal Lesão da mucosa Síndrome de má-absorção
Carotenos	Clofibrato, colestipol, colestiramina	Formação de complexo Seqüestro de sais biliares ↓ absorção
Carotenos	Colchicina	Irritação gastrintestinal ↑ trânsito intestinal Alterações morfológicas da mucosa Síndrome de má-absorção
Carotenos	Neomicina	↓ vilosidade intestinal Precipitação de sais biliares Síndrome de má-absorção.
Glicídeos	Aminopterina, metotrexato	↓ vilosidade intestinal Lesão da mucosa Síndrome de má-absorção
Glicídeos	Clofibrato, colestipol, colestiramina	Formação de complexo Inibição enzimática
Glicídeos	Colchicina	Irritação gastrintestinal ↑ trânsito intestinal Alterações morfológicas da mucosa Síndrome de má-absorção
Glicídeos	Neomicina	↓ vilosidade intestinal Inibição enzimática Síndrome de má-absorção

(↑) = aumenta.
(↓) = diminui.

(Continua)

Tabela 15-3. Deficiências nutricionais causadas por influência de drogas *(Cont.)*

Nutrientes deficientes	Drogas responsáveis	Principais mecanismos
Lipídeos	Ácido mefenâmico	Irritação gastrintestinal ↑ trânsito intestinal Esteatorréia ↓ absorção
Lipídeos	Aminopterina	↓ vilosidade intestinal Lesão de mucosa Esteatorréia Síndrome de má-absorção
Lipídeos	Antiácidos (Al, Mg)	
Lipídeos	Biscodil, cáscara sagrada	
Lipídeos	Clofibrato, colestipol, colestiramina	Formação de complexo Seqüestro de sais biliares ↓ emulsificação ↓ absorção
Lipídeos	Colchicina	Irritação gastrintestinal ↑ trânsito intestinal Alterações morfológicas da mucosa Síndrome de má-absorção
Lipídeos	Neomicina	↓ atividade da lipase pancreática ↓ vilosidade intestinal Precipitação de sais biliares Esteatorréia Síndrome de má-absorção
Lipídeos	Polimixina	Efeito detergente ↑ trânsito intestinal Esteatorréia ↓ absorção
Proteínas	Cloranfenicol, tetraciclinas	Altera o metabolismo e a utilização
Triptofano	Etinilestradiol, noretinodrel	Altera o metabolismo e a utilização ↑ atividade da triptofano-oxigenase ↑ excreção de metabólitos (ác. xanturênico, quinurenina, metil-nicotinamida) ↓ níveis plasmáticos e centrais ↓ síntese de serotonina

(↑) = aumenta.
(↓) = diminui.

Tabela 15-4. Misturas de soluções parenterais 2 em 1 e incompatibilidade de drogas

Aciclovir sódico	Fosfato de sódio
Anfotericina B	Ciprofloxacina
Cefazolin sódico	Cisplatina
Ciclosporina	Citarabina
Fluorouracil	Doxorrubicina
Furosemida	Metoclopramida
Ganciclovir sódico	Metotrexato
Midazolam	Bicarbonato de sódio

Tabela 15-5. Misturas de soluções parenterais 3 em 1 e incompatibilidade de drogas

Aciclovir sódico	Droperidol
Anfotericina B	Haloperidol
Ciclosporina	Heparina sódica
Dopamina	Lorazepan
Fluorouracil	Midazolam
Ganciclovir sódico	Morfina sulfato
Doxorrubicina	Pentobarbital sódico
Ondansetron	Fosfato de potássio
Fenobarbital sódico	Fosfato de sódio

INTERAÇÕES DROGA–NUTRIENTE, VIA PARENTERAL

ASPECTOS PEDIÁTRICOS

O paciente pediátrico e o recém-nascido internados na UTI recebem drogas de múltiplas ações farmacológicas (antibióticos, corticoesteróides, diuréticos etc.). Os efeitos nutricionais são diversos: deficiência de vitamina K pelo uso de antibióticos de largo espectro que esterilizam a microbiota intestinal; excreção aumentada de cálcio e fósforo por diuréticos que promovem doença metabólica óssea em prematuros; proteólise e hiperglicemia acentuadas no uso prolongado de corticoesteróides. A criança é afetada profundamente na sua nutrição pela ação dos medicamentos.

Durante a nutrição parenteral é relatado, há muito, o deslocamento da ligação albumina–bilirrubina pelo uso de soluções de lipídeos endovenosas. Recentemente a detecção de contaminantes, como alumínio e polissorbato, nas soluções parenterais pode ocasionar riscos tóxicos para recém-nascidos.

Ações diretas de nutrientes como os fitatos presentes na soja podem diminuir a absorção intestinal de ferro; antimetabólitos diminuem a concentração de folatos. Reciprocamente, como descrito no texto, diversos nutrientes podem inibir a ação farmacológica dos medicamentos. Deve-se reiterar que nunca devem ser adicionados medicamentos nas soluções parenterais, apesar da dificuldade de acesso venoso na criança.

PONTOS-CHAVES

1. Do ponto de vista clínico, as interações entre os alimentos e drogas são importantes quando houver diminuição da eficácia terapêutica, aumento dos efeitos adversos, tóxicos, ou reações de incompatibilidade das drogas ou quando resultarem em utilização incompleta de nutrientes.

2. O conhecimento prévio das características do paciente (idade, funções fisiológicas, estado nutricional, hábitos de alimentação etc.), da doença (crônica, aguda ou ambas) e do medicamento (eficácia, margem de segurança, posologia, modo e tempo de utilização) reduz os riscos advindos das interações entre drogas e alimentos.

LEITURAS SUGERIDAS

Aftergood L, Alfin-Slater RB. Nutrition and the adult: Micronutrients. *In:* Alfin Slater RB, Kritchvesky D (Ed.): *Oral Contraceptives and Nutrient Requirements*. New York: Plenum Press, 1980. pp. 367–95.

Alfin Slater RB, Kritchvesky D. Nutrition and the adult: macronutrients. *In:* Alfin Slater RB, Kritchvesky D (Ed.): *Oral Contraceptives and Nutrient Requirements*. New York: Plenum Press, 1980. p. 290.

Basile CA. Fármacos e alimentos. *In* Basile et al. (Ed.): *Medicamentos e suas Interações*. São Paulo. 1994. pp. 157–88

Cardoso PS et al. Mecanismos de interações droga nutriente. *In* Cardoso PS et al. (Ed.): *Interações Droga–Nutriente*. Curitiba. 1998. pp. 11–100.

Carr CJ. Food and drug interactions. *Annu Rev Pharmacol Toxicol.* 22:19–29, 1982.

Debry G. Drugs, food and nutrition. *World Rev Nutr Diet.* 43:1–9, 1984.

Capítulo 16

Indicadores de Qualidade em Nutrição Clínica

OBJETIVOS

1. Definir protocolos em nutrição clínica.
2. Estabelecer indicadores de qualidade em nutrição.

INTRODUÇÃO

É importante assegurar a qualidade da terapia nutricional na unidade intensiva e garantir ótimo aporte nutricional a todos os pacientes identificados como desnutridos ou em risco de desnutrição. Esse trabalho faz-se através de protocolos estabelecidos com base nas melhores evidências da literatura corrente.

Hoje a terapia nutricional equipara-se às outras modalidades de tratamento (i.e., suporte hemodinâmico, antibioticoterapia etc.), modificando favoravelmente a evolução clínica do paciente.

A pesquisa médica associada a análise de custo-efetividade tem fornecido evidências de que o ótimo cuidado nutricional reduz custo hospitalar, refletido por diminuição do tempo de internação, diminuição de complicações infecciosas e melhora na taxa de sobrevida.

USO DE PROTOCOLOS EM NUTRIÇÃO CLÍNICA

O interesse por protocolos clínicos nunca foi tão grande. O uso destes reduz a prática inapropriada e melhora a eficiência do tratamento. Para avaliarmos a qualidade de tratamento devemos criar protocolos clínicos que descrevam:

- Como administrar a terapia nutricional.
- Quando administrar a terapia nutricional.
- Em quem administrar a terapia nutricional.
- Quando a terapia nutricional é praticada de acordo com objetivos finais específicos, os *end points* devem ser estabelecidos para que haja um processo contínuo de melhoria na qualidade do atendimento. A monitorização e a avaliação dos protocolos dependem de indicadores clínicos, definidos como medidas quantitativas, para monitorizar e avaliar a qualidade do cuidado ao paciente.

CLASSES DE INDICADORES

Os indicadores devem ser apresentados como taxas. Assim, a avaliação de um indicador deve envolver intervalo de tempo, coleta de eventos de interesse durante esse intervalo e o estabelecimento de um denominador apropriado (geralmente, o número de pacientes sob risco de se tornar em numeradores). Alguns indicadores monitorizam eventos que devem sempre ocorrer (como avaliação de risco nutricional); estes são denominados "indicadores sentinelas". Para outros indicadores, a taxa esperada varia entre 0 e 100% (por exemplo: hiperglicemia em pacientes recebendo nutrição parenteral).

Os indicadores em nutrição clínica devem alertar o clínico para reavaliação mais detalhada do cuidado ao paciente. O processo de administrar suporte nutricional oferece várias oportunidades para monitorização (Tabela 16-1).

Tabela 16-1. Áreas potenciais para desenvolvimento de indicadores em terapia nutricional

- Avaliação de risco nutricional
- Indicação de terapia enteral e parenteral
- Adequação da ingestão (valor recebido/prescrito)
- Monitorização metabólica
- Prevenção de complicações
- Momento de início da intervenção nutricional

Os indicadores devem ser definidos, precisos, mensuráveis e validados. Os melhores indicadores são aqueles definidos por protocolos com boa evidência na literatura. Para ser mensurável, um indicador precisa ser quantificado. Certos cuidados, como aderência ao tratamento, podem ser difíceis de medir. A informação deve ser facilmente coletada. Recomenda-se, por exemplo, o uso da pré-albumina (dentre outros marcadores bioquímicos) como um sensível marcador de resposta nutricional, mas o exame não é realizado em algumas instituições. Por outro lado, embora a medida do peso tenha maior impacto e menor custo, ela é pobremente documentada.

Um indicador deve representar aspecto relevante da terapia nutricional. Várias organizações têm desenvolvido e validado indicadores clínicos em terapia nutricional (Tabela 16-2).

Tabela 16-2. Indicadores em nutrição clínica

Nutrição enteral:
- Menor número de complicações gastrintestinais
- Não é descontinuada até que o paciente tenha ingestão oral de pelo menos 50% das necessidades

Nutrição parenteral:
- Nível de glicemia durante a terapia parenteral permanece entre 80–200 mg/dl
- Não é descontinuada até que o paciente tolere pelo menos 50% das necessidades por via oral
- Maior número de pacientes sob terapia nutricional enteral
- Valor calórico recebido superior a 80% do prescrito

PONTOS-CHAVES

1. Um processo contínuo de melhoria na qualidade da assistência é fundamental.
2. O uso de protocolos clínicos é custo-efetivo no cuidado nutricional.
3. Indicador clínico é uma medida quantitativa para avaliar o cuidado ao paciente.
4. Os indicadores devem ser bem definidos e objetivos, para que sejam facilmente coletados, analisados.
5. O objetivo dos indicadores é adotar medidas corretivas.

LEITURAS SUGERIDAS

Graham NO. Quality Assurance in Hospitals. Rockville, MD: Aspen Publishers, 1990.

Inman-Felton A, Rops MS. Ensuring Staff Competence: A Guide for Meeting.

JCAHO. Competence Standars in All Setting. The American Dietetic Association, 1998.

JCAHO. Characteristics of clinical indicators. *Quart Rev Bull* 15:330–9, 1989.

Kushner RF, Ayello EA, Beyer PL. National Coordinating Committee Clinical Indicators of Nutrition Care. *J Am Diet Assoc* 94:1168–77, 1994.

Capítulo 17

A Equipe Multiprofissional na Terapia Nutricional do Paciente Grave

OBJETIVOS

1. Enfatizar o papel da Equipe Multiprofissional de Terapia Nutricional (EMTN) no acompanhamento do paciente grave.
2. Definir as funções e responsabilidades de cada integrante da EMTN.

INTRODUÇÃO

Grande número de pacientes hospitalizados apresentam evidências prévias de desnutrição e muitas vezes não têm suas necessidades nutricionais adequadamente supridas durante o período de internação. O não reconhecimento do aumento das necessidades nutricionais frente à doença implica na decisão tardia de indicar a terapêutica nutricional apropriada.

O processo contínuo na melhoria dos procedimentos adotados na terapêutica nutricional com a finalidade de atender às Recomendações Internacionais levou à publicação das Portarias 272 (DOU de 8/4/98) e 337 (DOU de 19/4/99), republicada como RCD em 6/7/2000, que estabelecem critérios de normalização técnica e controle de todos os procedimentos, fixando requisitos mínimos para o emprego da Terapia Nutricional Parenteral e Enteral (TNPE), respectivamente.

A Equipe Multiprofissional em Terapia Nutricional, que em muitas situações já existia informalmente pela própria necessidade do cuidado com a terapêutica oferecida ao paciente, teve importante impulso com essas publicações de orientação.

EQUIPE MULTIPROFISSIONAL EM TERAPIA NUTRICIONAL

As unidades hospitalares têm características próprias, às quais se somam os aspectos inerentes ao trabalho de equipe; essa situação deve ser respeitada quando se definem funções e responsabilidades que vão nortear o trabalho em grupo.

Como regras básicas, para o desenvolvimento do trabalho de uma equipe multiprofissional, podemos destacar:

1. Ser constituída por indivíduos que possuam habilidades complementares.
2. Envolvimento de todos os profissionais no desempenho adequado da equipe.
3. A existência de metas claras e abordagem funcional.
4. Estar implícita em todo o trabalho desenvolvido a responsabilidade mútua.

O trabalho em equipe é objeto de estudo de vários autores que orientam essa atividade de forma didática; um exemplo é o trabalho de Jon Katzenbach, que classifica as equipes em:

A) Equipe de verdade.

Na qual os líderes trabalham juntos com um objetivo, e o comando é revezado, resultando em melhor desempenho, pois o grupo desenvolve a capacidade de liderança.

B) Equipe de um líder.

É dirigida sempre pela mesma pessoa, que cria valor com o trabalho individual dos membros em tarefas individuais.

C) Unidade meio-termo.

Situação intermediária, geralmente muito cara; gasta tempo e é pouco compensadora profissionalmente.

Outro especialista nesse tema, Brian Quinn, enfatiza que os membros da equipe devem ter *habilidades em forma de linha "T"*: a linha vertical representando o profundo conhecimento de alguma matéria específica, e a horizontal, a predisposição e a capacidade de se ligar a outras pessoas.

À medida que a tecnologia médica avança, tornam-se mais complexas as relações nas equipes multidisciplinares e o sucesso dessa equipe dependerá diretamente da precisão com que forem definidas as funções de seus membros.

Na estruturação de uma equipe, é importante desenvolver o relacionamento profissional baseado no respeito mútuo, motivar o grupo quando da admissão de um novo membro e sempre procurar enfatizar *o que está certo* e *não quem está certo*.

ATRIBUIÇÕES PROFISSIONAIS DENTRO DA EQUIPE MULTIPROFISSIONAL

A decisão de instaurar no paciente a terapia nutricional (TN) envolve várias fases que estabelecem as atribuições específicas de cada profissional. Além disso, pela complexidade dos procedimentos envolvidos na TN podem ocorrer complicações em todas as etapas da sua implementação e a equipe multiprofissional deverá estar apta a evitar tais ocorrências.

Dentro da equipe multiprofissional, as atribuições dos profissionais são várias:

1. Ao *médico* cabe indicar e prescrever a TN de acordo com a via mais indicada, garantindo os registros da evolução e dos procedimentos médicos.
2. Ao *nutricionista*, a avaliação, acompanhamento da evolução nutricional e a prescrição dietética do paciente em nutrição enteral (NE) e nutrição parenteral (NP) — contemplando tipo, composição e quantidade dos nutrientes requeridos, bem como supervisionar a preparação, conservação e transporte da NE.
3. Ao *farmacêutico* cabe a resolução dos problemas de incompatibilidades e estabilidade dos insumos, prevenir contaminações e garantir a segurança e eficácia da terapêutica no conhecimento de novas tecnologia, produtos e aparelhagens especializadas.
4. Ao *enfermeiro* fica a responsabilidade da manutenção e a segurança da via de administração, a conservação da NP/NE até o momento de administração dentro de rígidos princípios de assepsia, a monitorização do paciente e a participação na seleção e padronização de equipamentos para administração.

ASPECTOS PEDIÁTRICOS

O pediatra pode ser elemento importante no esclarecimento de dúvidas na terapia nutricional parenteral e enteral dos pacientes internados. Pode ser mais um elemento motivador da equipe, trazendo novas discussões e mostrando outras experiências, inclusive para o manejo nutricional dos pacientes adultos.

As dietas específicas utilizadas em crianças nem sempre são do domínio dos médicos e nutricionistas acostumados com pacientes adultos. A diversidade de dietas e o aparecimento constante de novos produtos dificultam aqueles que não estão acostumados a tratar pacientes no período neonatal ou lactentes jovens.

CONCLUSÃO

A Terapia Nutricional é um conjunto de procedimentos complexos, constituindo-se em um desafio a cada momento. As portarias que regulamentam a nutrição parenteral e enteral alertam para os acidentes e as recomendações que devem ser cumpridas. Os profissionais que atuam nessa área têm como meta a busca de novos conhecimentos e as atualizações constantes, para interagir dentro de uma equipe de profissionais com conhecimento diferentes.

O objetivo comum e o respeito mútuo são necessários para que sejam captadas as habilidades complementares de todos os integrantes da EMTN.

PONTOS-CHAVES

1. A importância da EMTN foi grandemente enfatizada pela publicação das portarias do Ministério da Saúde.
2. Os profissionais da EMTN devem ter como meta as atualizações constantes.
3. A integração entre os participantes da EMTN faz-se a partir desse objetivo e do respeito mútuo profissional.

LEITURAS SUGERIDAS

1. Portaria 272, DOU de 8 de abril de 1998.
2. Portaria 337, DOU de 19 de abril de 1999.
3. Resolução da Diretoria Colegiada da ANVS, nº 63 de 6/7/2000.

Casos Clínicos

TRAUMA

Mulher jovem, sem antecedente patológico conhecido, sofreu TCE em acidente automobilístico. Não houve outra lesão significativa. A paciente foi atendida no local pelo serviço de resgate, sendo relatado que se encontrava inconsciente, gemente e isocórica. A função respiratória era estável, porém, taquipnéica; estava taquicárdica e hipertensa.

FR 22 ipm	FC 120 bpm	PA 15 × 11 mmHg	GCS 8 (1/2/5)

Transferida para hospital de referência, foram diagnosticados **contusão hemorrágica** frontotemporal à esquerda, com edema moderado, e **hematoma** occipital.

A conduta inicial foi observação na UTI, utilizando apenas máscara de O_2. Apresentou piora do nível de consciência, GCS 8 para 6, e anisocoria. Foi intubada, colocada em prótese ventilatória, iniciada sedação e curarização. Foi administrado manitol e encaminhada para tomografia de controle com 8 horas de evolução. A lesão frontal apresentava efeito de massa importante e foi realizada **craniotomia** e exérese da área contusa.

Ao final de 24 horas, a paciente permaneceu sedada, sob ventilação mecânica, clinicamente estável.

História Nutricional
Peso usual 56 kg, altura 1,71 m, idade 32 anos, atividade física incluía exercícios diários moderados.

SEPSE

Paciente masculino, 60 anos, com diagnóstico de neoplasia de sigmóide, foi submetido a hemicolectomia esquerda eletiva com anastomose término-terminal. Evoluiu no 6º dia de PO com deiscência de anastomose. Foi submetido a nova laparotomia, encontrando-se peritonite fecal extensa. Realizou-se sepultamento do coto distal e colostomia.

Foi transferido para a UTI com diagnóstico de choque séptico. Ao final das primeiras 24 horas, o paciente apresentava-se estabilizado, hemodinamicamente, sem anormalidade e com hiperglicemia (entre 200 e 300 mg/dl), porém dependente de dobutamina e noradrenalina. O débito por SNG era elevado, com distensão abdominal e ausência de ruídos hidroaéreos.

No 3º dia de PO o paciente melhorou hemodinamicamente e foi possível diminuir as drogas vasoativas, a drenagem pelo SNG era irrelevante e a colostomia funcionava normalmente, porém o paciente permanecia em ventilação mecânica e hiperglicêmico. A partir de então observou-se oligúria e elevação progressiva dos níveis de uréia e creatinina, sendo indicada terapia dialítica (hemodiálise intermitente). O paciente manteve-se em diálise por 1 semana, com restabelecimento da função renal.

Passou a apresentar 7 episódios de evacuação líquida sem sangue com presença de muco.

INSUFICIÊNCIA RESPIRATÓRIA — DPOC

Um homem de 65 anos, 1.65 m de altura, com 60 kg de peso, portador de doença pulmonar obstrutiva crônica, em tratamento com broncodilatadores e corticosteróides, vem ao hospital em insuficiência respiratória. Familiares informam que o paciente há cinco dias, após estado gripal, apresenta febre de até 39º C, com calafrios, secreção purulenta, tosse e dor torácica no hemitórax direito. O exame físico mostrou um paciente torporoso, febril, com *fácies cushingóide*, corado cianótico, com mucosa oral ressecada, taquipnêico, taquicárdico e PA = 110 × 60 mmHg. Apresenta abundante secreção respiratória purulenta e estertores subcrepitantes de médias bolhas em ambos os hemitórax, mais à direita, e edema perimaleolar (+ +/4+). Função ventricular normal (ecocardiograma). pH = 7.28, PO_2 = 45 mmHg, PCO_2 = 65 mmHg, bicarbonato = 29,5 mEq/l, SaO_2 = 75% (em ar ambiente). Intubado e colocado em prótese ventilatória invasiva e internado na UTI.

História Nutricional

Seu peso usual é 70 kg, mas há 6 meses está emagrecendo progressivamente, tendo perdido 2 kg nas últimas duas semanas. Seu peso atual é 60 kg. Alimenta-se em pequenas quantidades em intervalos freqüentes, preferindo ultimamente alimentos pastosos. Inapetência.

Exames Laboratoriais

Hem = 5.500.000, Ht = 53%, Hb = 16,5%, Leuco = 15.500, Eo = 0, Bast = 8, Seg. = 76, Linfo = 15, Mono 3. Glicose =180 mg%, Uréia = 48 mg%, Creatinina = 1,1 mg%, Sódio = 148 mEq/l, Potássio = 3,8 mEq/l, Cloro 108 mEq/l, Proteína total = 5,5 g%, Albumina = 3,0 g%, Globulina = 2,5 g%.

Tabelas e Anexos

SOLUÇÃO DE AMINOÁCIDOS PARA ADULTOS

Produtos	Aminoplasmal L 10 A (sem carboidrato e sem eletrólitos)	Aminoplasmal LS 10 Aa (com carboidrato e com eletrólitos)	Aminoplasmal L 5 A (sem carboidrato e sem eletrólitos)	Nutriflex Plus (48/150) (com carboidrato e com eletrólitos)
Fabricante	B. Braun	B. Braun	B. Braun	B. Braun
Carboidratos (g/l) Sorbitol/xilitol/glicose	–	100 (sorbitol)	–	150 (glicose)
Composição (g/l)				
L-leucina	8,9	8,9	4,45	3,76
L-isoleucina	5,10	5,10	2,55	2,82
L-lisina	5,60	5,60	2,80	2,73
L-metionina	3,80	3,80	1,90	2,35
L-fenilalanina	5,10	5,10	2,55	4,21
L-treonina	4,10	4,10	2,05	2,18
L-triptofano	1,80	1,80	0,90	0,68
L-valina	4,80	4,80	2,40	3,12
L-arginina	9,20	9,20	4,60	3,24
L-histidina	5,20	5,20	2,60	1,50
L-alanina	13,70	13,70	6,85	5,82
L-prolina	8,90	8,90	4,45	4,08
Ácido L-aspártico	1,30	1,30	0,65	1,80
L-asparagina	3,30	3,30	1,65	0,00
L-cisteína	0,50	0,50	0,25	0,00
Ácido L-glutâmico	4,60	4,60	2,30	1,47
L-ornitina	2,50	2,50	1,25	0,00
L-serina	2,40	2,40	1,20	3,60
L-tirosina	1,30	1,30	0,65	0,00
Ácido aminoacético	7,90	7,90	3,95	1,98
L-ácido málico	0,00	0,00	0,00	0,00
Aminoácidos totais (g/l)	100	100	50	48,1
Nitrogênio total (g/l)	16,06	16,06	8,03	6,80
Relação AAE/AANE	1/1,25	1/1,25	1/1,25	–
Relação AACR/AAT (%)	18,8	18,8	18,8	–
α-amino nitrogênio (g/l)	11,56	11,56	5,78	–
Conteúdo calórico (Kcal/l)	400	800	200	790
CH_3COO^- (mEq/l)	38	91	19	22,9
Cl^- (mEq/l)	23	23	11,5	35,5
Na^+ (mEq/l)	–	34	–	37,2
K^+ (mEq/l)	–	25	–	25,0
Mg^{++} (mEq/l)	–	5	–	11,4
Ca^{++} (mEq/l)	–	–	–	7,2
HPO_4^- (mEq/l)	–	–	–	20,0
pH	6,0–7,0	6,0–7,0	6,0–7,0	–
Osmolaridade (mOsm/l)	890	1540	445	1.400
Apresentação	500/500 ml 1.000/500 ml 1.000/1.000 ml	500/500 ml 1.000/500 ml	1.000/500 ml	1.000

SOLUÇÃO DE AMINOÁCIDOS PARA ADULTOS (Cont.)

Produtos	Aminosteril 10% (sem carboidrato e sem eletrólitos)	Aminosteril 10% E (sem carboidrato e com eletrólitos)	Travasol 10% (sem carboidrato e sem eletrólitos)	Aminorin 20 (com carboidrato e sem eletrólitos)	Soramin 10% (sem carboidrato e sem eletrólitos)
Fabricante	Fresenius	Fresenius	Baxter	JP	Darrow
Carboidratos (g/l) Sorbitol/xilitol/glicose	–	–	–	100 (sorbitol)	–
Composição (g/l)					
L-leucina	7,40	7,06	7,30	8,90	9,80
L-isoleucina	5,00	4,67	6,00	5,10	3,70
L-lisina	6,60	5,97	5,80 (HCl)	5,60 (acetato)	5,90 (acetato)
L-metionina	4,30	4,10	4,00	3,80	5,30
L-fenilalanina	5,10	4,82	5,60	5,10	5,40
L-treonina	4,40	4,21	4,20	4,10	4,90
L-triptofano	2,00	1,82	1,80	1,80	1,80
L-valina	6,20	5,92	5,80	4,80	5,30
L-arginina	12,00	10,64	11,5	9,20	10,60
L-histidina	3,00	2,88	4,80	5,20	4,60
L-alanina	15,00	15,00	20,70	13,70	10,30
L-prolina	15,00	15,00	6,80	8,90	8,40
Ácido L-aspártico	0,00	0,00	0,00	1,30	2,70
L-asparagina	0,00	0,00	0,00	3,30	3,80
L-cisteína cloridrato	0,00	0,00	0,00	0,50	0,30
Ácido L-glutâmico	0,00	0,00	0,00	4,60	2,50
L-ornitina cloridrato	0,00	0,00	0,00	2,50	2,60
L-serina	0,00	0,00	5,00	2,40	2,50
L-tirosina	0,00	0,00	0,40	1,60(N-acetil)	1,60 (N-acetil)
Ácido aminoacético	14,00	15,95	10,30	7,90	8,00
L-ácido málico	0,00	8,08	0,00	0,00	0,00
Aminoácidos totais (g/l)	100	100	100	100	100
Nitrogênio total (g/l)	16,40	16,00	16,5	16,06	16,00
Relação AAE/AANE	–	–	–	1/1,56	1/1,35
Relação AACR/AAT (%)	–	–	–	18,8	18,8
α-amino nitrogênio (g/l)	–	–	–	–	–
Conteúdo calórico total (Kcal/l)	400	400	400	800	400
CH_3COO^- (mEq/l)	–	–	88	–	–
Cl^- (mEq/l)		60	40	–	–
Na^+ (mEq/l)	–	30	–	–	–
K^+ (mEq/l)	–	20	–	–	–
Mg^{++} (mEq/l)	–	10	–	–	–
pH	5,7–6,3	–	5,0–7,0	6,0–7,0	6,0–7,0
Osmolaridade (mOsm/l)	939	–	998	1.414,4	912
Apresentação	1.000/500 ml	1.000/500 ml	500/500 ml 1.000/1.000 ml 2.000/2.000 ml	250 e 500 ml 1.000/500 ml	500/250 ml 1.000/500 ml

SOLUÇÃO DE AMINOÁCIDOS PARA HEPATOPATAS

Produtos	Hepamino F 8% (sem carboidrato e sem eletrólitos)	Aminosteril HEPA 8% (sem carboidrato e sem eletrólitos)	Portamin (sem carboidrato e sem eletrólitos)	Hepanutrin (sem carboidrato e sem eletrólitos)
Fabricante	B. Braun	Fresenius	Darrow	JP
Carboidratos (g/l) Sorbitol/xilitol/glicose	–	–	–	–
Composição (g/l)				
L-leucina	11,0	13,09	11,00	11,00
L-isoleucina	9,00	10,40	9,00	9,00
L-lisina	7,60 (HCl)	6,88 (HCl)	8,60	7,60 (acetato)
L-metionina	1,00	1,10	1,00	1,00
L-fenilalanina	1,00	0,88	1,00	1,00
L-treonina	4,50	4,40	3,40	4,50
L-triptofano	0,76	0,70	0,76	0,76
L-valina	8,40	10,08	8,40	8,40
L-arginina	6,00 (base)	10,72	4,96	6,00
L-histidina	2,40 (base)	2,80	1,76	2,40
L-alanina	7,50	4,64	7,50	7,50
L-prolina	8,00	5,73	8,00	8,00
L-cisteína	0,40 (HCl H_2O)	0,52 (HCl)	0,40	0,40
Ácido L-glutâmico	0,00	0,00	0,00	0,00
L-ornitina cloridrato	0,00	0,00	0,00	0,00
L-Serina	5,00	2,24	5,00	5,00
Ácido amino acético	9,00	0,00	9,00	9,00
Ácido acético	0,00	7,25	0,00	0,00
Aminoácidos totais (g/l)	80	80	80	80
Nitrogênio total (g/l)	12,20	12,90	11,6	12,20
Relação AAE/AANE	1/0,8	–	1/0,8	1/0,8
Relação AACR/AAT (%)	34,8	–	35,5	34,8
α-amino nitrogênio (g/l)	9,70	–	–	–
Conteúdo calórico (Kcal/l)	320	320	320	320
CH_3COO^- (mEq/l)	–	–	–	–
Cl^- (mEq/l)	43,9	–	–	–
pH	6,0–7,0	5,7–6,3	6,0–6,5	6,0–7,0
Osmolaridade (mOsm/l)	737	770	767	620,64
Apresentação	1.000/500 ml	5.000/500 ml 1.000/500 ml	1.000/500 ml	250 e 500 ml 1.000/500 ml

SOLUÇÃO DE AMINOÁCIDOS PARA NEFROPATAS

Produtos	Nefroamino 6,9% (sem carboidrato e sem eletrólitos)	Aminosteril Nefro 6,7% (com carboidrato e sem eletrólitos)
Fabricante	B. Braun	Fresenius
Carboidratos (g/l) Sorbitol/xilitol/glicose	–	50 (sorbitol/xilitol)
Composição (g/l) L-leucina L-isoleucina L-lisina L-metionina L-fenilalanina L-treonina L-triptofano L-valina L-histidina L-ácido málico	11,0 7,00 11,30 (acetato) 11,00 11,00 5,00 2,50 8,00 5,50 0,00	11,38 7,52 9,63 6,59 7,76 6,78 2,91 9,53 4,90 6,53
Aminoácidos totais (g/l)	69	67
Nitrogênio total (g/l)	8,80	8,80
Relação AACR/AAT (%)	37,6	–
α-aminonitrogênio (g/l)	6,87	–
Conteúdo calórico (Kcal/l)	276	500
CH_3COO^- (mEq/l)	55	–
pH	5,7–6,0	5,7–6,3
Osmolaridade (mOsm/l)	545	835
Apresentação	300/250 ml 1.000/1.000 ml	350/250 ml 1.000/250 ml

SOLUÇÃO DE AMINOÁCIDOS PARA PEDIATRIA

Produtos	Pediamino PLM 10% (sem carboidrato e sem eletrólitos)	Primene 10% (sem carboidrato e sem eletrólitos)	Aminoped 10% (sem carboidrato e sem eletrólitos)
Fabricante	B. Braun	Baxter	Fresenius
Carboidratos (g/l) Sorbitol/xilitol/glicose	–	–	–
Composição (g/l)			
L-leucina	9,50	10,0	10,75
L-isoleucina	7,60	6,70	6,40
L-lisina	9,60 (acetato)	11,0	7,09
L-metionina	2,80	2,40	4,62
L-fenilalanina	4,50	4,20	4,57
L-treonina	5,20	3,70	5,15
L-triptofano	1,80	2,00	1,83
L-valina	7,00	7,60	7,09
L-arginina	7,60	8,40	6,40
L-histidina	6,00	3,80	4,14
L-alanina	7,00	8,00	7,16
L-prolina	16,00	3,00	16,19
Ácido L-aspártico	0,00	6,00	0,00
L-asparagina	0,00	0,00	0,00
L-cisteína	1,79 (HCl)	1,89 (HCl)	0,38
Ácido L-glutâmico	2,32	10,0	0,00
L-ornitina cloridrato	0,00	2,49	0,00
L-serina	9,00	4,00	9,03
L-tirosina	0,30	0,45	5,49
Ácido aminoacético	0,00	4,00	4,14
Ácido málico	0,00	0,00	4,83
Taurina	0,00	0,60	0,00
N-acetil L-tirosina	6,40	0,00	0,00
Aminoácidos totais (g/l)	100	100	100,43
Nitrogênio total (g/l)	15,00	15,00	14,43
Relação AAE/AANE	1/1,20	–	–
Relação AACR/AAT (%)	24,1	–	–
α-amino nitrogênio (g/l)	10,9	–	–
Conteúdo calórico (Kcal/l)	400	400	400
CH_3COO^- (mEq/l)	–	–	–
Cl^- (mEq/l)	–	19	–
pH	5,5–7,0	5,5	5,7–6,3
Osmolaridade (mOsm/l)	860	780	848
Apresentação	50/50 ml 300/250 ml 1.000/1.000 ml	100/100 ml 250/250 ml 500/500 ml 1.000/1.000 ml	50/50 ml 350/250 ml 500/250 ml

CONSIDERAÇÕES IMPORTANTES: Para todos os aminoácidos devem-se considerar no cálculo final para formulação da nutrição parenteral os valores em mEq de cloreto e acetato existente na formulação dos mesmos.

SUPLEMENTOS

Produto	Fabricante	Composição (g/l)	Apresentação	Temperatura de Estocagem
Dipeptiven Solução de N(2)-L-alanil-L-glutamina 20%	Fresenius	L-alanina – 82,0 L-glutamina – 134,6	50/50 ml 100/100 ml	Não deve ultrapassar 25°C

EMULSÕES LIPÍDICAS

Produtos	Lipofundin MCT/LCT 10%	Lipofundin MCT/LCT 20%	Lipovenos 10%	Lipovenos 20%	IVELIP 10%	IVELIP 20%	Endolipid 10%	Endolipid 20%
Fabricante	B. Braun	B. Braun	Fresenius	Fresenius	Baxter	Baxter	Darrow	Darrow
Composição (g/l)								(g/l)
Glicerol	25,0	25,0	25,0	25,0	25,0	25,0	22,1	22,1
Lecitina de ovo	0,00	0,00	12,0	12,0	12,0	12,0	12,0	12,0
Triglicerídeo de cadeia média	50,0	100						
Fosfatídeo de ovo	12,0	12,0	0,00	0,00	0,00	0,00	0,00	0,00
Óleo de soja	50,0	100	0,00	0,00	0,00	0,00	0,00	0,00
Oleato de sódio	0,00	0,00	100	200	100	200	100	200
			0,00	0,00	0,3	0,3	0,00	0,00
Conteúdo calórico (Kcal/l)	1.058	1.908	1.100	2.000	1.100	2.000	1100	2.000
Osmolaridade (mOsm/l)	345	380	310	360	265	270	300	350
pH	6,5–8,5	6,5–8,5	7,0–8,5	7,0–8,7	8	8	6,0–7,9	6,0
Conservar em temperatura	+4°C +25°C	+4°C +25°C	+2°C +25°C	+2°C +25°C	Estocar abaixo de 25°C	Estocar abaixo de 25°C	+4°C +25°C	+4°C +25°C
Apresentação	100 e 500 ml	100 e 500 ml	100 e 500 ml	100 e 500 ml	100, 500 e 1.000 ml	100, 500 e 1.000 ml	500 ml	100 e 500 ml

SOLUÇÕES ELETROLÍTICAS

Soluções Eletrolíticas	Cátion		Ânion		Ânion
	mEq/ml	mg/ml	mEq/ml	mg/ml	mMol/ml
Acetato de sódio 27,22% (2 mEq/ml)	2,0	46,0	2,00	118,1	2,0
Acetato de potássio 19,63% (2 mEq/ml)	2,0	78,2	2,00	118,1	2,0
Cloreto de sódio 10% (1,7 mEq/ml)	1,7	78,2	1,7	78,2	1,7
Cloreto de sódio 20% (3,4 mEq/ml)	3,4	78,6	3,40	121,4	3,4
Cloreto de potássio 19,1% (2,56 mEq/ml)	2,56	100,1	2,56	90,9	2,56
Cloreto de potássio 10% (1,34 mEq/ml)	1,34	52,4	1,34	47,5	1,34
Fosfato de potássio 18,56% (2 mEq/ml)	2,0	78,8	2,00	34,7	1,1
Gluconato de cálcio 10% (0,45 mEq/ml)	0,45	8,9	0,45	87,0	0,22
Gluconato de cálcio 10,8% (0,5 mEq/ml)	0,50	10,02	0,50	97,6	0,25
Sulfato de magnésio (1 mEq/ml)	1,0	12,10	1,00	48,0	0,49
Sulfato de magnésio 10% (0,8 mEq/ml)	0,8	9,90	0,8	38,9	0,41
Fosfato orgânico 12,54% (0,66 mEq/ml)	0,66	15,33	0,66	31,66	0,33

Tabela de Correspondência Iônica

g	mEq	mMol
1 g de sódio	43,5 mEq de Na$^+$	43,5
1 g de potássio	26 mEq de K$^+$	26
1 g de magnésio	82 mEq de Mg^{++}	41
1 g de cálcio	50 mEq de Ca^{++}	25
1 g de cloreto	28 mEq de Cl$^-$	28
1 g de bicarbonato	16,3 mEq de HCO$_3^-$	16,3
1 g de sulfato	62,5 mEq de SO$_4^{--}$	31,2
1 g de fósforo	64,5 mEq de HPO$_4^{--}$	32,2
1 g de fósforo	32,2 mEq de H$_2$PO$_4^-$	32,2
1 g de ácido láctico	11 mEq de lactato	11
1 g de ácido pirúvico	11,3 mEq de piruvato	11,3
1 g de cloreto de sódio	17 mEq de Na$^+$	17
	17 mEq de Cl$^-$	17
1 g de cloreto de potássio	13,4 mEq de K$^+$	13,4
	13,4 mEq de Cl$^-$	13,4
1 g de cloreto de magnésio	21 mEq de Mg^{++}	10,5
	21 mEq de Cl$^-$	21
1 g de cloreto de cálcio	13,6 mEq de Ca^{++}	6,8
	13,6 mEq de Cl$^-$	13,6
1 g de lactato de sódio	9 mEq de lactato	9
	9 mEq de Na$^+$	9
1 g de citrato de sódio	8,6 mEq de citrato	8,6
	8,6 mEq de Na$^+$	8,6
1 g de acetato de sódio	7,3 mEq de acetato	7,3
	7,3 mEq de Na$^+$	7,3
1 g de bicarbonato de sódio	11,9 mEq de HCO$_3^-$	11,9
	11,9 mEq de Na$^+$	11,9
1 g de sulfato de magnésio	8,1 mEq de Mg^{++}	4,05
	8,1 mEq de SO$_4^{--}$	4,05
1 g de cloridrato de amônia	19 mEq de Cl^{-4}	19
	19 mEq de NH$_4^+$	19
1 g de bicarbonato de potássio	10 mEq de K$^+$	10
	10 mEq de HCO$_3^-$	10

H. Joyeux e B. Astruc. *Traité de Nutrition Artificielle de l'Adulte,* Ed. SSTNA, France, 1980. pág. 136. 1º vol.

OLIGOELEMENTOS

Produtos	AD Element uso adulto	Ped element uso pediátrico	Oligoped 4 uso pediátrico	Politrace 4 uso adulto e pediátrico	Politrace 5 uso adulto e pediátrico	Zinc-Vita uso adulto	Neo zinc uso pediátrico	Tracitrans plus uso adulto	Acetato de zinco uso adulto e pediátrico
Fabricante	Darrow	Darrow	Inpharma	Inpharma	Inpharma	Inpharma	Inpharma	Fresenius	B. Braun
Composição (mg/ml)									
Cobre	0,800	0,100	0,020	0,200	0,200	0,000	0,000	0,127	0,000
Zinco	2,500	0,500	0,100	1,000	1,000	1,000	0,200	0,660	16,34
Manganês	0,400	0,010	0,006	0,100	0,100	0,000	0,000	0,027	0,000
Cromo	10,00	0,001	0,017	0,002	0,002	0,000	0,000	0,001	0,000
Ferro	0,000	0,000	0,000	0,000	0,000	0,000	0,000	0,112	0,000
Selênio	0,000	0,000	0,000	0,000	0,012	0,000	0,000	0,003	0,000
Molibdênio	0,000	0,000	0,000	0,000	0,000	0,000	0,000	0,002	0,000
Iodo	0,000	0,000	0,000	0,000	0,000	0,000	0,000	0,013	0,000
Flúor	0,000	0,000	0,000	0,000	0,000	0,000	0,000	0,095	0,000
Apresentação (ampola)	2 ml	4 ml	5 ml	5 ml	5 ml	5 ml	5 ml	10 ml	2 ml
Administração	EV	EV	EV	EV	EV	EV	EV	EV	EV

Embora a administração de todos os produtos citados seja por via endovenosa, recomenda-se prévia diluição conforme orientação do laboratório fabricante.

SOLUÇÕES CONTENDO UMA VITAMINA

Vitamina	Produto/laboratório	Composição	Apresentação	Administração
A	Arovit (Roche)	300.000 UI de Vit. A (palmitato de retinol)	Ampola de 1 ml	IM
B_9 (ácido fólico)	Leucovorin (Cyanamid)	3 mg de sal de cálcio	Ampola de 1 ml	IM
B_{12}	Rubranova 5.000 (Squibb)	5.000 mcg de cianocobalamina	Ampola de 2 ml	IM
B_{12}	Rubranova 15.000 (Squibb)	15.000 mcg de cianocobalamina	Ampola de 2 ml	IM
B_{12}	B_{12} (Ducto)	1.000 mcg de cianocobalamina	Ampola de 1 ml	IM
B_{12}	B_{12} (Quimioterápica)	1.000 mcg de cianocobalamina	Ampola de 2 ml	IM
B_{12}	B_{12} (Neoquímica)	1.000 mcg de cianocobalamina	Ampola de 1 ml	IM
B_{12}	B_{12} (Aspen)	100 mcg de cianocobalamina	Ampola de 2 ml	IM
B_{12}	B_{12} (Kanda)	1.000 mcg de cianocobalamina	Ampola de 2 ml	IM
B_{12}	B_{12} (Kanda)	5.000 mcg de cianocobalamina	Ampola de 2 ml	IM
B_{12}	Ascorbicê (Gemballa)	1.000 mcg de cianocobalamina	Ampola de 2 ml	IM
B_{12}	Ascorbicê (Gemballa)	5.000 mcg de cianocobalamina	Ampola de 2 ml	IM
B_{12}	Ascorbicê (Gemballa)	10.000 mg de cianocobalamina	Ampola de 2 ml	IM
C	Solução injetável Vit. C Ariston (Ariston)	500 mg de ácido ascórbico	Ampola de 5 ml	IM
C	Vit. C (Neoquímica)	500 mg de ácido ascórbico	Ampola de 5 ml	IM
C	Vit. C (Hipolabor)	500 mg de ácido ascórbico	Ampola de 5 ml	IM
C	Vit. C (Hipolabor)	1.000 mg de ácido ascórbico	Ampola de 5 ml	IM
C	Ácido ascórbico (Geyer)	500 mg de ácido ascórbico	Ampola de 5 ml	IM
C	Ácido ascórbico (Geyer)	1.000 mg de ácido ascórbico	Ampola de 5 ml	IM
C	Vit. C (I.V.B.)	500 mg de ácido ascórbico	Ampola de 5 ml	IM
C	Ácido ascórbico (Biochimico)	500 mg de ác. ascórbico	Ampola de 5 ml	IM
K_1	Kanakion (Roche)	10 mg de Vit. K_1 (Fitomenadiona)	Ampola de 1 ml	IM

Para administração endovenosa, deve-se seguir prévia diluição conforme orientação do laboratório fabricante.

SOLUÇÕES COM COMPOSTOS VITAMÍNICOS

Vitamina	Produto/ laboratório	Composição	Apresentação	Administração
B_1 e B_{12}	Vitaneuron 5.000 mcg (Luper)	100 mg de Vit. B_1 5.000 mcg de Vit. B_{12}	Ampola de 2 ml	IM
B_1 e B_{12}	Dozeneurin 5.000 (Novaquímica)	100 mg de Vit. B_1 5.000 mcg de Vit. B_{12}	Ampola de 1 ml	IM
B_1, B_6 e B_{12}	Betinjectol 1.000 mcg (quimioterapia)	100 mg de Vit. B_1 50 mg de Vit. B_6 1.000 mcg de Vit. B_{12}	Ampola de 2 ml	IM
B_1, B_6 e B_{12}	Betinjectol 5.000 mcg (quimioterapia)	100 mg de Vit. B_1 50 mg de Vit. B_6 5.000 mcg de Vit. B_{12}	Ampola de 2 ml	IM
B_1, B_6 e B_{12}	Betinjectol 10.000 mcg (quimioterapia)	100 mg de Vit. B_1 50 mg de Vit. B_6 10.000 mcg de Vit. B_{12}	Ampola de 2 ml	IM
B_1, B_6 e B_{12}	Citoneurin (Merck)	100 mg de Vit. B_1 100 mg de Vit. B_6 1.000 ou 5.000 mcg de Vit. B_{12}	Ampola de 3 ml	IM
B_1, B_6 e B_{12}	Neuri Béri 1000 (Haller)	12 mg de Vit. B_1 120 mg de Vit. B_6 1.000 mcg de Vit. B_{12}	Ampola de 2 ml	IM
B_1, B_2, B_6, B_{12}, ácidopantotênico e nicotinamida	Complexo B (Geyer)	10 mg de Vit. B_1 4 mg de Vit. B_2 2 mg de Vit. B_6 5 mg de Vit. B_{12} 5 mg de ácido pantotênico 40 mg de nicotinamida	Ampola de 2 ml	IM
B_1, B_2, B_6, pantotenato de cálcio e nicotinamida	Complexo B (Ariston)	10 mg de Vit. B_1 2,5 mg de Vit. B_2 2,5 mg de Vit. B_6 6 mg de patotenato de cálcio 30 mg de nicotinamida	Ampola de 2 ml	IM
B_1, B_2, B_6, DL-pantenol	Complexo B (Luper)	10 mg de Vit. B_1 4 mg de Vit. B_2 4 mg de Vit. B_6 6 mg de DL-pantenol	Ampola de 2 ml	IM

Para administração endovenosa, deve-se seguir prévia diluição conforme orientação do laboratório fabricante.

SOLUÇÕES COM COMPOSTOS VITAMÍNICOS

Vitamina	Produto/ laboratório	Composição	Apresentação	Administração
B_2, B_6, nicotinamida e D-pantenol	Complexo B (Neoquímica)	5 mg de Vit. B_2 5 mg de Vit. B_6 6 mg de D-pantenol 40 mg de nicotinamida	Ampola de 2 ml	IM
B_1, B_2, B_6, nicotinamida e pantotenato de cálcio	Complexo B (Hipolabor)	6 mg de Vit. B_1 1 mg de Vit. B_2 3 mg de Vit. B_6 4 mg de pantotenato de cálcio 50 mg de nicotinamida	Ampola de 2 ml	IM
B_1, B_2, B_6, B_{12}, nicotinamida e D-pantenol	Complexo B (EMS)	50 mg de Vit. B_1 10 mg de Vit. B_2 10 mcg de Vit. B_{12} 10 mg de Vit. B6 50 mg de D-pantenol 100 mg de nicotinamida	Ampola de 2 ml	IM
B_2, B_6, nicotinamida e pantotenato de sódio	Complexo vitamínico B (Ducto)	1mg de Vit. B_2 3 mg de Vit. B_6 4 mg de pantotenato de sódio 50 mg de nicotinamida	Ampola de 2 ml	IM
B_2, B_6, C, nicotinamida e frutose	Frutovena (Farmalab)	0,002 g de Vit. B_2 0,01 g de Vit. B_6 2,5 g de frutose 0,015 g de nicotinamida 1 g de Vit. C	Ampola de 10 ml	EV (lento)
B_2, B_6, C, nicotinamida e frutose	Frutovena (Farmalab)	0,004 g de Vit. B_2 0,02 g de Vit. B_6 5 g de frutose 0,030 g de nicotinamida 2 g de Vit. C	Ampola de 20 ml	EV (lento)
B_1, B_2, B_6, B_5 e nicotinamida	Complexo B injetável (Cristália)	10 mg de Vit. B_1 4 mg de Vit. B_2 5 mg de Vit. B_5 4 mg de Vit. B_6 40 mg de nicotinamida	Ampola de 2 ml	IM.

Para administração endovenosa, deve-se seguir prévia diluição conforme orientação do laboratório fabricante.

SOLUÇÕES COM COMPOSTOS VITAMÍNICOS

Vitamina	Produto/ laboratório	Composição	Apresentação	Administração
B_2, B_6, $B1_2$, nicotinamida, frutose e C	Neo cebetil complexo (Searle)	Ampola A: 2 mg de Vit. B_2 4 mg de Vit. B_6 50 mcg de Vit. B_{12} 20 mg de nicotinamida	Ampola A de 10 ml	EV (lento)
		Ampola B: 750 mg de frutose 1 g de Vit. C	Ampola B de 10 ml	EV (lento)
A, D, B_2, B_6, E, C, pantenol, niacina	Frutovitan (Critália)	Vit. A – 10.000 UI Vit. D – 12.000 UI Vit. B_{12} – 5 mg Vit. B_6 – 15 mg Vit. E – 50 mg Pantenol – 25 mg Niacina – 10 mg Vit. C – 500 mg	Ampola de 10 ml	EV
A, D, B_1, B_2, B_3, B_5, B_6, E e C	M.V.I. 12 Opoplex (adulto) (I.C.N.) Solução A	Vit. A – 3.300 UI Vit. D – 200 UI Vit. B_2 – 3,6 mg Vit. B_6 – 4 mg Vit. E – 10 UI Vit. B_1 – 3 mg Vit. B_3 – 40 mg Vit. B_5 – 15 mg Vit. B_6 – 100 mg Vit. C – 100 mg	Ampola de 10 ml	EV
A, D, B_1, B_2, B_3, B_5, B_6, E e C	M.V.I. 12 Opoplex (adulto) (I.C.N) Solução B	Vit. B_7 – 60 mcg Vit. B_9 – 400 mcg Vit. B_{12} – 5 mcg	Ampola B de 10 ml	EV

Para administração endovenosa, deve-se seguir prévia diluição conforme orientação do laboratório fabricante.

SOLUÇÕES PEDIÁTRICAS

Nome da dieta	Alfare	Pregestimil	Pregomin	Neocate	
Fabricante	Nestlé	Mead-Johnson	Support	Support	
Diluição padrão/Rendimento	1 medida/30 ml ou 1 medida/25 ml água	1 medida/30 ml água	1 medida/30 ml	1 medida/30 ml água	
	1 lata = 2.941 ou 2.666 ml	1 lata = 2.755 ml	1 lata = 2.400 ml	1 lata = 2.400 ml	
Densidade calórica (cal/ml)	0,66 ou 0,73	0,68	0,75	0,71	
% Proteína	12	11	13,3	13	
% Carboidrato	41	40	57	54	
% Lipídeo	47	49	24	23	
Característica dieta	Hidrolisado protéico	Hidrolisado protéico	Semi-elementar	Hidrolisado, hipoalergênica	
	80% peptídeo, 20% AA livres		hipoalergênica	monomérica	
Fonte de proteína	Proteína do soro do leite	Caseína hidrolisada			
	Hidrolisada				
Fonte de carboidrato	Dextrinomaltose e amido	80% polímeros de glicose	Dextrinomaltose 79%	100% dextrinomaltose	
		20% amido modificado	E amido 21%		
Fonte de lipídeo	50% TCM, 20% gordura do leite	55% TCM, 20% óleo milho		Óleo gir./soja/coco	
	20% óleo de milho	12,5% óleo soja			
		12,5% óleo açafrão			
ω-6; ω-3	–	–	10	10	–
Proteína (g/l)	22,4 ou 25	19	20	19,5	
Carboidrato (g/l)	70 ou 77	69	86	81	
Lipídeo (g/l)	36,80 ou 40,2	38	36	35	
Relação Kcal:N					
Sódio (mEq/l)	16,9 ou 19,13	13,2	17,3	7,8	
Potássio (mEq/l)	20,9 ou 23,0	18,9	23,5	16,1	
Cloreto (mEq/l)	19,15 ou 21,13	16,1			
Cálcio (mg/l)	540 ou 600	630	570	488	
Fósforo (mg/l)	340 ou 380	420	290	345	
Carga soluto renal potencial	316 ou 318	171			
Osmolaridade (mOsm/l)		300	200 a 210		
Osmolalidade (mOsm/kg H$_2$O)	195 ou 220	330	220 a 230	360	

(Continua)

SOLUÇÕES PEDIÁTRICAS *(Cont.)*

Nome da dieta	Alfare	Pregestimil	Pregomin	Neocate	
Fabricante	Nestlé	Mead-Johnson	Support	Support	
Diluição padrão/Rendimento	1 medida/30 ml ou 1 medida/25 ml água	Pronto para uso	1 medida/30 ml ou 1 medida/25 ml água	1 medida/30 ml água	1 medida/30 ml água
	1 lata = 2.500 ou 2.080 ml	1 unidade = 118 ml	1 lata = 2.608 ou 2.173 ml	1 lata = 2.727 ml	1 lata = 2.790 ml
Densidade calórica (cal/ml)	0,70 ou 0,80	0,81	0,67 ou 0,81	0,67	0,67
% Proteína	11	11	12	11	9
% Carboidrato	47	47	44	44	43
% Lipídeo	42	42	44	45	48
Característica dieta	Polimérica	Polimérica	Fórmula para prematuros	100% caseína	Proteína do leite de vaca
				Isenta de lactose (< 0,075%)	Isenta de lactose e sacarose
Fonte de proteína	Leite de vaca	Leite de vaca	Leite de vaca desnatado	Leite de vaca	Leite de vaca
			Soro de leite desmineralizado		
Fonte de carboidrato	76% lactose	50% lactose	60% polímeros glicose	Dextrinomaltose	100% polímeros glicose
	24% dextrinomaltose	50% polímeros da glicose	40% lactose		
Fonte de lipídeo	37% gordura láctea, 38% tcm	Óleo de soja, óleo de coco	40% TCM, 20% óleo milho, 80% gordura láctea	45% óleo de oleína de palma	
	13% óleo de milho, 8% soja	TCM	20% óleo coco, 20% óleo soja	20% óleo vegetal	20% óleo coco, 20% óleo soja
					15% óleo açafrão
ω6:ω3					
Proteína (g/l)	20 ou 23,5	22	19,9 ou 24,0	19	14,8
Carboidrato (g/l)	80 ou 91	86,1	74,4 ou 89,6	74	72,9
Lipídeo (g/l)	34 ou 39,1	44,1	33,9 ou 40,8	33	36
Relação Kcal:N					
Sódio (mEq/l)	11,3 ou 12,6	15,2	11,7 ou 14,3	10	8,8
Potássio (mEq/l)	19,2 ou 22	26,9	21,7 ou 25,5	20,4	19
Cloreto (mEq/l)	11,3 ou 13	18,6	16,0 ou 19,4	13,8	12,8
Cálcio (mg/l)	700 ou 800	1460	805 ou 975	600	554
Fósforo (mg/l)	450 ou 520	730	443 ou 536	400	372
Carga soluto renal potencial	263 ou 348	148,7	175 ou 210	250	147
Osmolaridade (mOsm/l)		250	230 ou 250		162
Osmolalidade (mOsm/kg H$_2$O)	264 ou 340	280	250 ou 290	170	180

SOLUÇÕES PEDIÁTRICAS *(Cont.)*

Nome da dieta	Alsoy	ProSobee	Isomil		
Fabricante	Nestlé	Mead-Johnson	Abbott		
Diluição padrão/Rendimento	1 medida/30 ml água	1 medida/30 ml água	1 medida/30 ml água		
	1 lata = 2.727 ml	1 lata = 2.790 ml	1 lata = 2.790 ml		
Densidade calórica (cal/ml)	0,67	0,68	0,7		
% Proteína	11	12	12		
% Carboidrato	44	40	40		
% Lipídeo	45	48	48		
Característica dieta	Proteína de soja,	Proteína da soja	Proteína da soja		
	Isenta de lactose e sacarose	Isenta de lactose e sacarose	Isenta de lactose		
Fonte de proteína	Soja + L-metionina	Soja	Soja + L-metionina, taurina		
			L-carnitina		
Fonte de carboidrato	100% dextrinomaltose	100% polímeros glicose	60% xarope de milho		
			40% sacarose		
Fonte de lipídeo	50% óleo de palma	45% óleo de oleína de palma	50% óleo de coco		
	30% óleo de soja	20% óleo coco, 20% óleo soja	50% óleo de soja		
	20% óleo de coco	15% óleo açafrão			
Proteína (g/l)	19	15,6	20		
Carboidrato (g/l)	74	51	69		
Lipídeo (g/l)	33	28	36,2		
Relação Kcal:N					
Sódio (mEq/l)	10	11,7	14		
Potássio (mEq/l)	20,5	18,2	20		
Cloreto (mEq/l)	13,8	16,9	12		
Cálcio (mg/l)	600	713	700		
Fósforo (mg/l)	430	563	500		
Carga soluto renal potencial	250	177	126		
Osmolaridade (mOsm/l)		164	230		
Osmolalidade (mOsm/kg H_2O)	189	180	253		

SUPORTE NUTRICIONAL PARENTERAL (ADULTO) PAINEL DE CONTROLE

Antes de iniciar (até 72 horas)	Dias 1 a 3	Dias 4 a 7	Dias 7 a 21	Dias 21 a 3 meses	3 a 6 meses
Checar indicação e acesso. Colher: hemograma, Na, K, Mg, Ca, P, glicemia, uréia, creatinina, TGO, TGP, triglicerídeos, PTF. Transferrina. Peso e altura	Peso e bal. nitrogenado 1×. Colher: glicemia, Na, K 1×/dia. Mg e P 1×/dia, quando houver alteração pré SN ou risco de síndrome de realimentação*. Ver algoritmo glicemia × NPP. Triglicerídeos 1×, se houver alteração pré SN ou se NPP ou drogas com conteúdo lipídico. Micronutrientes quando se suspeita de deficiência prévia. Outros exames quando indicados	Peso 1×. Quando os parâmetros obtidos entre os dias 1 e 3 estiverem estáveis, colher: glicose, Na, K, Mg, P, Ca, uréia, creatinina a cada 48 h. Triglicerídeos 1×	Se os parâmetros obtidos antes forem estáveis, colher: Na, K, Ca, P, Mg, uréia, creatinina, glicemia, PTF, triglicerídeos, transferrina. Peso e bal. nitrogenado, 1×/semana. Outros exames s/n	Se parâmetros anteriores estáveis, colher: hemograma, PTF, transferrina, glicemia, uréia, creatinina, Na, K, Ca, P, Mg, pH venoso, 1× ao mês. Outros exames s/n	Colher: albumina, TGO, TGP, FA, BTF, TP/AP, hemograma, 1× no período. Micronutrientes quando necessário
Rever interação potencial entre drogas e nutrientes e incompatibilidade entre medicações e NPP. Checar vol/dia e medicações à base de lipídeos	Reavaliar possibilidade de SNE	Reavaliar possibilidade de SNE	Reavaliar possibilidade de SNE		
Escolher modo de administração: contínuo ou cíclico (8 a 16 horas)	Infundir segundo a tolerância do paciente até atingir meta nutricional	Aumentar taxa de infusão de acordo com a tolerância até atingir a meta nutricional			

Obs: * Jejum prolongado, desnutrição crônica, anorexia nervosa, alcoolismo crônico, obesidade mórbida com perda excessiva de peso.

Formulário de Nutrição Parenteral

Prescrição de Nutrição Parenteral

Hospital: _____

Médico: _____ CRM: _____

Paciente: _____ Registro _____ Enf./LT.: _____

Indicação: _____ Idade: _____ Peso p/cálculo: _____

1. FÓRMULA PADRONIZADA NP: _____ Volume Total: _____ ml/kg/dia _____ ml/dia

2. FÓRMULA NÃO PADRONIZADA: AAs: _____ g/kg/dia _____ g/dia _____ ml/dia

GLIC: _____ g/kg/dia ou TIG _____ mg/kg/min _____ ml/dia

E.L.: _____ g/kg/dia _____ g/dia _____ ml/dia

3. ELETRÓLITOS

Cloreto de sódio 20% (3,4 mEq/ml): _____ mEq/kg/dia _____ mEq/dia _____ ml/dia

Cloreto de potássio 10% (1,34 mEq/ml): _____ mEq/kg/dia _____ mEq/dia _____ ml/dia

Gluconato de cálcio (0,5 mEq/ml): _____ mEq/kg/dia _____ mEq/dia _____ ml/dia _____ mg/kg/dia

Sulfato de magnésio (1,0 mEq/ml): _____ mEq/kg/dia _____ mEq/dia _____ ml/dia

Fosfato de potássio (2,0 mEq/ml): _____ mEq/kg/dia _____ mEq/dia _____ ml/dia

Acetato de sódio (2,0 mEq/ml): _____ mEq/kg/dia _____ mEq/dia _____ ml/dia

Acetato de potássio (2,0 mEq/ml): _____ mEq/kg/dia _____ mEq/dia _____ ml/dia

Obs.: * Considerar que 100 mg de gluconato de cálcio correspondem a 9,29 mg de cálcio elementar.

4. ADIÇÕES:

Heparina:_____ UI/dia
Insulina: _____ UI/dia
( ) Vit. C + Comp. B_____ ml/dia
( ) Frutovitam_____ ml/dia
( ) M.V.I. A+B _____ ml/dia
( ) Polivit A+ B _____ ml/dia
Não é aconselhável o uso de Heparina em misturas 3:1

5. PRODUTOS:

Solução de AAs: ( ) 13 AAs ( ) 20 Aas
( ) Pediátrico
( ) Renal
( ) Hepático
E. lipídica: ( ) 10% ( ) 20%
( ) TCL
( ) TCL/TCM

6. MISTURAS:

( ) AAs + Glic + E.L
( ) E. lipídica separada
    em _____etapas

7. OLIGOELEMENTOS:

( ) Ped + Acet. Zn (Padrão)
( ) AD Elem. _____ml/dia

8. Volume Total: _____ ml/kg/dia

Acerto de volume (uso pediátrico)

Volume para equipo _____ ml/etapa

_____ ml/dia infusão: _____ etapas/dia

9. OBSERVAÇÕES: _____
_____
_____
_____
_____

Data: _____/_____/_____.

_____
Assinatura e carimbo do médico